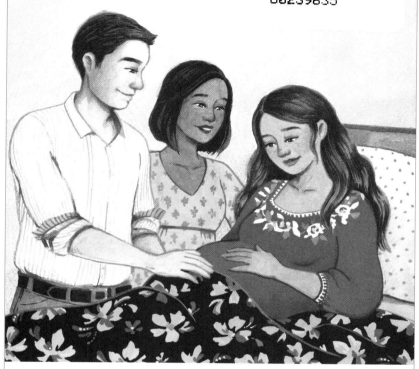

分娩陪伴

THE BIRTH PARTNER

国际生育教育协会舒适分娩全程指南

（第五版）

〔美〕佩妮·西姆金　　〔美〕凯蒂·罗斯／著　　　朱云霞　王明／译

北京科学技术出版社

著作权合同登记号 图字：01-2018-7405

图书在版编目（CIP）数据

分娩陪伴：国际生育教育协会舒适分娩全程指南：第五版 /（美）佩妮·西姆金（Penny Simkin），（美）凯蒂·罗斯（Katie Rohs）著；朱云霞，王明译. — 北京：北京科学技术出版社，2020.1
书名原文：Birth Partner 5th Edition: A Complete Guide to Childbirth for Dads, Partners, Doulas, and All Other Labor Companions
ISBN 978-7-5714-0553-3

Ⅰ.①分⋯ Ⅱ.①佩⋯ ②凯⋯ ③朱⋯ ④王⋯ Ⅲ.①分娩—指南 Ⅳ.①R714.3-62

中国版本图书馆CIP数据核字（2019）第246613号

分娩陪伴——国际生育教育协会舒适分娩全程指南（第五版）

作　　者：	〔美〕佩妮·西姆金　〔美〕凯蒂·罗斯　著
译　　者：	朱云霞　王 明
策划编辑：	刘 宁 路 杨
责任编辑：	宋增艺
装帧设计：	艺琳设计工作室
责任印制：	吕 越
出 版 人：	曾庆宇
出版发行：	北京科学技术出版社
社　　址：	北京西直门南大街16号
邮政编码：	100035
电话传真：	0086-10-66135495（总编室）
	0086-10-66113227（发行部）
	0086-10-66161952（发行部传真）
网　　址：	www.bkydw.cn
电子信箱：	bjkj@bjkjpress.com
经　　销：	新华书店
印　　制：	三河市华骏印务包装有限公司
开　　本：	710mm×1000mm　1/16
印　　张：	27
字　　数：	300千字
版　　次：	2020年1月第1版
印　　次：	2020年1月第1次印刷

ISBN 978-7-5714-0553-3 / R · 2696

定　　价：89.00元

一位女性，

她的分娩经历，

会与自信心和自尊心息息相关，

会影响她的孩子以后长久的健康，

决定她与伴侣、孩子

及其他所爱的人的和谐关系。

——佩妮·西姆金

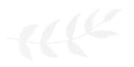

题　词

佩妮的话：

　　成千上万的准父母教会了我很多事情；

　　我有幸作为一名分娩导乐师，帮助了数百名女性和她们的爱人；

　　我特别要感谢彼得——我的丈夫，我们孩子的父亲，我深爱60年的伴侣；

　　我的4个孩子已经成年，我们很亲密，我为他们感到骄傲，也感谢他们的配偶的支持；

　　我有9个孙子、孙女，能成为他们的祖母，我感到无比骄傲；

　　我还有3个曾孙，我也非常爱他们。

凯蒂的话：

　　我帮助过的每一个家庭，他们认真对待分娩的态度教会了我很多事情；

　　我的老师们，特别是佩妮·西姆金，鼓励我、激励我从事这项工作，这使我感受到了它带来的回报；

　　我的母亲，莫利，她当了一辈子分娩导乐师，教会了我陪伴和有同理心的意义；

我的父亲，约翰，他是非常了解我的人，并坚定不移地给予我很多的爱和支持；

我的工作人员，凯莉、艾米、赛琳娜和贝斯，给予我莫大的支持和爱，并总是提醒我保持微笑；

我的丈夫，托德，我的伴侣，我的拥护者，每天鼓励和支持着我；

最重要的是，我的孩子们，汉克和莉莉，他们是我的心肝宝贝，也是我最伟大的老师。

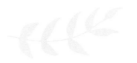

目 录

第1部分　分娩前的准备

第2部分 临产和分娩

第3部分　分娩的医疗干预

第4部分　宝宝出生后

分娩陪伴，是产妇最好的治愈良药

分娩，对于大多数女性来说，是人生中都要经历的最重要的时刻，这也可能是她最艰难的时刻。分娩所消耗的能量相当于跑一场马拉松，所持续的时间通常远远超过一场马拉松，更重要的是所经历的疼痛是前所未有的。另外，产妇在分娩过程中可能会因为很多的未知、不确定性、陌生的环境、陌生的医务人员而产生无助、焦虑和恐惧等负面情绪。

随着现代医学的发展，医疗水平不断提高，在分娩过程中母亲和孩子的安全得到了极大的保障，然而也带来了一系列问题。在安全为主、效率优先的前提下，很多医院对分娩过程都是采取"流水线作业式"的处理，使得分娩的体验很不友好，甚至很多妈妈觉得生孩子时缺乏最起码的尊严，这些负面情绪会导致产程延长、难产病例增多。

在安全得到保障以后，大家开始考虑人文关怀的回归，医务人员开始探索什么样的产时服务模式是最有利于产妇的，于是分娩陪伴的理念应运而生。

分娩陪伴，是指由丈夫、亲属或助产士、导乐师在产妇待产、分娩直至产后的一段时间内陪伴左右，给予精神鼓励、心理支持、生理支持、帮助减轻分娩疼痛、帮助产妇决策，等等。

通过分娩陪伴，产妇可以得到最大程度的放松，增加对自然分娩的勇气和信心，有效缩短了产程，使分娩结局更好。分娩陪伴是世界卫生组织提倡的，是人性的回归，也是人文关怀的复兴，它不会影响到医疗安全，是科学的做法，可以给产妇带来最好的分娩体验。

20世纪90年代，分娩陪伴的概念和做法开始进入我国，在很多的医院也得到了实施。多年来，我也一直推崇、鼓励家人陪伴分娩，倡导自然分娩、自由体位分娩等让产妇回归自然的分娩方式，这不仅能让产妇有更好的分娩体验，还可以缩短产程、降低剖宫产率。

最长情的告白是陪伴，最美好的体验是分娩陪伴，家人的陪伴是产妇最好的治愈良药。

很遗憾，目前关于分娩陪伴的知识还不够多，所以这本书的出版，是很有价值的。作者从事专业的生育教育和分娩支持数十年，帮助了众多准妈妈和她的家庭。她能把西方先进的分娩陪伴的理念和技术传授到中国，难能可贵！这本书不是晦涩难懂的专业书，字里行间充满了作者对孕产妇的人文关怀，同时书中非常详细地介绍了在妊娠的最后几周、分娩的过程中、新生儿出生后的最初几小时应该如何做。如果你是一位准妈妈，这本书将帮助你更好地了解自己的身体、了解应该期待的感受和自然的应对方法；如果你是一位分娩陪伴者，这本书将教会你如何帮助产妇应对分娩时的各种困难、如何缓解产妇的分娩疼痛、如何能做出正确的决策，帮助产妇树立自然分娩的信心，同时也会让你对产妇的经历感同身受，它还将成为你们亲密关系的坚强纽带。

希望所有的产妇都能够被尊重，有尊严、放松地经历分娩！分娩陪伴可以让产妇更加安心、放心和舒心。

我非常喜欢这本书，值得一读，诚心推荐给所有即将迎来分娩的家庭。

段涛

世界围产学会理事

WHO产科专家委员会委员

亚太母胎医学专家联盟主席

更多孕产知识扫码关注公众号：

段涛大夫　　春田妇儿

分娩陪伴，陪伴的是我们的未来

从1992年，穿上一身白衣，到现在，我在产房工作已经27个年头了。27年里，经过我手接生的新生儿，数也数不清了。

有时候，在街上，遇到一些我接生过的产妇，我都忘记了，但是，她们却能记住我，亲切地对我说："小红姐，我永远也忘不了，生孩子时你握着我的手，给我的鼓励和支持。"

遇到这样的情况很多，我也有了一些新的感悟：为什么在临产时，我们助产士对产妇做的一系列专业的助产行为，诸如侧切、产道保护，产妇都没有印象。相反，一些非常规的，和医疗不沾边的，如给产妇擦擦汗、握握产妇的手，帮助她们按摩一下肩膀，却让她们记忆犹新、念念不忘?

还有一些生过孩子的女性跟我抱怨："小红姐，生孩子最让我恐惧的倒不是分娩的宫缩疼，而是在诺大的产房里，没有人陪我说话，那种孤独感最受不了。"

在产房工作27年来，接触了成千上万的产妇，我越来越深刻体会到，在分娩过程中，除了医疗助产，产妇更在意的是分娩时有人能够在身边陪伴。

在医学进步、发达的今天，分娩越来越归于自然，医疗行为的介入也越来越少，而情感的抚慰、亲人的陪伴，就应该越来越加强。

北京科学技术出版社出版的《分娩陪伴》正好填补了国内这方面的空白。

客观地说，在对产妇的情感需求的满足上，国内医院做的还有欠缺。或者是由于认识不足，或者是客观条件的限制，还有复杂医患关系的影响。国内医院更侧重分娩的安全性、可控性，而忽略了产妇作为一个人的独特需求。

随着与国际现代分娩理念的接轨，在我们产房，现在也增加了诸如导乐分娩、音乐镇痛分娩的培训，也是希望在产房一线工作的医护人员，能够认识到产妇的情感需求、陪伴需求，包括在很多医院都实行的家庭化产房、丈夫陪产等措施，都是在贯彻《分娩陪伴》书中的精髓和内涵。

因此，《分娩陪伴》这本书，不仅可以作为妇产医护人员的产房指导，对于产妇的亲人来说，也能够学到、领悟到很多知识。

更深层次的意义在于，就像作者所说的：一位女性，她的分娩经历，会与自信心和自尊心息息相关，会影响她的孩子以后长久的健康，决定她与伴侣、孩子及其他所爱的人的和谐关系。

这是新时代产妇的需要，也是产房医护人员的需要，更是我们现在构建和谐社会的需要。

我推荐所有的人，都应该读一读这本书。分娩陪伴，陪伴的是我们的未来。

小红姐

北京大学第一医院资深护师、助产士

穿越分娩，向上生长

佩妮·西姆金老师在我心目中是生育教育领域泰斗级的人物。我从2014年成为一名生育讲师和分娩导乐师开始，就一遍又一遍地品读佩妮老师的书籍。在2017年8月有幸参加了她在北京举办的工作坊，真是闻名不如见面，了解她越多越是喜爱她。

非常感谢出版社邀请我写序，能够让我在第一时间阅读到佩妮老师《分娩陪伴》的中文版书籍。这本书虽然谈的是分娩的准备以及实用性技巧，但其实是跨越了分娩，透过分娩这件事，希望每个参与到分娩中的人都能体会到新生命诞生的喜悦。

怀孕分娩并不是生病，而是女性正常的、自然的生理过程，也是一趟美丽的旅程，开启了一位女性成为母亲应该具有的能量，帮助她实现自我成长以及发现身体的智慧之处。每一位女性的怀孕分娩都是独一无二的体验，在这个过程中，如果女性都能被温柔相待，得到照护和尊重，将会大大提升分娩好的感受和体验、减少分娩创伤、降低产后抑郁症的发生率。

这让我回想起在2014年5月3日，我陪伴的第一位产妇经历12小时实现了自然分娩，实现了她的分娩愿望。在孩子娩出后马上来到她胸前的那一刻，我们喜极而泣，真实地体验到新生命诞生的喜悦是如此的美好。就在母亲与孩子接触的一刹那，便遇见了爱，拥抱了生命的奇迹。女人连孩子都可以自己生，还有什么困难是不能迎刃而解的呢？

佩妮老师的这本书非常值得阅读，它就像一本怀孕分娩的"葵花宝典"。书中不但从分娩前的准备、临产和分娩、分娩的医疗干预以及宝宝出生后这4大部分详尽地描述会发生什么，而且还重点给予孕产妇、陪伴者、分娩导乐师应该如何做的指引。在整个分娩中遇到的大部分问题，我们都能从书中找到答案和建议，这些内容深入浅出、清晰明了且容易掌握，不得不佩服佩妮老师的逻辑以及表达能力。她就像一个为此而生的人，对生育教育充满热情与创造力。

从我对近千名准妈妈的服务经历中，我越来越深刻地知道疼痛和恐惧是怀孕女性最担忧的两个部分。这常常是因为她们对分娩的了解不够充分，或是被社会上报道的关于分娩的负面消息影响，认为分娩是十级疼痛，在头脑中把分娩想象成是很痛苦的体验，然而这并非是分娩的全部。值得肯定的是，当我们对怀孕分娩的正确知识了解越多，就越有能力和选择权来创造美好的分娩体验。当我们回想起分娩这一天，不再是用痛苦来形容，可以是微笑相对，那将是一件多么美妙的事情。这本书告知我们是有能力为分娩做好充分准备的，这也是我推荐这本书的主要原因。

书中，佩妮老师对"疼痛"和"痛苦"这两个词给出了重要的解释，告知大家这两者有着非常大的区别。"疼痛"只是身体上的一种躯体感受，而"痛苦"则是一种心理状态，包括无助、悔恨、恐惧、恐慌或失去控制的感觉。要知道生孩子并不是在受苦，如果我们把分娩当作受苦的话，会增加痛苦的情感体验以及对痛苦的恐惧情绪。如果我们能客观地看待分娩，了解它是女性自然的生理现象，仅此而已的话，"减轻分娩疼痛的方法"这一章节的各种技巧必然是福音，给分娩中的女性带来正向的、积极的一面。我特别喜欢佩妮老师提出的3Rs策略：放松、节奏和仪式，掌握这一策略，你会发现生孩子也可以是舒适的、简单的。

我们大胆地假设一下，如果我们在孕期和分娩时都有方法、有能力，同时被呵护、被尊重、被爱与祝福，那么我们的内心是被唤醒的、带着觉知的。哪怕在分娩中遇到一些不确定因素，我们也拥有足够的力量去面对和接纳，为成为母亲而感到欢喜，欣赏自己的勇敢和坚强。也许从我们这里开始就对分娩多了一份仁慈之心，为我们的子女一代创造了更积极的分娩文化。至少我们是可以为之而努力的，对吗？我所在的盐妈孕育学院从2016年开始一直在尽自己的绵薄之力培养一批又一批的生育讲师、分娩导乐师，希望在我的有生之年可以让这项事业造福更多的人。

佩妮·西姆金是一个可以给人带来希望、带来喜悦的老师。她那么睿智、那么体贴、那么拥有创造力。令我最钦佩的是，她是一个对生活、对生育教育充满热爱的人，一个真正穿越分娩、向上生长、活在智慧当中的人。

祝福每一个即将迎来新生命的家庭。正如佩妮老师所说的："我希望每一位产妇，不管她的分娩过程如何，都能得到良好的照顾。在回忆这段经历的时候，都能有美好的记忆。"

现在的你，看到了此书，相信你的怀孕分娩美丽旅程也会因此而开启、变得不同。

陈广湛Kama

盐妈孕育学院、生又生孕育联合创始人

生育讲师、分娩导乐培训师

围产期情绪、生育疗愈辅导师

艾瑞克森催眠学派心理咨询师

第5版前言

这本书现在已经是第5版了，我想解释一下促使我写这本书的原因。第1版出版于1989年，那时我已经学习了与分娩有关的知识，了解了成为一名分娩陪伴者的意义。

写这本书的第一个原因是：我认识到，一位女性，她的分娩经历，会与自信心和自尊心息息相关，会影响她的孩子以后长久的健康，决定她与伴侣、孩子及其他所爱的人的和谐关系。

这本书，从第1版到现在的第5版，要传达的理念和精神从未改变。

第二个重要原因是：产妇在分娩期间得到怎样的照顾和支持，不仅会影响整个分娩过程，还会在未来几年影响她对分娩的看法。然而，过去产妇在分娩前和分娩期间得到的医疗护理，几乎完全围绕胎儿和产妇的身体安全展开，产妇的情感、与伴侣的关系以及初为人母的心理准备很少受到关注。在医疗保健系统中，这些问题得不到重视。影响因素包括医疗资源短缺，使用医疗和外科手术干预的压力增加，医护人员在提高工作效率的同时减少了对产妇的社会心理支持服务，医疗事故诉讼的威胁，以及其他不利于开展个性化的、灵活的、以家庭为中心的护理的因素等。

20世纪80年代末，我围绕女性朋友们对自己第一个孩子出生时的记忆进行研究，发现了产妇在分娩过程中得到情感关怀的重要性。这些女性参加了我在1968—1974年的分娩课程。她们在生完孩子后不久就把各自的分娩故事分享给了我。20多年后，我联系到了其中的一些人，让她们重新回忆并写下自己的分娩故事，同时对她们过去的分娩经历的满意程度进行评分。

让我惊讶的是，尽管过去很多年，这些女性对自己的分娩经历仍记忆犹新。20多年前，那时复印机还没有普及，由于这些女性把自己的分娩故事只分享给了我，于是我成为了唯一拥有这些故事的人（研究结束后，我把这些故事复印了下来，分别寄给了当事人）。同时，我采访了她们每个人，发现这些产妇对自己的医生和护士印象深刻（那时我所在的地区没有助产士），甚至还记得他们所做的事和所说的话。有些产妇甚至在回忆这些事情的时候潸然泪下——有的是因为得到了善意和关怀而感动，有的是因为得不到尊重和支持而悲伤或愤怒。

简而言之，那些觉得自己受到了专业人员悉心照料的产妇，即使分娩时间很长或过程很复杂，也能得到很大的满足感，她们认为自己在分娩中掌握了主动权，得到了尊重；而那些没有得到关怀和支持的产妇，反应是消极的，对分娩经历的满意度很低。

在当时，产妇的伴侣、其他亲人很少有分娩学习班可以参加，也很难亲眼见证孩子的出生。而我的课程涉及的两个方面——没有药物干预的自然分娩和分娩陪伴，正好填补了当时的空白。我的课程教授丈夫如何扮演好分娩陪伴者的角色，为产妇提供指导和帮助。尽管他们可能并不能时刻待在产妇身边，但所起的作用是积极的。

得到丈夫陪伴的产妇，她们的切身感受是：

"他的陪伴是我渡过难关的唯一原因。"

"这是我们生活中最美好的时刻之一。"

"他比我想象得更有耐心、更认真地对待这件事。"

"他就像我的教练一样，教我如何应对分娩。这对他来说是一件非常重要的事情。"

"看到我如此痛苦，他很伤心。"

"他能立刻感受到我的紧张情绪。"

"他一直在那里陪着我。"

"他也有些不知所措，但仍然在旁边支持着我。"

这项研究让我明白，产妇需要充满爱心的、熟悉的人陪伴左右，一起分享她的分娩经历——这是人生中最有意义的时刻之一。她们在分娩过程中得到的专业护理和情感支持，很大程度上影响着她们对分娩经历是满意、满足，还是失望、悲伤甚至愤怒。同时我也意识到，如今的产科面临各种压力，期望忙碌的医护人员为所有产妇提供持续的、个性化的情感和心理上的支持是不现实的。

我的研究得出的结论（1991年和1992年分为两个部分发表，标题为《女性生命中的另一天》），曾多次被其他类似研究印证。在我作为导乐师参与的数百次分娩中，以及我在分娩课程上教授准父母时，我一直在思考一个问题："如何让大家意识到分娩陪伴的重要性？"于是，这本书的第1版问世了。我的目的是，让分娩陪伴者对其所扮演的角色更加了解、更有信心，让产妇永远感激陪伴者的帮助。

这项研究让我相信，产妇和她们的伴侣需要经过训练的分娩导乐师的帮助，以便在分娩过程中得到持续的情感支持。我在1988年开发了一个分娩导乐师培训项目，与其他分娩导乐倡导者创立了西雅图－太平洋分娩支持协会（现在叫PALS导乐培训机构）。1992年，儿科医生、研究人员马歇尔·克劳斯、约翰·科尼尔，心理治疗师菲利斯·克劳斯，以及卫生管理员安妮·肯尼迪成立了北美国际导乐组织，现在已发展为国际性的导乐组织了。我们的目标是保证产妇得到她们所需要的照顾，以及让她们的伴侣在这个充满挑战和难忘的时刻为产妇提供实用的指导。大量已发表的研究（由克劳斯、科尼尔等人发表）证明，分娩导乐填补了产科护理的空白，对分娩顺利进行有积极的作用，使产妇获得了满足感。

当这本书第3版出版的时候，我们发现它已经广受欢迎了。于是我决定在书中增加更多关于导乐师的内容，作为她们的指导用书，同时告诉即将为人父母的你们、分娩陪伴者和导乐师，如何与产科医护人员合作，为产妇提供良好的支持。

关于第5版

第5版以之前的版本为基础，更新了一些知识，增加了让产妇舒适的措施以及新的插图。写这本书的主要目的始终没有改变：我们面向的读者仍然是分娩陪伴者、导乐师、产妇等，让他们清楚各自的职责，建立自信心，体会到新生命诞生的喜悦，确保产妇得到应有的照顾；产妇分娩时有亲人陪在身边，当感觉焦虑不安时得到支持。

通常情况下，产妇是由之前素未谋面的妇产科专业人士照顾。在分娩过程中，医护人员会轮班休息、同时照顾不同的产妇，所以产妇要适应不同的医护人员。这种情况是由医院的医疗体系决定的，却给很多家庭带来不好的分娩体验甚至是心理创伤。尽管，分娩难免会出现并发症或意外，但如果产妇在这期间受到尊重和得到友善的照顾，她们的负面情绪会大大减少，即使有也会恢复得更快。所以，产妇应该得到专业人士的支持和帮助。我希望每一位产妇，在分娩过程中都能得到持续的关注、尊重和呵护。我希望每一位产妇，不管她的分娩过程如何，都能得到良好的照顾；在回忆这段经历的时候，都能有美好的记忆。

第5版合著者凯蒂·罗斯介绍

我邀请凯蒂·罗斯加入我的团队，为第5版更新和添加新的内容。作为经验丰富的分娩教育家、受欢迎的导乐师、独立的思想家，以及自然分娩领域的新兴领袖，凯蒂提供了全新的视角，她比我更重视行动。随着年龄的增长，我不再担任导乐师，多亏凯蒂和其他同事让我不断地学习前沿知识。2012年，凯蒂开始在我的办公室工作，当时她正在照顾自己那调皮的双胞胎宝贝，并开始了作为导乐师和分娩教育家的职业生涯。作为积极分娩的倡导者，我们都发现我们的学生——准父母们——也是非常有价值的老师，他们的需求激励、指引着我们。

我们希望这本书能帮助所有需要它的人。如今时代变化太快，这本书中提到的内容，反映了2018年的情况，以后的版本可能会有更多的变化。毕竟，时代是在发展的。

佩妮·西姆金

致　谢

....

在修改这本书的过程中，我们得到了很多支持。我们想要特别感谢以下人员，他们使我们在忙碌的生活中完成了这个目标：佩妮办公室的两个人给予了极大的帮助：凯西·威尔逊一直跟踪我们的财务状况，负责支付账单、销售和发货等，并支持佩妮的分娩培训班，同时继续自己作为一名分娩和育儿教育家的职业；多利·桑德斯特伦，他有很多才能，为这个版本提供了新的资料，帮助更新了我们的参考资源（参阅第382页），并保持佩妮图书馆的更新，同时在上大学期间成为了一名临床心理学家。两个人都用他们的能力和愉快的心情为办公室添彩！

要特别感谢巴斯蒂尔大学西姆金联合分娩职业中心的朋友们：安妮·肯尼迪、凯莉·肯纳、莎伦·穆扎、泰瑞·谢林、金·詹姆斯和劳瑞·利维。

西雅图-太平洋分娩支持协会，DONA International（国际导乐协会）以及华盛顿儿童家长信托项目，其在我们分享自己的价值观及追随理想的职业生涯中扮演着重要的角色。特别感谢家长信托项目的副主任琳达·麦克丹尼尔斯，感谢她的持续支持和鼓励。

我们也要感谢PATTCh（防御和治疗分娩创伤协会）的董事会成员，他们意识到令人震惊的创伤性分娩的发生率，并加入预防和干预的工作中来，致力于处理分娩创伤造成的产妇的情绪问题。我们目前的董事会成员有莱斯利·巴特菲尔德、安妮·肯尼迪、菲利斯·克劳斯、凯西·麦格拉思、苏珊娜·斯旺森、奥尼·麦地·那卡洛、莫拉·奥斯马、莎伦·斯托顿和凯思琳·肯德·塔克特，他们都和我们一起参与了这个事业，造就了这本书的问世。

丽莎·汉森博士，她是马凯特大学一位了不起的产科教授，是我们的新朋友；露丝·安奇塔是我们一位了不起的老朋友，两人都是《产程进展手册》的合著者。露丝还是《产程进展手册》和这本书中许多插图的版权所有者。

菲利斯·克劳斯，我们亲爱的朋友、导师、卓越的心理治疗师，佩妮的《受性虐待女性的分娩》的合著者。

莎娜·德拉·克鲁斯负责新旧版本中大部分插图的创作，她很严谨也很可靠，她的插图简洁、表达意思清晰且充满个性。多利·桑德斯特伦为这一版本提供了新的精美插图。

乔伊·麦克他维什，是一名哺乳顾问、医学硕士，更新了本书第11章的内容，我们非常感激。

金·詹姆斯，华盛顿儿童家长信托项目的分娩和育儿指导，西姆金联合分娩职业中心的分娩导乐技能指导老师，感谢她允许我们引用她网站上的一些内容，网址是DoulaMatch.net。

莫莉·柯克帕特里克，是一位很有资历的导乐师。

参加我们培训班的分娩陪伴者们，在每一章的开头都慷慨地分享了他们的个人想法，这使本书内容更接地气。

贝丝·西姆金、伊娃·卡尔德拉、爱德华·卡尔德拉、马特·康奈尔和斯凯·斯图尔特，他们阅读了这本书的部分内容，并提出了中肯的建议和反馈，这对我们意义重大，且受到很大的鼓舞。

凯蒂要感谢托德，她的丈夫，16年来一直支持她在晚上和周末的时候在她的导乐培训班讲课，她是最好的丈夫。

还有最重要的是，佩妮要感谢彼得，她的丈夫，在长达60年的时间里一直对她非常有爱心、耐心并接受她的一切，当她在写作这本书遇到困难时，他会耐心地、认真地倾听并给予反馈。

如何使用这本书

这本书的宗旨是让即将成为分娩陪伴者的人做好准备，并能在产妇的分娩过程中快速参与其中。如果你能在产妇分娩前阅读整本书，那将是最有帮助的。然后，如果有时间，你可能想在产妇分娩过程中复习部分内容。

在产妇分娩期间，你需要立即寻求帮助，并且想在这本书中快速找到一些有用信息。相关内容，书中我们以深色背景做了重点突出。这些部分如下：

第1章

在医院分娩需要准备的物品（参阅正文第14页）

第2章

分娩的征兆（参阅第47页）

分娩开始前破水（参阅第49页）

宫缩测定方法（参阅第55页）

早期宫缩记录表（参阅第56页）

第3章

何时应该去医院？（参阅第72页）

正常产程总结（参阅第112页）

请阅读参考资源（参阅第382页），以查找推荐的其他出版物和在线资源，包括一些视频。

给导乐师的提示

这本书包含了很多关于导乐师在产妇分娩前、分娩过程中和之后扮演重要角色的信息，以及她们如何与分娩陪伴者、产妇和临床护理人员互动。凯蒂和佩妮都是经验丰富的导乐师（佩妮现在已经退休了），并且坚信导乐师的角色与产妇的伴侣、护士、助产士和医生的角色截然不同。导乐师的培训主要集中在产妇的物理舒适措施和提高产程进展的方法上。

她们的训练还包括应对产妇在整个分娩过程中所经历的情感转变，以及如何使自己适应产妇的情绪变化和生理反应。产妇的不良情绪会增加体内应激激素的分泌，而这有可能阻碍产程进展。导乐师可以让产妇获得安全感，减少恐惧或焦虑。她们还可以引导和安抚分娩陪伴者。导乐师采取的一系列非临床治疗可以改善产妇的分娩结局（如降低剖宫产率、缩短分娩时间、减少对镇痛药的需求、对分娩更满意、减少额外的新生儿护理的需求）。

这本书向分娩陪伴者和产妇解释了分娩过程是怎样的，并解释了导乐师在整个过程中的作用。

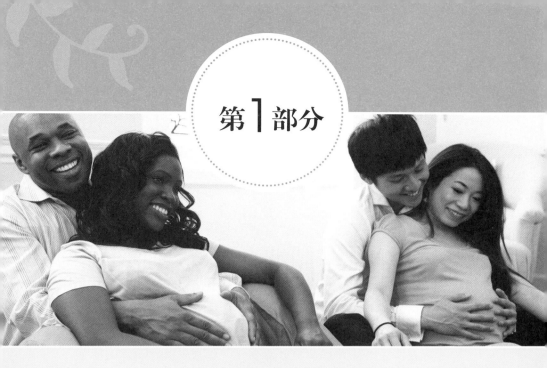

第1部分

分娩前的准备

作为分娩陪伴者，你要比产妇更早了解分娩是怎么回事。在孕晚期，你可以通过了解分娩过程是怎样的，鼓励产妇保持健康的生活习惯，在最后时刻为迎接分娩和新生儿做充足的准备，帮助你扮演好分娩陪伴者的角色。

这个阶段也是你和产妇为分娩做出重要决定，并与护理人员讨论相关问题的时候。如果你陪产妇一起参加孕妇学校的学习、接受产前检查，那么你还可以直接和医生或助产士交流，咨询一些让你焦虑或不确定的事情。

在孕期的最后几周，你需要多反思，与产妇聊天，收集各种与怀孕、分娩相关的信息，练习学到的分娩陪伴技巧，为担任分娩陪伴者做好准备。

第 1 章

孕期最后几周的准备工作

　　我的妻子乔安娜已经进入孕晚期了，我越来越强烈地感受到这是一件非常奇妙的事情。很快我们的女儿就要出生了！当我们说笑时，我能感觉到她在踢妈妈的肚子，能看到乔安娜的肚子鼓起来了。她会像谁呢？她会喜欢什么？我迫不及待地想见到她。乔安娜想选择自然分娩，为此我很担心："我们有好的医疗条件和药品，有舒适的医疗环境，为什么不好好利用呢？"妻子告诉我，她想尝试一下。于是我改变了自己的想法，因为妻子有权力做她想做的事情，我不应该妨碍她。

——第一次当爸爸的斯科特

　　9个月的孕期似乎是漫长的，你会认为有足够的时间做每一件必须要做的事情。然而对于很多忙碌的人来说，好像刚刚进入怀孕的状态，孩子就要出生了。真是时光飞逝！作为分娩陪伴者的你，做好准备了吗？你知道如何帮助妻子吗？你对分娩了解多少呢？你为即将出生的宝宝做了哪些准备呢？

现在开始学习还不晚，最好马上开始，因为宝宝有可能会提前出生，孕期最后一两个月开始学习已经是"最后的时间"了。本书第1章列出了分娩前应该做的所有事情，以确保你在妻子待产和分娩的过程中能够很好地配合。

你属于哪一类分娩陪伴者？

分娩陪伴者可以是各种各样的人，他们以不同的方式帮助待产的女性。大多数情况下，产妇的丈夫会成为分娩陪伴者，也可能是产妇的妈妈、姐妹或朋友。

导乐分娩是另一种陪伴分娩的形式，如今在北美越来越受欢迎。特别是在城市里，选择导乐分娩的产妇数量迅速增加。导乐师般由一位具有丰富产科经验的女性担当。有时候，导乐师仅针对产妇一个人进行指导，但更多的时候是同时指导产妇和她的陪伴者（参阅正文第7页"考虑安排导乐师在分娩过程中提供帮助"），本书的相应章节会做详细介绍。

分娩陪伴者扮演何种角色，不仅受个人因素影响，还与其和产妇的关系有关。分娩陪伴者需要了解一系列的问题：产妇希望你怎么做？你和产妇要花费多少精力了解分娩知识和践行安慰措施？产妇如何做出决策和应对分娩疼痛？产妇面对分娩的态度积极吗？产妇更喜欢自然分娩还是剖宫产？

如果产妇想自然分娩，那么她会希望对分娩有一个基本的了解，希望学习应对疼痛的技巧，制订计划应对待产的挑战。她会觉得待产和分娩很具有挑战性，能给她带来成就感，并且在医疗团队的帮助、指导和鼓励下能够完成这项艰巨的使命。她喜欢更多地依靠自己和她的支持者，而较少依赖药物和医疗操作顺利完成待产和分娩。

如果出于自身健康考虑，产妇需要通过辅助医疗手段帮助分娩，那就需要医生或助产士的帮助。他们会通过一系列操作及药物控制产程的进展，进行分娩镇痛，帮助产妇顺利娩出宝宝。

你可能遇到的情况和感受

如果想了解作为分娩陪伴者可能遇到的情况和感受，请看下面这些问题。当产妇有以下问题时你会怎么做：

- 她想让我抽出时间陪她一起接受产检，怎么办？
- 当她告诉我，我们已经预约了12～18小时的分娩课程，想让我陪她一起听课，怎么办？
- 当她想让我阅读和孕产有关的书籍时，怎么办？
- 当我感觉很累的时候，她在夜间每10～20分钟就会醒来告诉我她即将分娩，怎么办？
- 当产程开始、她的阴道里涌出一股水，同时伴有长而痛的宫缩时，怎么办？
- 当她不接受我所提出的让她放松或缓解疼痛的建议时，怎么办？
- 当我已经很疲劳或饥饿，而她每一次宫缩都需要我的帮助时，怎么办？
- 当她问我是否应该去医院的时候，怎么办？
- 当她发出我从未听过的痛苦的呻吟时，怎么办？
- 当她很沮丧（会说"这太难了""我坚持不下去了""还有多久？""不要让我这样做"）的时候，怎么办？

- 当她靠着我，对我说"帮帮我！"时，怎么办？

- 当她呕吐时，怎么办？

- 当她开始哭泣，表情痛苦，并且全身抽搐的时候，怎么办？

- 当她训斥我（"不是那样""不要碰我""不要靠近我""不要离开我"）时，怎么办？

- 每次宫缩时她都需要我用力按压她的背部，直到我的手臂酸痛，怎么办？

- 当她告诉我"我想选择硬膜外麻醉"时，怎么办？

- 当分娩过程持续12小时、18小时或24小时，但宝宝仍然没有出生，我很累并很难坚持睁开眼睛，而她仍然需要我时，怎么办？

- 当我们被告知产妇需要接受紧急剖宫产手术时，如何做决定？

- 当助产士说"看这里！宝宝的头正在娩出"时，怎么办？

- 胎儿娩出后，皮肤皱缩，全身湿透，血迹斑斑，并大声哭泣的时候，我会是什么感觉？

- 我是否想亲自剪断宝宝的脐带？

- 当我抱起刚出生的小宝宝时，会感到高兴吗？

- 当新妈妈看着我并对我说"没有你，我不可能做到这一点"时，我是否会感到很欣慰？

虽然答案没有对错，但产妇对待分娩的态度以及你的适应程度多少会影响你是否能胜任分娩陪伴者。产妇是否想要得到你的建议？你是否有能力按照产妇的意愿帮助她呢？

所有的问题不可能马上就有答案。请你带着这些问题阅读这本书，同时多与产妇进行讨论。开始想象在分娩过程中作为她的陪伴者可能面临的挑战。

不妨做一个"我会感觉如何？"的练习。这本书将帮助你为分娩陪伴做好准备，并制订出应对策略。当分娩开始的时候，你应该对自己作为分娩陪伴者有一个更加清晰和自信的认识。

准备分娩

如果你还没有完成以下这些事情，请在预产期前几周或者至少在分娩之前完成。

拜访医生或助产士

如果你还没有见过医生或助产士，那么这次拜访可能比你想象的更重要。即使是短暂的见面，也有助于你了解产妇，意识到自己是产妇生命中重要的人。虽然最终实际参与分娩的是另外一位医生或助产士，但这次见面仍然为你提供了提问的机会，帮助你了解医生和助产士的工作方式，及其所发挥的重要作用。

提前熟悉医院

了解医院的分诊台（你和产妇最先到的地方，护士评估后决定产妇是否需要住院）在哪里，如果可能，参观一下待产室、产房、婴儿床和产后病房。你可以通过电话询问去医院的路线，有时还包括去参加分娩课程的路线，同时也要询问关于医院的常规工作流程和对产妇的一些要求。

确定好去医院的路线，以及记录到达那里需要的时间（要把早晚高峰期和交通拥堵的时间考虑在内）。到了医院之后，了解白天和晚上医院使用哪个入口（你可能必须在白天使用正门，晚上使用紧急入口）。

在医院建档*

如果产妇是在医院分娩，应该提前登记，包括获取、阅读和签署入院前表格和医疗同意书，通过提前登记，你可以节省时间，避免当你和产妇一起来到产房时的混乱。

考虑安排导乐师在分娩过程中提供帮助

为什么要考虑安排一位导乐师呢？因为分娩过程是反应强烈的、条件严苛的、无法预知的，可以持续几个小时到24小时，甚至更长的时间。即使你做好了充足的准备，你和产妇也会发现很难将之前学习的知识用于实践；如果你没有做好充足的准备，那么应对分娩对你来说更是一项挑战，会让你混乱和焦虑。

当然，医生、护士或助产士会在产妇分娩时帮助你，耐心地告诉你应该怎么做，但他们可能会忙于处理最危急的情况。护士和助产士很少在产妇待产和分娩的整个过程中待在待产室和产房里，因为他们还有其他工作，而且常常会同时照顾好几个产妇。他们轮班工作，所以在产妇分娩过程中常会有不同的医护人员出现。分娩主要由护士监管并随时向医生汇报，如果产妇分娩过程

---

* 编者注：在国内，大部分医院都要求产妇在孕6周之后先到社区医院办理《母子健康档案》，在12周左右带着相关证件，到心仪的医院做各项基本检查。各项指标都符合条件，获得医生同意，就算建档成功了。这意味着产妇要在这家医院进行产检并分娩。

中出现问题，医生会随时来处理。总之，医护人员都会为产妇的分娩全力以赴。

　　导乐分娩是指有导乐师在分娩过程中不断为产妇及其陪伴者提供指导和支持，这是如今产科最大的进步之一。导乐师会随时待命，当你需要她的时候来到你的身边，直到胎儿出生。导乐师经过严格的训练且经验丰富，可为产妇提供生理和心理上的支持，帮助产妇消除疑虑，给予鼓励、安慰和帮助。导乐师还会指导分娩陪伴者如何为产妇提供帮助（图1.1）。

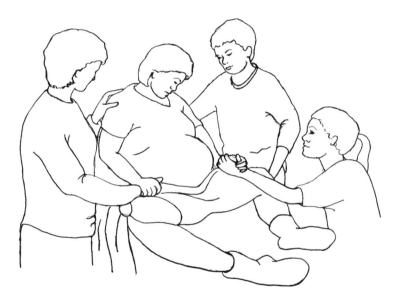

图1.1　导乐师在指导产妇和分娩陪伴者

　　当然，导乐师不可能替代分娩陪伴者，因为后者更了解产妇，并且比其他人更爱产妇和宝宝。但是很多时候，产妇需要多人帮忙和支持，而分娩陪伴者也需要安慰、建议和帮助。

　　除了帮助产妇以外，导乐师还可以为你（指分娩陪伴者）提供以下帮助：

- 帮助你将在分娩课程里学到的知识用于实践。

- 在产妇分娩时接替你的位置，让你能有时间吃饭、打个盹儿或者休息一下。

- 可以帮你拿来产妇喝的或用的东西，这样你就可以始终守在产妇的身边。

- 可以根据自己的经验做出判断，告诉你哪些迹象是分娩过程中的正常反应，使你不必为此担忧。

- 可以帮助你了解产妇的感受，并向你解释分娩过程中出现的各种情况。

- 给你更多的信心，使你意识到自己是产妇很重要的依靠，帮助你满足产妇的需求。

- 在产妇分娩前了解你和产妇的想法，以及你们的喜好、担心和忧虑，并帮助你制订处理这些问题的策略。

- 在产妇分娩时可以帮你们拍照或录像作为纪念。

导乐师不会替你们做出决定，也不会表达对你个人的喜恶，但她会帮助你获得所需要的信息，以便你做出正确的决定。她的目标是帮助产妇顺利分娩。

一位分娩陪伴者这样描述导乐师："她就像我的大姐姐一样，快速地、心甘情愿并且竭尽全力地帮助我。她向我展示了如何按摩玛丽的后背，提醒我们尝试做弓箭步（参阅第144～145页图4.6、图4.7），当我饥饿难耐的时候给了我一个百吉饼*。她一直在鼓励我们。她非常自信，在很多时候都在帮玛丽。当玛丽宫缩时我抱着她，同时导乐师也紧紧地抱着玛丽的背部，帮助她进行有节奏的呼吸。导乐师甚至在半夜还会给我按摩肩膀。除了去

---

* 编者注：百吉饼，是美国纽约最流行的一种面包。

洗手间，她从不离开我们。没有她，我们的孩子不会那么顺利地出生，是导乐师帮助我们更好地完成了分娩。"

研究人员针对导乐对分娩结果的影响进行了许多试验，发现导乐能降低剖宫产率、减少产钳和负压吸引器的使用，产妇使用镇痛药的概率也会降低。经历了导乐分娩的产妇对分娩的体验更好。尽管导乐分娩不能保证分娩一定能顺利进行，但统计数据表明，有导乐师参与的分娩不需要进行大的医疗干预（第3章详细介绍了导乐师在分娩的各个阶段如何提供帮助）。

在美国，要了解更多关于导乐分娩的信息，可以登陆相关专业网站（www.DONA.org），在互联网上搜索"导乐分娩"或"寻找分娩导乐师"，或者可以请求新晋父母、生育教育工作者等人给你介绍。

提前选择导乐师[*]

如果你决定请一位导乐师，最好在婴儿出生前几个月开始寻找，因为导乐师通常需要提前数周或数月预约。你可以从医护人员、分娩教育工作者或者朋友那里获得推荐信息。在美国，人们也可以登陆www.DONA.org，搜索认证并注册的导乐师的资料；也可以访问DoulaMatch.net查询。在美国很多导乐师都有个人网站，人们可以访问并阅读她们的简介，从中挑选出3～4名导乐师作为备选。与导乐师的初次见面通常是免费的，时间持续1小时左

---

[*] 编者注：在我国，成为一名正规合格的导乐师，需要通过中国妇幼保健协会的相关培训及考试合格后方能获得从业资格证书。你可以咨询你所在医院的工作人员，请他们推荐正规机构的导乐师。

右，会面可以让你们了解彼此。你们可能会讨论以下问题：

● 产妇的预产期将被导乐师列入日程安排，导乐师必须遵守时间约定。

● 如果产妇需要导乐师而其不方便时，则会安排候补导乐师。

● 导乐师的从业资质是否齐全。

● 导乐师提供帮助的具体细节如下：

——陪伴做产前检查的次数。

——提供怎样的产后支持服务。

——在产妇整个分娩过程中提供支持。

——最长的服务时间是多少，包括遇到产程很长等特殊情况时。

● 导乐师能提供的电话、电子邮件或文件支持有哪些。

● 薪酬支付方式。

一旦你选择了导乐师，要仔细阅读雇佣协议，确保你们的沟通内容都反映在协议上。协议生效并支付费用后，你要在孩子出生前与导乐师沟通以下内容：

● 产妇是否有过分娩经历，以及孩子的年龄。

● 妊娠期进展如何，是否有令人担忧的问题。

● 在孕妇学校学习过哪些课程。

● 制订分娩计划，如果你愿意，导乐师可以帮你制订（参阅第25页）。

● 如何选择分娩镇痛药（参阅第8章）。

● 你和产妇是否希望拍摄分娩视频。

● 导乐师关心你和产妇每个人的感受。

● 导乐师能提供的言语或行动上的安慰措施，以及如何帮助产妇放松。

● 为了避免给产妇造成困扰和压力，导乐师会避免做哪些事、说哪些话。

- 你作为分娩陪伴者，希望从导乐师那里得到哪些帮助。
- 产后导乐师会为产妇提供哪些新生儿喂养、睡眠指导和支持。
- 服务结束后提供回访服务，如何慰问产妇和新生儿。
- 是否能提供24小时导乐服务。
- 安排一位备用导乐师，以备不时之需。

有些导乐师还提供其他服务，如产前准备、按摩、分娩相关咨询、胎盘的保存、母乳喂养支持或产后护理，这些服务通常需要支付额外的费用。

寻找能替代导乐师的人

在北美地区，因为很流行聘请导乐师辅助分娩，因此导乐师有可能供不应求。另外，有的人更倾向于让家人或朋友扮演类似的角色。不管怎样，要想找到合适的人，首先以产妇的需求为先。有时候，亲朋好友很热心地主动来帮忙，但如果他们是没有生育经验的人或对分娩充满恐惧，并不是合适的人选。以下几点可以帮助你判断一个人是否能替代导乐师：

- 有帮助你们的意愿吗？
- 能24小时提供帮助吗？如果情况紧急，能放下手边的事情来到你们身边吗？
- 能乘坐可靠的交通工具到达你家或医院吗？
- 是否有耐心、乐观、冷静，能否为他人着想、善于倾听？
- 有什么性格特点，如是否善于安抚他人、是否对分娩持积极和乐观的态度？
- 有持久的耐力吗？

- 有生育经验吗？

- 有令人厌恶的习惯或行为吗？

- 是否认识到你们之间这一承诺的重要性并自愿接受吗？

总之，想想这个人能为产妇和你做些什么。请他在分娩的时候辅助你们，要出于双方的意愿。

确保产妇能随时联系到你

你永远无法预知产妇何时需要你。你们两个都应该带着手机，充好电，在你离开她时手机要保持开机状态。如果你的工作使你无法总是将手机带在身边，那就抽时间多与产妇保持联系；并且你不在的时候让其他人照顾产妇，要确保可以随时联系到这个人，并且这个人在很短的时间内，无论是白天还是晚上都能给予产妇帮助。

回顾你在孕妇学校学到的知识

如果你已经参加分娩课程，请复习你的讲义和笔记，练习使产妇舒适的技巧。收集你在产妇分娩过程中可能需要参考的各种资料——参考书、物品清单、来自其他人的建议、与医院和产妇分娩有关的信息等。

准备必需的用品

产妇分娩前需要做哪些准备呢？以下所列物品应该对你有所帮助。

在医院分娩需要准备的物品

从这个列表中，只选择你和产妇觉得会有帮助的物品，且尽可能提前准备好。

为产妇分娩时准备的

- ☐ 按摩用的油或玉米淀粉，二者可起到润滑作用。
- ☐ 润唇膏。
- ☐ 牙刷和牙膏。
- ☐ 洗发水和梳子。
- ☐ 两件短衫或长 T 恤，以及一件长袍。
- ☐ 按摩器具、热敷袋或冷敷袋，用以缓解背部疼痛。
- ☐ 能把长头发扎起来的头绳、发夹等。
- ☐ 保暖的袜子和拖鞋。
- ☐ 保暖的毯子或披肩。
- ☐ 最喜欢的音乐，如舒缓的、柔和的音乐，或让人想运动和舞蹈的音乐。
- ☐ 使产妇感觉舒适的个人用品（枕头、鲜花、照片）。
- ☐ 产妇最喜欢喝的饮品。
- ☐ 分娩球（如瑜伽球）。

为分娩陪伴者准备的

- ☐ 分娩计划的副本（参阅第 25 页）。
- ☐ 宫缩计时器应用程序或有秒表的智能手机（参阅第 55 页）。
- ☐ 生活用品（牙刷、让口气清新的薄荷糖、除臭剂、剃须刀等）。
- ☐ 快餐食品，如三明治、水果、奶酪、饼干、饮料（保证你正常需要的食物）。许多医院在夜间是没有食物供应的。
- ☐ 保暖的衣服。

- ☐ 换洗衣服。
- ☐ 拖鞋。
- ☐ 泳装，以便你可以陪着产妇进行淋浴或池浴。
- ☐ 纸和笔。
- ☐ 这本书。
- ☐ 阅读材料、手机游戏、手工作业，用来消磨产妇不需要你帮忙时的时间。
- ☐ 在产妇分娩期间或之后需要联系的人的电话号码。
- ☐ 相机，及其电池、充电器等。
- ☐ 智能手机或电脑，可以用来发送照片、文件和信息。

为产妇分娩后准备的

- ☐ 前面可以解开、方便哺乳的医院病服，如果产妇不喜欢医院的病服，你就需要为她准备一件哺乳装。
- ☐ 长袍和拖鞋。
- ☐ 护肤品和卫生用品。
- ☐ 美味的零食，如水果、坚果、奶酪和饼干。
- ☐ 购买杂物的钱款。
- ☐ 家居服。

为宝宝准备的

- ☐ 出院时要穿的衣服：连体衣、毛毯、外衣、帽子等。
- ☐ 正确安装的汽车安全座椅。

前往医院时需要准备的

- ☐ 汽车加满油。
- ☐ 汽车上要备有毯子和枕头。
- ☐ 设置导航，帮助你选择去医院的最佳路线。

鼓励产妇多饮水并少食多餐

产妇每天至少应该摄入1.9L液体，包括水、果汁、清汤，以满足自身的需要。产妇应该保持均衡的饮食，注意蛋白质、碳水化合物、维生素和铁、钙等营养素以及少量脂肪的摄入。

鼓励产妇进行规律的运动

产妇经常进行规律的运动如散步、产前瑜伽、游泳，对自身和胎儿都有好处。产前瑜伽尤其有助于缓解宫缩痛，并使产妇在分娩时保持冷静。应鼓励产妇参加这方面的课堂学习。此外，你或者朋友可以陪她一起散步或游泳。

在妊娠晚期和分娩时，一些特别的运动非常有用，如深蹲、手膝位及凯格尔运动。产妇可能会在分娩学习班学习这些运动，下面介绍了这几项运动具体应该怎么做。

深蹲

这个动作有助于胎儿在分娩阶段更快地进入妈妈的骨盆。产妇足跟着地，借助你的双手或者两个门把手做深蹲运动，每次持续1分钟，每天重复做10次（图1.2）。这个动作可以增加产妇的舒适感和耐力。

注意： 如果准妈妈的踝关节、膝关节或髋关节存在问题或者疼痛，不适合做这项练习。用于分娩练习的凳子会更适合这类产妇减轻关节的压力，产妇在产褥期可以利用这种凳子进行这项练习，而不会对腿部的关节造成压力。分娩陪伴者如何帮助产妇练习深蹲的具体内容，参阅本书第 148 页内容。

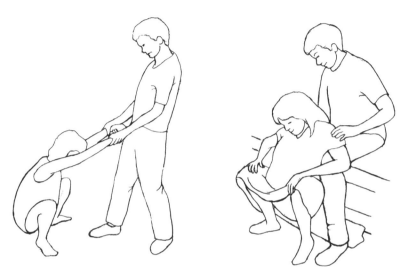

图1.2　深蹲

手膝位

产妇呈手膝位，可以摆动骨盆，就像瑜伽里的"猫—牛"式，怀孕期间做这项运动有助于加强腹部肌肉力量、缓解腰背部疼痛，改善下半身的血液循环，并使胎儿处于对分娩有利的枕前位（参阅第45页）。

产妇做这项运动时，应收尾骨，同时将背部拱起来，缓慢从0数到5，然后恢复到正常姿势。在拱起背部时，产妇应该感觉到腹部肌肉在用力，但不要屏住呼吸。每天重复做10次（图1.3）。

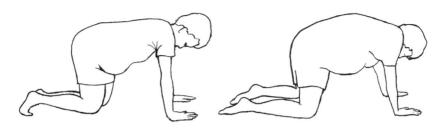

图1.3　骨盆摆动（瑜伽里的"猫—牛"式）

凯格尔运动

这项运动可以收缩盆底肌，对很多人（不论男女）的健康都有益，能增强女性盆底肌肉的支撑力，改善泌尿系统和肠道的功能，预防痔疮的发生；改善阴道肌肉张力，使性生活更和谐。女性怀孕期间经常锻炼盆底肌肉，能防止尿失禁（指控制大小便的肌肉完全或部分失去控制能力）和盆腔器官下垂。在分娩过程中，盆底肌肉收缩力良好有助于胎头的旋转和下降（参阅第54页），尤其利于第二产程的进展，产后恢复也会更快。

由于盆底肌收缩运动益处很多，适用于广大人群，所以详细介绍一下。

收缩和上提盆底肌肉，就像憋尿一样。连续、快速地收缩5～10次，然后保持收缩状态10秒。一开始你可能很难长时间坚持，但耐力会逐渐增强。如果你无意识地放松下来，只需再次收缩和上提就行。坚持10秒然后放松一下，再坚持10秒，但这次尽量放松腿部、臀部或腹部的肌肉，且不要屏住呼吸。

每天做10次盆底肌收缩练习。你和准妈妈可以提醒对方在乘车、排队或打电话时做以上练习，或者在上完厕所洗手时做一两次。

每个准妈妈都适合做凯格尔运动吗？

有些准妈妈认为这项练习是不必要的，甚至可能是不恰当的，因为她们有着强健的盆底肌肉。这些人多是长期参加极限运动或对盆底肌肉有很高要求的运动女性，这些运动增加了肌肉力量（如耐力练习、舞蹈等）。另外，盆底创伤（受伤、手术、性侵犯）会引起过度的骨盆张力或疼痛，受过创伤的准妈妈可能会担心是否适合做这项运动。

耐力训练

分娩对产妇和陪伴者来说是对体力的很大考验。分娩陪伴者身体强健，对帮助产妇维持某些体位（参阅第143页）、缓解产妇背部疼痛（参阅第167页），有很大帮助。此外，你需要足够的体力，应对长时间的分娩。一些力量训练可以帮助你强健体魄，特别是针对核心肌肉群、手臂和腿的锻炼，例如俯卧撑、仰卧起坐、针对背部和腿部的强化训练以及重量训练，都能提高你的体力和耐力。网上有很多关于耐力训练的视频和文章供你学习。

产前会阴按摩

科学研究证实，妊娠晚期定期对会阴内侧（阴道和肛门之间的区域）进行按摩，有助于产妇在分娩时缓解会阴肌肉的紧张感（参阅第43页图2.1）、降低会阴侧切（为扩大阴道口做的手术）的发生率，但对于是否能减少产妇会阴撕裂的可能性说法不一。我们认为产前会阴按摩最大的好处是，模拟分娩时会阴由紧张到放松的感觉。接受产前会阴按摩的准妈妈能体验到与分娩相似的感觉。这种按摩方式不会造成阴道永久松弛。

并不是所有的准妈妈都愿意尝试会阴按摩。如果决定做，建议从预产期前4~6周开始，每周做几次。在接受几次按摩后，如果准妈妈发现即使施加压力，会阴也能放松，则可以减少每周按摩的次数；如果在按摩过程中会阴放松困难，则需要增加按摩次数。会阴按摩还有利于缓解分娩痛。

注意： 如果产妇有阴道或外阴感染、疱疹，则在症状消失之前不应进行会阴按摩。操作中有任何问题都可以咨询助产士、医生，或者专门从事盆底健康的物理治疗师。

分娩陪伴者如何帮助准妈妈做会阴按摩？

虽然这项练习可以由准妈妈一人完成，但如果有你的加入会容易很多。在此过程中，陪伴者要与准妈妈建立良好的沟通，让她对你的按摩感到放松和舒适。另外，对于陪伴者我们还有以下建议：

- 剪短你的指甲。开始前要洗手。如果你的手指皮肤粗糙，可能会划伤准妈妈，请佩戴一次性橡胶手套。
- 让产妇双腿弯曲放松，取舒适的半坐姿势。
- 用小麦胚芽油或厨房里的任何其他植物油、水性润滑剂润滑手指。
- 请不要使用婴儿油、矿物油或凡士林，因为它们会使皮肤干燥，而植物油更容易被吸收。为了避免污染容器中的油，把油滴到你的手指上，不要将手指伸入容器内。

● 将一只手的示指放入产妇阴道内，深度超过第二指关节。轻轻弯曲手指，然后向下用力拉（和胎儿娩出方向一致），直到准妈妈感到轻微的刺痛为止，让她休息一会儿。如果准妈妈无法缓解疼痛，就把压力减轻到她能放松的程度。

● 在保持同样压力的同时，慢慢地将你的手指以U形曲线的形式来回旋转3分钟。例如，将阴道正下方定为6点钟方向，则将手指从4点钟方向旋转到8点钟方向。当准妈妈感觉到压力时，应集中精力放松会阴部。

● 一旦准妈妈习惯了一个手指的按摩，就可以尝试同时使用两个手指向相反方向按摩——左手手指从6点到8点方向旋转，右手手指从6点到4点方向旋转。

● 随着准妈妈越来越适应，增加足够的压力拉伸会阴，让准妈妈感到刺痛。如果此时准妈妈收缩会阴，则减少施压。

● 你的任何问题都可以由医护人员或分娩专家来回答。

会阴按摩可以拉伸阴道组织、阴道周围的肌肉和会阴皮肤。在经过连续3～4天的按摩之后，你会发现准妈妈的耐受力增强了，必须增加更大的压力才能引起刺痛。这是一个好现象。分娩期间，尽管准妈妈仍然会感受到拉伸带来的强烈刺痛感，但那时她已经知道如何通过放松肌肉缓解疼痛了。

监测胎动

虽然大多数胎儿是健康的，但有些胎儿确实存在一些问题，产科护理的主要目的就是预防、监测或治疗这些问题。在极少数情况下，营养物质和氧气从准妈妈体内通过胎盘转移到胎儿血液循环的速度减慢，从而影响胎儿的生长发育和活动，计数胎动有时会发现这样的问题。

　　胎儿好动是健康的表现。如果他得不到足够的氧气，为了减少耗氧量，活动就会减少。在情况变得严重之前，胎动减少会持续一段时间，从而让医护人员有足够的时间采取措施。

　　医护人员会要求孕妇尤其是高危孕妇，从怀孕第28周起每天或每隔一天计数胎动。如果医护人员没要求你这么做，你也可以自己计数胎动。

　　许多准妈妈认为计数胎动是快乐的、有趣的、令人放心的。她们不仅收集很多有用的孕产知识，也很享受把注意力放在宝宝身上。她们熟悉了胎儿都会有哪些活动、胎儿的睡眠和觉醒周期，等等。也有一些准妈妈认为计数胎动只会徒增烦恼，好像她们盼着胎儿会有问题似的。

　　在产妇计数胎动时，你要与她一起做。你可以更多地了解胎儿；如果产妇紧张的话，你也可以安慰她。

　　计数胎动从妊娠后期（32周以后）开始，方法有好几种。用笔在纸上记录，或者利用智能手机的应用程序，都很容易做到这一点，接下来要介绍的"数到10"的方法很简单。

计数胎动

　　计数胎动应选在每天同一时间进行，且是在胎儿醒着的时候。一般准妈妈进食后，胎儿会表现活跃。

　　记下开始数胎动的时间。胎动可以是短暂的踢腿或扭动，也可以是长时间的持续活动。胎儿连续的活动停止后，算作一次胎动。胎动暂停可能只持续几秒钟或更长时间。胎儿打嗝不算胎动。有些胎儿可能会在10分钟内活动10次，其他胎儿可能需要更长时间才能活动10次。记录10次胎动需要多长时间，如表1.1所示。

表1.1 胎动记录表

日期	开始计数的时间	胎动次数	第 10 次胎动开始的时间	第 10 次胎动需要的时间
1/1	8：45	### ###	9：05	20分钟

　　重要的不是10次胎动的速度有多快，而是胎儿是否每天保持同样的活动频率。如果胎动突然变慢，或者需要更长的时间才能有10次胎动，或者2小时内感觉不到10次胎动，应立刻咨询医生。医护人员将通过超声检查（参阅第212页）、无应激试验（参阅第213页）和其他方法评估胎儿的健康状况，如果胎儿有问题则考虑让准妈妈提前结束妊娠。大多数情况胎儿都是没问题的，但少数情况下发现胎儿有异常，需要进行早期干预。

与胎儿沟通

给胎儿唱歌，他不仅可以听到，而且能记住所听到的，甚至还有自己的喜好。曾有一对夫妇在宝宝出生前就给他唱《你是我的阳光》这首歌。奇妙的是，宝宝出生后，哭闹时爸爸唱一遍这首歌，宝宝立即安静了下来。他记得并喜欢这首歌！我的许多学生都会在孕期给肚子里的宝宝唱歌，宝宝出生后给他唱歌也能平复宝宝的情绪（特别是婴儿在汽车安全座椅上烦躁不安时）。这是宝宝喜欢的歌。

除了给宝宝唱歌或演奏乐器外，还可以在妊娠后期给宝宝朗读简单的儿童读物。最好反复读同一个故事，以便宝宝能够熟悉它。

有的分娩陪伴者会趴在准妈妈的腿上与胎儿交谈、讲故事、畅想未来。曾有一位父亲对他未出生的宝宝讲述自己的童年和他喜欢的电影，这是多么有趣的事情。

分娩前安抚好其他孩子

让大孩子做好迎接弟弟或妹妹的准备，一切就会变得更容易。要让大孩子知道妈妈会在哪里分娩、妈妈分娩期间他将待在哪里，以及谁会陪伴他。可以让大孩子跟你一起准备新生儿需要的物品，带他一起到医院陪妈妈产检，咨询产检的医院是否有相关课程。这些课程不仅讲授分娩知识，还能帮助大孩子做好迎接弟弟或妹妹的准备。

有些家长会考虑让他们的大孩子照顾新生儿。这对于大孩子来说是很好的体验，如果他有这个意愿，且大人能够陪伴左右，他会应对自如，也很享受这件事情。

准备关键人物的联系方式清单

列出产妇分娩时可能需要联系的人员姓名、电话号码和电子邮件地址，这些人包括负责产妇的医生或助产士、医院的产科联系人、你和产妇工作中的上司、导乐师、分娩顾问、其他家庭成员、朋友、照顾大孩子的保姆、照顾宠物的人、儿科医生及母乳喂养顾问等。把这份名单输入你的手机、电脑或两者兼而有之，然后把它贴在每个人都方便看到的地方。如今，互联网飞速发展，有的家庭会用手机网络建联络群，以备产妇分娩时大家可以同时得到通知。宝宝的出生时间对你来说是很特别的日子，你想把这份喜悦亲自分享给大家。

准备和检查产妇的分娩计划

把产妇的分娩计划以书面形式告诉医护人员，并告知哪些事项对产妇很重要，产妇优先考虑的是什么、她有什么特别关心的事，以及她想得到什么样的照顾。该计划也应表明，产妇接受在需要的情况下转院，还应包括B计划——万一在分娩过程中产程停滞，她或胎儿有问题时的选择。在医院分娩，护士不了解产妇，分娩计划可以帮助她们了解每一位产妇。

如果你是产妇的分娩陪伴者且关系亲密，你和产妇应该一起准备分娩计划。如果你有一个分娩导乐师，她会为你们提供帮助，以便能清楚地表达你们的想法。如果你和产妇关系没那么亲密，那么分娩计划应以产妇为主，但你应该熟悉它，这样你就能更好地帮助产妇。

分娩计划要简明扼要（1~2页）。对于以下所列的相关项目，我建议使用带有符号的句子或简短的段落来表示。在准备分娩计划之前，询问分娩医院和护理人员的常规做法。如果您满意这些做法，则不必再将其专门列出，只需要列出不同的想法或产妇特殊的喜好。

分娩计划简介

该计划可能从以下信息开始：

● 个人信息（两三句话）。产妇渴望工作人员了解她吗？例如，她可能会叙述自己的想法或喜好、相关的经验、医疗保健史、创伤、恐惧、担忧或其他信息，这些信息可能会帮助工作人员更多地了解她并照顾好她。

● 给工作人员的信息。在获得工作人员提供的支持、专家意见和帮助，使产妇获得安全和满意的分娩体验后，你愿意表达你的赞赏吗？如果你和产妇想要参与有关护理的决策，请参阅第208页"产妇的知情决策权"。让工作人员知道，你已明白有时候分娩具有一定的灵活性，你可以使用诸如"只要分娩正常进行"或"除非医学需要"等表述方式来选择自己期望的方式。

● 谁将陪伴产妇分娩。

分娩干预措施的选择

产妇应该简要陈述自己的意愿，使分娩计划简明扼要。

● 选择主要包括自我安慰和非药物性舒适措施（参阅第4章）；使用镇痛药或硬膜外阻滞麻醉（参阅第294页"镇痛药偏好量表"）。

● 在接受干预措施过程中有何喜好。产妇是否适合常规治疗，或只有在需要时才使用它（参阅第6章）。

分娩时以下几方面可以根据自己的需求做选择

● 分娩体位。产妇可自由移动身体和尝试各种体位，也可以平躺待产或保持一个自己喜欢的体位（参阅第143～150页）。

● 用力技术。包括自发用力、屏气技巧等（参阅第138页）。

● 会阴护理。热敷产妇的会阴并采取其他措施，以帮助产妇有效地放松和用力；询问产妇是否接受会阴侧切术（参阅第230页）。如果产妇一直在做会阴按摩，那么其会阴完好无损的概率会增加许多（参阅第19页）。

产后的选择

新妈妈在产后可以考虑参与到以下事项中：

● 立即照顾宝宝。让宝宝与妈妈直接皮肤接触，或将宝宝移至较温暖的地方，进行初步的检查和包裹；立即或延迟夹闭和切断脐带几分钟，或直至脐带停止搏动；如果宝宝活力充沛，吸出宝宝鼻腔和口腔的分泌物；对新生儿进行常规护理（眼睛保健、注射维生素K、身体检查、称重等），直到父母有时间与宝宝在一起（参阅第109～112页）。

● 有家人陪伴。家人可以与产妇和新生儿一起住院，或每天看望他们。

● 喂养新生儿。包括母乳喂养或人工喂养（参阅第11章）。

意外事项的应对

你和产妇应该考虑可能会出现的意外情况或并发症，如长时间的分娩、产妇或婴儿发生其他问题。为了安全或健康，可能需要干预措施，你列出的正常分娩的一些偏好可能不再适合怎么办。

●难产。夫妻双方将所有医学决定交给工作人员，或者在听了情况介绍后，与医护人员讨论并决定采用医疗还是非医疗手段。

●转院。除计划分娩的医院外，还要有一个后备医院，且提前制订转院计划，以应对分娩并发症的出现，如难产。如果产妇需要转院，其护理措施也要发生变化。分娩计划应反映出产妇知晓可能会有最初计划外的干预措施。

●剖宫产。考虑是否需要剖宫产。剖宫产手术前和手术期间产妇需要了解的事项：她有你或者导乐师，或是你们二人的共同陪伴；对镇痛药的依赖情况（手术期间无论使用何种硬膜外或腰麻均会让她昏昏欲睡）；分娩后与新生儿的皮肤接触（分娩后应尽快让母婴双方进行皮肤接触）。如果宝宝需要去重症监护室，作为陪伴者的你和宝宝一起去还是和产妇在一起？在你送宝宝去保温箱的时候，可以让导乐师或其他人陪伴产妇。由于使用镇痛药后会颤抖或感觉恶心，产妇选择先睡一会儿还是等一等看是否需要保持清醒照顾宝宝。

●宝宝早产或患病。你和产妇要参与照顾、喂养或轻抚宝宝；你要向医护人员报告宝宝的情况，并参与制订护理或治疗方案的决策，或者也可以选择完全由工作人员做出护理决定。如果宝宝不能直接喂养，产妇可将她的乳汁（包括分娩后最初两三天的初乳和后来的乳汁）通过奶瓶或饲管给宝宝喂食，或者给宝宝喂配方奶粉。一旦出院，这将作为宝宝的后续喂养方式。

●死产或胎儿死亡。这样的悲剧虽然罕见，却会让新手父母悲痛欲绝，以至于无法做出重要的决定。你和产妇可以一起讨论这种可能性，并考虑如何处理这种情况。在宝宝死亡后几周或几个月里，决定什么事情要做、什么事情不要做非常重要。考虑以下部分或全部内容：

——一个在私下里抱着宝宝并跟他告别、给他穿衣的机会。

——留下纪念品，如宝宝的照片、宝宝的衣服或毛毯，宝宝的一缕头发、手印和脚印。

——来自法律顾问的帮助。

——与医生、助产士、护士和导乐师讨论分娩过程和宝宝的问题。

——解剖宝宝尸体以确定死因。

——准备追悼会或葬礼，让家人和朋友表达他们对你们的爱、支持和同情。

尽管面对宝宝可能死亡很困难，但考虑这种可能性是明智的。一旦你想过这个问题，并提前做出自己的决定（希望你永远不需要），当你冷静并能够清晰地思考时，你会很欣慰提前想到了这个问题。许多医院会支持和帮助遭遇这种不幸的父母。

个人的选择

想想其他的选择，这些选择可能会让产妇和你更舒适、更难忘。例如：

●用产妇最喜欢的音乐、柔和的灯光和最少的干扰创造一个安静的环境。可以让其他人如导乐师、亲戚、朋友或其他孩子一起布置环境。

●产妇分娩时不想让医院的实习生参与。如果他们想要在场，应提前与你沟通。

●在保证分娩顺利的前提下，询问护理人员你是否可以协助分娩或剪断脐带。

●拍摄珍贵的影像资料。

- 唱歌或演奏宝宝喜欢的音乐，或者为宝宝举行一个欢迎仪式。
- 遵守当地一些有意义的、传统的习俗。

孕36周的产前预约是将分娩计划交给护理人员的好时机。这给了护理人员充足的时间来审查这个计划，并确保计划实用且适用于产妇的具体情况。然后可以将分娩计划放在产妇的医疗管理系统中，在那里其他工作人员可以查看它。但是，分娩时最好将分娩计划的副本带到医院。

分娩时让工作人员阅读并遵循产妇的分娩计划，如果产妇因为紧张忘记了这些选择，随时提醒她事前做好的计划。在使用分娩计划作为指导时，如果医疗需要，要结合实际情况。

准备和宝宝一起生活

以下是宝宝出生前要做的一些事情的清单。这些事情在宝宝出生前就做比出生后做更容易，因为到时候你们的精力和时间会很有限。

参加有关婴儿护理和安全的知识学习班

你要了解宝宝的性格、能力和需求，他如何表达需求；如何安抚宝宝；如何给宝宝换尿布和洗澡；如何保证宝宝的睡眠；如何判断宝宝是否生病；给宝宝创造安全的环境；学习新生儿心肺复苏（CPR）等。大多数医院和家庭支持组织都提供这样的课程，或可以帮助你找到需要的信息。

如果你不能上课，可以找一本关于婴儿护理的书来学习。

准备宝宝的基本生活用品

一切准备好了吗？手头有必需的育儿用品吗？以下列表可以作为参考。你可以上网搜索或者咨询已经生过宝宝的女性。如果预算紧张，别忘了还可以浏览二手的母婴用品平台，可以帮你节省很多开支。

婴儿需要的装备

☐ 汽车安全座椅。如果你没有车，也要购买安全座椅，用来乘坐其他人的汽车或飞机时使用。不幸的是，公共汽车基本上都没有安装儿童安全座椅。关于婴儿外出乘车的安全，你可以咨询医生，或者登陆美国儿科学会网站查找相关内容。

☐ 单独的婴儿床、摇篮，或者与大人的床连在一起的摇篮床或婴儿床（确保所购产品符合现行安全标准）。

婴儿寝具（最低要求）

☐ 2个或2个以上舒适的床单。

☐ 至少准备2个隔尿垫。

☐ 2～3条轻毛毯（正方形毛毯，边长86～107厘米）。

婴儿衣服

婴儿衣服要选择尺寸稍微偏大的，例如，给新生儿选择3月龄宝宝穿的尺寸，或者适合体重4.5～5.4千克宝宝穿的衣服。婴儿一般长到1～2月龄后，体重接近4.5千克。经常会有 2 ～3月龄的宝宝，连6月龄宝宝的衣服都穿不了。如果宝宝出生时体重较轻，则需要穿尺寸偏小的衣服。

- [ ] 4件连体衫（开裆的）。
- [ ] 3件睡衣。
- [ ] 在寒冷季节要准备2~3件包脚的衣物。
- [ ] 2件毛衣。
- [ ] 出生后最初几天在室内戴的帽子。
- [ ] 外出戴的帽子。
- [ ] 寒冷季节外出保暖的衣物。
- [ ] 2双短靴或短袜。
- [ ] 尿布或纸尿裤。
- [ ] 2条连帽婴儿浴巾。
- [ ] 2条婴儿面巾。

卫生用品

- [ ] 婴儿专用指甲刀。
- [ ] 婴幼儿体温计。
- [ ] 湿疹膏。
- [ ] 婴儿湿巾。

母乳喂养的用品

- [ ] 至少3件合身、舒适的哺乳内衣（可以请母婴店售货员推荐）。
- [ ] 放在哺乳内衣里的防溢乳垫（可直接购买或自己制作，把纱布裁成边长10~13厘米的正方形，将这样尺寸的 6 层纱布缝在一起）。
- [ ] 哺乳巾。
- [ ] 吸奶器（价格范围广泛，种类繁多）。产妇应人手一个，每天都需要吸奶，这样有利于促进乳汁分泌。吸奶的力度和频率应是产妇能接受的程度。

人工喂养的用品

- ☐ 配方奶粉。
- ☐ 8~12个奶瓶（根据母乳喂养时间长短决定需要奶瓶的数量）。
- ☐ 奶瓶刷等清洁用具。

其他可准备的用品

- ☐ 手机（外壳选择黑白或其他高对比度的颜色，更能引起宝宝的兴趣）。
- ☐ 婴儿座椅（或婴儿汽车安全座椅）。
- ☐ 柔软的婴儿背带（用于抱宝宝时解放双手）。
- ☐ 婴儿推车。
- ☐ 婴儿秋千。
- ☐ 婴儿摇椅。
- ☐ 婴儿浴盆。
- ☐ 分娩球（或瑜伽球），大人将宝宝抱在肩膀上，然后坐在上面弹跳（参阅第155页图4.28d）。
- ☐ 安抚奶嘴（如果宝宝需要吸吮）。
- ☐ 电子婴儿监视器（宝宝在大人不容易听到动静的地方睡觉时使用）。
- ☐ 给宝宝听的声音，如舒缓的心跳声、大自然的声音、摇篮曲等。
- ☐ 各种各样的玩具。
- ☐ 关于婴儿喂养、护理和生长发育的书籍。

为宝宝选择合适的医生

婴儿需要医疗护理人员（儿科医生、家庭医生、护士）提供良好的儿童预防保健（常规检查、免疫接种），并在发生疾病时予以治疗。你可以从朋友、分娩专家或产妇的医护人员那里得到相关建议。在美国，许多家长通过浏览医生信息网站，为自己的孩子预约第一个医生。有的医生会提前与你约谈，相互沟通，以帮助家长确定请这位医生是否合适。以下是你在给宝宝选择合适的医生时的一些参考：

● 医院的位置。它有多远？离你们的家很近是一个优势。孩子生病了如果还要长途跋涉去就诊非常让人伤脑筋。

● 一些实际问题。医生的专业背景和从业资质如何？就诊费用是多少？当医生不在时谁来接替他？医生在哪些医院（如果有）有出诊？

● 面谈时需要问的问题。如果有机会能和医生提前约见，你可能会有一些问题想问。以下问题较多，你可能没有时间都问，选一两个你最感兴趣的话题问医生即可：

——医生对母乳喂养的态度和意见如何？

——会提供辅食添加指导吗？

——关于免疫接种的问题。

——关于婴儿喂养和睡眠的问题。

——关于婴儿日常护理的问题。

● 医生的品格。他是否善良、对工作认真负责并充满爱心？你和新妈妈都信任他吗？最重要的是，你们双方的健康理念和观点一致吗？

让孩子得到好的医生的照顾对你来说帮助很大。如果这个人值得你信赖，向他咨询孩子的生长发育和健康问题，会让你安心很多。然而要想找到这么理想的医生并不容易，如果合作不愉快，你可以再换一个医生。

在家里为宝宝留出一席之地

在家里，你需要为多了一个宝宝准备出更多的空间，例如，收纳宝宝衣服的空间、给宝宝换尿布的地方、宝宝睡觉的地方等。

寻求同伴的支持

目前有很多适合新手父母参加的课程或社群。就你关心的问题，分娩专家、助产士或护理人员能提供不错的建议。这些课程或社群会普及很多育儿知识，如婴幼儿生长发育、心理发育等问题。新手父母可以学习如何给孩子唱歌、如何带孩子运动、如何给孩子抚触、如何安抚哭闹的婴儿，以及哪些游戏适合婴儿。新爸爸和新妈妈可以一起学习。你们可以和其他新手父母交朋友，一起交流育儿过程中的问题、担忧和成功的经验。

分工合作

你会惊讶于养育新生宝宝竟然需要花费这么多精力和时间，更何况还要维持整个家庭的运转。由于新生宝宝在最初的日子里需要持续的照顾，很多新手父母睡眠极度缺乏，再加上新妈妈产后自身还处于恢复阶段，很容易疲惫不堪。

这个阶段，作为父亲的你，要懂得分担照顾孩子的责任，承担大部分家务和做饭的事情。如果自己不能胜任，则要寻求别人的帮助。孩子的祖父母、外祖父母或其他亲朋好友，都可以提供帮助。需要说明的是，家庭和谐非常重要。如果你们之前的家庭氛围就不好，不要指望孩子的出生会带来转机。有一些适合祖父母的课程可以参加。另外，你们的朋友也可以提供食物、替你们跑腿和做家务。如果他们有主动帮助的意愿，那再好不过了。下面的内容，介绍了新手父母可以从孩子的祖父母那里得到什么帮助。

给祖父母的一封信

亲爱的祖父母：

恭喜你们的小孙子出生了！他的出生标志着你们家族生命的延续。你们的孩子，作为新手父母，需要的是支持、帮助和爱。

如果新手父母想请你们帮忙照顾小婴儿，请把它看成是无上荣耀的事情。问问自己："我能做些什么呢？做饭？洗衣服？购物？打扫卫生？"你们每天将如此辛苦地付出，没有了充足的睡眠，非常疲惫，你们的孩子会很感激你们的。但是，有的祖父母愿意干涉孩子，批评他们的决定和行为，固执己见，观念也比较陈旧，请一定避免犯此类错误。当然，如果新手父母想征求你们的意见，那就给他们提供些建设性的意见，或者在你们不确定的时候查阅相关书籍。

给予你们的孩子最大的支持，尊重他们的养育理念和决定，即使你们和他们意见相左。全家人可以一起阅读新生儿护理和喂养的书籍。要多鼓励新手父母学习如何照顾新生儿。

你们知道吗？新手父母很需要你们的认可，让他们知道自己会成为最好的父母。你们要告诉他们，虽然为人父母充满挑战、令人疲惫不堪，但也是他们人生中最重要和最有意义的事情。要让新手父母知道你们对他们充满信心。

如果你们和子女的关系不是很融洽，无法在一起生活，那可以通过其他方式帮助他们，例如，帮他们支付分娩和养育宝宝需要的费用。

你们对这个新家庭充满期待，但是如果你们的孩子忘记感谢你们的付出，请原谅他们。对于小婴儿来说，记忆在出生后的最初几周内就形成了，且将永远不会忘记，更何况是大人。你们的孩子——新手父母，将永远记住你们无条件的爱和接纳。

祝你们快乐享受祖父母这一新角色。

佩妮·西姆斯

一旦你做好充足的准备，就尽情地享受等待的时光吧。在怀孕后期给产妇拍照，晚上陪产妇出去吃晚餐、看电影、听音乐会。如果家里还有其他孩子，和他们一起玩游戏。在生活进入新的阶段之前，充分享受现在轻松愉快的日子吧。

现在，你知道如何在分娩前帮助产妇了，那么让我们继续下一步——如何在临产和分娩时帮助她。

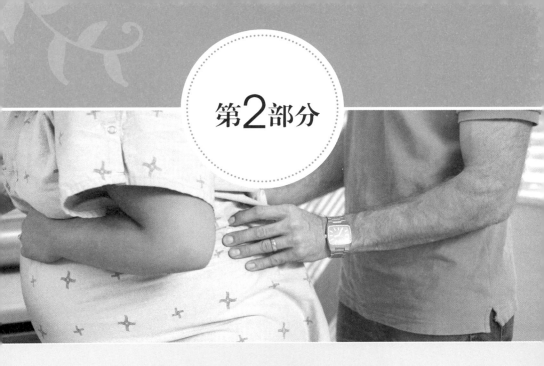

第2部分

临产和分娩

分娩对于医生、助产士、护士来说，是每天工作中都会遇到的奇妙的事情，而对于产妇及其家人却是刻骨铭心的。作为分娩陪伴者的你，应该尽可能地使这段分娩经历成为产妇一生难忘的美好回忆，让她不仅记得所经历的事情，甚至还想重温当时的感受。当她回忆这段经历时，是感到满足和有成就感的，还是感到失望和悲伤，取决于在分娩期间她得到的关心和支持有多少，这就是你陪产时需要重点关注的。陪伴分娩对于很多人来说都是一项挑战。

一个好的分娩陪伴者，需要做到：

● 与产妇建立充满爱的、亲密的纽带关系，遵守对她的承诺，要有责任感。

● 熟悉产妇的个人喜好和习惯，熟悉那些能安抚和帮助她放松的小事情，以及可能会激怒或让她担心的事情。

●你或者助产士，应在整个产程中给予产妇持续的帮助，使其顺利完成分娩。

●应掌握一定的相关知识——产程是怎样发展的，分娩过程中常用的医疗干预措施有哪些，以及采取这些措施的时机。

●了解产妇分娩时的情绪变化——产妇的心理需求以及情感会随着产程的进展而发生变化。

●了解在各种具体情况下如何提供帮助——什么时候帮忙，如何帮忙。如果你能遇到一个训练有素的助产士，她会帮助你解决这两个问题。

●灵活适应产妇在分娩过程中不断变化的需求。你如何提供帮助和提供多少帮助由产妇的需求和反应决定。

如果你也爱产妇和她肚子里的宝宝，那就以更加私密和亲密的方式照顾她们吧，这是只有产妇的丈夫、父母才能做到的。接下来的几章将涉及正常分娩流程、医生要做些什么、你如何提供帮助，以及当你选择导乐师时应该有哪些预期。本部分也会对产妇和分娩陪伴者遇到的困难和挑战进行讨论，请你提前阅读这些章节，并把学到的内容用于实践。

第 2 章

临 产

　　我在建筑工地工作。那天我很早就到了工地，跟同事在卡车上吃早餐。这时我的电话响了，我接通电话说："嗯嗯嗯，好的好的。"然后挂掉电话回到吃饭的地方。同事问："是谁来的电话？"我只说了："我的妻子，她羊水破了，她破水了！我要走了兄弟！"

——第一次当爸爸的卡尔

　　在预产期前几天，我的妻子开始了每小时 3 次的宫缩，我以为她就要开始分娩了。几天后，宫缩变得强烈而有规律，每 10 分钟就会宫缩 1 次，我又以为分娩开始了。又过了 1 周，我们出去散步，这时宫缩变得更加强烈和频繁，4～6 分钟就会有 1 次，这时你应该知道我在想什么了吧？我问妻子她是否有临产的感觉，她说不知道，但是别人都说自己会知道什么时候是真正的分娩宫缩啊。第二天凌晨 1 点钟，妻子从床上坐了起来，对我说："这次不同了，我要生了。"

——第一次当爸爸的斯科特

每个人都想知道如何判断产妇是否临产，但即使是那些经验丰富的人也经常不能准确地做出判断。通常情况下，在分娩正式发动之前，会出现先兆临产的表现，这就像是管弦乐队在演出前要调音一样。随后经过几小时或者几天的时间，这些信号会变强，于是你们意识到分娩可能马上要发动了。产妇会逐渐在精神上和身体上做好准备，迎接宝宝的出生。大多数产妇在等到有真正的临产征兆前，会有不确定和质疑，这是很正常的。

在本章的开头，描述了临产的表现之一——破水。但你要知道，10个产妇中大概只有1~2个产程是以破水开始的（注意：你要区分液体是从产妇的阴道涌出的还是流出的。据统计，大约有1/5的产妇在临产前阴道会有液体流出。在这种情况下，宫缩可能会持续数小时或数天，详细内容参阅第49页）。

只要掌握了临产有哪些表现，即使对于那些刚开始征兆不太明显的产妇，产程判断也没什么太大的问题。你们也会在产妇真正感觉要临产的时候，有足够的时间去医院。有时候，分娩会比预产期提前，因此你要学会区分什么是先兆临产、什么是临产，以及如何判断产程的进展情况。

这一章将告诉你什么是真正的临产，详细介绍产妇分娩将经历怎样的生理（图2.1）和心理上的变化，以及你如何扮演好分娩陪伴者的角色。

临产

分娩是产妇将胎儿和胎盘娩出的过程。临产前一般会经历几小时或几天的产前宫缩。临产前的宫缩持续时间短、频率低、

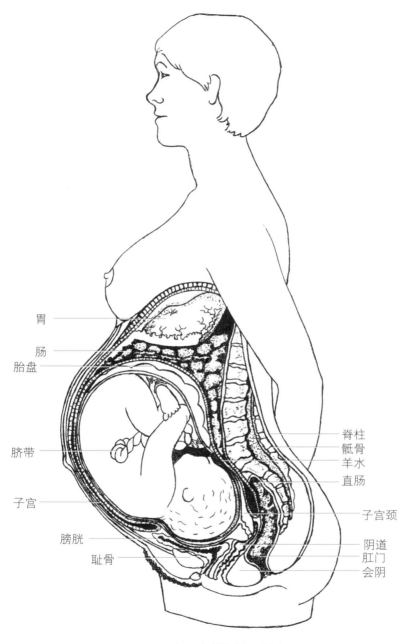

胃

肠

胎盘

脐带

子宫

膀胱

耻骨

脊柱
骶骨
羊水
直肠

子宫颈

阴道
肛门
会阴

图2.1　怀孕女性解剖示意图

强度弱。真正临产时，子宫颈变软、变薄，宫颈管消失，宫口扩张。整个分娩过程包括以下几个阶段：

1. 子宫收缩。这是女性体内强度最大的肌肉收缩。收缩强度和频率随时间推移增强。

2. 子宫颈变软、变薄，宫颈管消失，宫口扩张。

3. 胎膜破裂，羊水流出。

4. 胎头下降、俯屈、旋转、仰伸，进入骨盆入口。

5. 胎儿娩出。

6. 胎盘娩出。

7. 新生儿和父母首次皮肤接触，开始母乳喂养。

通常，分娩发生在妊娠37～42周。在妊娠期的最后几周，产妇在心理上和身体上做好分娩、哺乳和养育婴儿的准备。同时，胎儿也在为分娩和适应子宫外的生活做准备。分娩通常由胎儿发动，伴随一系列激素的分泌，推动产程的进展。

据统计，2017年美国有大约1/10的胎儿发生早产。早产的原因可能是母体感染、出现妊娠合并症如妊娠期高血压疾病、母亲吸烟、营养不良，或者存在一些未知的因素。另外，多胎（双胞胎、三胞胎或者更多）和胎儿畸形也可能导致早产。

有时候，会发生42周以上的过期妊娠。虽然这些胎儿大多数是正常的，但是随着妊娠时间的延长，胎儿过熟综合征的发生概率也会增加。由于胎盘功能不全、养分供应不足，胎儿不易再继续生长发育，新生儿可表现为皮肤干燥松弛多皱褶、皮下脂肪减少、指（趾）甲长。指甲、皮肤有黄色污渍，表明在子宫里有胎粪排出。过期妊娠多被认为是母体内激素比例失调引起的一系列连锁反应。如今，随着围产期保健管理的加强，过期妊娠很少发生；一旦发生，产妇都会入院接受特殊护理。

产程持续的时间

正常的产程是在临产后持续2～24小时，提前预测产程到底持续多久是不可能的。

很多因素会影响产程的长短：

● 是初产妇还是经产妇。

● 宫缩开始时宫颈的状态（变软变薄还是又硬又厚）。

● 胎儿的大小，特别是胎头大小和母体骨盆大小的关系。

● 胎先露和胎方位。

● 宫缩的持续时间和频率。

● 产妇的情绪状态，是孤独、惊恐，还是自信、满足，不良情绪会导致产程延长。

胎先露是指胎儿最先进入骨盆入口的部分（可以是胎儿头顶、额头、脸、臀部、脚、肩）。一般情况是头顶先露，分娩过程中其他部位先露会导致一些问题发生。胎方位指的是胎儿在母体骨盆内的位置，最常见的胎方位有：

——OA（枕前位）：胎头后方（枕部）朝向母体前面（图2.2a）。

——OT（枕横位）：胎头后方朝向母体侧面。

——OP（枕后位）：胎头后方朝向母体后面（图2.2b）。

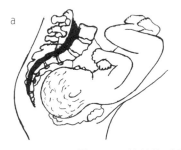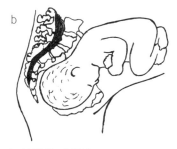

图2.2　a.枕前位（OA）；b.枕后位（OP）

虽然胎儿在娩出和第二产程推力作用下会变换方位，但出生时OA方位仍比OT、OP常见。胎儿处于枕后位会使产程延长，产妇能感觉到强烈的背痛。引起产妇背痛的原因很多（参阅第193页），所以不能仅靠这一点就诊断胎儿为枕后位。

产程开始的标志

如何知道产妇何时临产呢？有一些征兆可以帮助你提前做出判断。如果你能辨别出临产的征兆（参阅第47页），就能够从容应对。有些征兆，预示不久将临产；有些征兆，提示已经临产。

●先兆临产：先兆临产即预示不久将临产的症状。在宫颈开始扩张之前，这些症状可能会断断续续地持续数天甚至数周。一旦产妇出现先兆临产，你就不要外出旅行了，因为产妇随时有可能临产。如果产妇以前有过急产史，更应该特别警惕这些临产前的迹象，因为这些可能是她再次发生急产的征兆。

●临产的征兆：这个时期比先兆临产更重要，但离真正分娩仍然有几小时甚至几天的时间。

●分娩发动：这是产妇真正进入产程最确切的迹象——宫口扩张。

如果你明白这些征兆的意义，就可能更清楚下一步将发生什么。然而，有些待产夫妻需要医护人员告诉他们产妇是否临产。如果产妇在妊娠37周之前出现先兆临产或临产的征兆，一定要及时就医，因为有早产的可能。

分娩的征兆

症状和体征	解释
怀孕后期可能出现的迹象	
隐隐约约的背痛导致产妇坐立不安——需要不停地变换姿势。	● 与怀孕期间常见的疲劳性背痛不同。
出现几次肠蠕动——有时表现为流感样表现。	● 可能与血液中激素样物质（如前列腺素）的水平增加有关。这些物质使子宫颈变软变薄，并能刺激肠道蠕动；这些症状也可能是产妇消化不良引起的。
类似于月经来潮的宫缩痛，这种不适感可能延伸到大腿。	● 可能与前列腺素的作用和早期宫缩有关。 ● 这种感觉可能是暂时的，几周后再次出现；或者感觉逐渐增强直至分娩。
不正常的、过度的用力可能会引发临产。	● 产妇要保存好体力和精力，以应对未来的分娩。
先兆临产	
子宫非进展性、不规律的收缩，宫缩未随着时间推移变得强烈、时间变长。宫缩有时持续几小时，然后平息，随后再次出现，称为"假宫缩"（参阅第50页"先兆临产"，第55页"宫缩测定方法"）。	● 宫颈变软、变薄，宫口准备开始扩张。 ● 这种宫缩常被认为是无效的。 ● 通常不会感到疼痛，但如果持续数小时，产妇可能会感到疲倦或沮丧。
阴道有羊水渗出（参阅第49页"分娩开始前破水"）。	● 约20%的产妇会在分娩发动前出现阴道羊水渗出。 ● 出现这种情况，应立即向医护人员寻求帮助。

症状和体征	解释
阴道出现血性分泌物(见红),伴随其他临产的征兆;或者阴道有持续血性分泌物。	● 与宫颈变薄有关。 ● 可能发生在其他症状出现之前,或者不规律宫缩开始后数天。 ● 骨盆检查或性交导致的,而非分娩迹象;一般提示分娩即将来临的是粉色或者鲜红色分泌物,而骨盆检查和性交后的阴道分泌物是红褐色的。

分娩发动的征兆

症状和体征	解释
规律且逐渐增强的宫缩,持续到出现显著的宫口扩张;经产妇在分娩发动前的宫缩会更频繁。	● 子宫连续收缩12~15次,每次持续1分钟,间隔不超过5分钟,产妇感到明显的下腹痛,伴随宫口开始扩张。 ● 更明显的分娩发动的征兆是规律宫缩伴随见红。 ● 产妇无法转移注意力。 ● 产妇除了腹痛以外,还会出现背部不适。
破水,大量羊水从阴道流出(参阅第49页"分娩开始前破水")。	● 常发生于急产。 ● 破水常发生于其他征兆之后,只有10%~20%的产妇的破水会发生得较早。

注意: 如果一个妊娠不足 37 周的产妇,每小时有 4 次以上明显宫缩且持续超过 2 个小时,并伴随先兆临产或者分娩发动迹象的话,应该告诉医护人员。这可能预示着她要早产,如果能及时发现,早产有时是可以避免的。医生会给产妇做一些检查或者要求服药后平躺看宫缩是否停止。如果不能缓解,就需要进一步检查是否真的是早产。早发现意味着早治疗。如果是妊娠超过 37 周的产妇,发生以上症状后,应该看是否有分娩迹象出现,如果有再给医护人员打电话。

分娩开始前破水

如果临产前胎膜破裂，有液体从阴道漏出或涌出，观察以下内容，并告诉医生：

液体的量

阴道里的液体是滴出、渗出还是涌出？"渗出"是指产妇改变体位时有液体流出，大约 20% 的产妇以这种方式进入产程；"涌出"多是突然感觉有无法控制的大量液体流出，大约有 10%～20% 的产妇以这种方式进入产程。

液体的颜色

正常情况下，流出的液体是清亮的。如果液体的颜色呈褐色或绿色，说明胎儿的肠道蠕动了，有胎粪排到羊水中。这种情况一般发生于胎儿在宫腔内应激时，这种应激是由暂时的缺氧引起的。虽然这种情况通常不严重，但医护人员也会进行检查。

液体的气味

正常情况下，流出的液体几乎没有气味。如果闻到了异常的气味，可能存在宫腔内感染。

这些信息有助于医生决定下一步做什么。比如，让产妇待在家里，并采取一些预防措施；或者去医院，以便收集一些液体检测是羊水还是别的液体（阴道分泌物或尿液）。医生可以使用无菌窥器和拭子从阴道收集液体。如果不能确定胎膜是否破裂，这个检测很重要。

B 组链球菌感染是胎膜早破的一个重要原因。大约 1/3 女性的阴道分泌物中存在 B 组链球菌。如果存在 B 组链球菌，医生可能会给予抗生素治疗。如果产妇未发动宫缩就进入产程，则可以在几小时内终止妊娠（关于 B 组链球菌的更多信息，参阅第 211 页）。

此外，一旦发生胎膜破裂，产妇应防止细菌侵入宫腔，以防感染机会增加。禁止在阴道里放入任何物体：不要使用卫生棉条，不能进行性交，不能用自己的手指检查宫颈，但是可以洗淋浴。

除非已进入第一产程，否则医生和护士应该慎重进行阴道检查来评估宫口扩张的程度。阴道检查会将细菌通过宫颈带入宫腔，增加感染的风险。即使你很想知道宫口扩张的程度，也不应要求做阴道检查。对于想要进行阴道检查的护士或医生，产妇也应该询问检查的目的。收集阴道的液体进行检查是例外，因为窥器和拭子是无菌的，该过程造成感染的风险很小。

如果采取了预防措施，产妇也没有携带 B 组链球菌，那她可以安全地等待产程开始。医生会认为暂时没有引产的必要，可以等待 1 天或以上的时间。大多数医生对于胎膜早破的管理都有自己的方案。有些医生想在胎膜破裂的几小时内开始引产，另一些医生则想等一等。提前明确治疗的方案是明智的选择。如果产妇感染的风险很低（例如 B 组链球菌的检测结果为阴性，并且没有进行阴道检查），那么将终止妊娠的时间推迟 1 天以上是合理的。

注意： 在非常少数的情况下，当胎膜破裂时，胎儿的脐带位于胎儿身体的下方或在羊水流出时滑落到宫腔外，这种情况被称为脐带脱垂，是真正的紧急情况（参阅第 256 页）。

先兆临产

产妇常常会有强烈且频繁的宫缩，但是没有进展性——也就是说，宫缩模式保持不变：宫缩时间未变长、强度未增强、频率未加快。当医生做检查的时候，会告诉产妇那是假临产，即宫颈还没有扩张。这种现象用先兆临产来定义更加准确，因为对宫缩来说，不存在"假"的概念，这只是产妇分娩发动的前期过程（也就是宫口开始扩张）。这种先兆临产的宫缩也叫布雷希氏宫缩。

产妇在临产检查时被告知这不是分娩，她们会感觉气馁和尴尬。你或者助产士对产妇的鼓励对她是否能处理好分娩迹象的真假至关重要。你可以从以下几点来提供帮助：

● 首先要指出的是先兆临产并不意味着产妇的感觉不真实，只是这个时候宫颈还没扩张。

● 提醒产妇接下来将会发生宫颈消失，宫口扩张超过2厘米（参阅下文"临产到分娩的6个阶段"）。宫口尚未扩张并不意味着产程没有进展。

● 如果产妇因为长时间宫缩产程却没有进展而沮丧，提醒她产程是要经历6个阶段的（参阅下文"临产到分娩的6个阶段"）。

● 咨询做检查的医生产妇的宫颈是否逐渐变软、变薄，宫颈管是否进行性消失。有时，医生只注意到宫口是否扩张而忽略了其他表现。

● 如果产妇不想回家待产，可以在医院外或者医院大厅散散步，看宫缩是否有进展。如果宫缩仍无进展，建议还是待在家里待产，这样产妇会感觉更舒服。

参阅第62页"临产的应对"和第189页"潜伏期延长"介绍的一些方法，帮助产妇应对早期宫缩。

有一点你可以确认，当产妇出现第47页列出的"分娩的征兆"中的任何一条时，她的宫颈就在扩张。如果产妇的宫缩时间变长、强度和频率增加，同时存在或者有其中两条时，她就不是先兆临产（参阅第55页"宫缩测定方法"）。

临产到分娩的6个阶段

产妇可以通过以下方式进入临产的状态。请注意，一般到下面提到的第4步才会出现明显的宫口扩张。前3步常常是在妊娠的最后几周同时进行，逐渐进入待产状态。

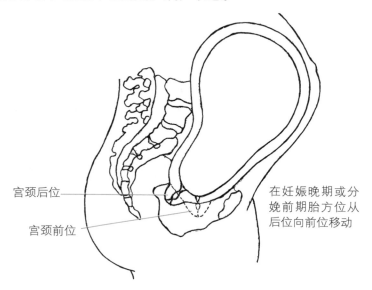

宫颈后位

宫颈前位

在妊娠晚期或分娩前期胎方位从后位向前位移动

图2.3　分娩过程中宫颈位置的改变

1.宫颈变软（成熟）

虽然宫颈依旧很厚，但是在激素和前列腺素的作用下会软化，变得更加柔韧。

2.宫颈位置改变

宫颈在妊娠期间常常朝向产妇背面，随后逐步移向前面（图2.3）。宫颈位置通过阴道检查评估，并以后位（朝向背面）、中位、前位（朝向前面）来描述。

3.宫颈变薄、宫颈管变短直至消失

通常由3～4厘米长变得更短和足够薄。宫颈厚度的测量有两种方法：

- 百分比法：0指宫颈没有变薄变短，50%指宫颈厚度变为原来的一半，100%指宫颈足够薄。
- 厘米法：0指宫颈管长度为3～4厘米，50%指宫颈管长度为2厘米，80%～90%指宫颈管长度不足1厘米。注意不要把宫口扩张长度和宫颈管长度混淆。

4.宫口扩张

宫口的扩张也以厘米测量（图2.4）。测量由医生完成，具体方法是：医生将2根手指伸入宫颈口，将手指分开触摸宫颈扩大的边缘，评估2根手指之间的距离。这种方法有一定的误差。宫口扩张通常伴随进展性宫缩——对产妇来说，在发生临产征兆前宫口扩张1～3厘米是很常见的。宫口直径必须扩张到大约10厘米才能让胎儿通过。

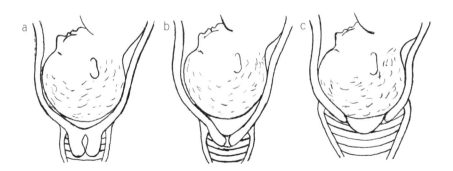

图2.4　宫口扩张的过程：a.宫颈管长3～4厘米，宫口未扩张；b.75%的宫颈管消失，宫口扩张1厘米；c.宫颈管完全消失，宫口扩张4厘米

5.胎头俯屈和内旋转

内旋转（译者注：指胎头围绕骨盆纵轴旋转）可以使胎儿更顺利地通过产道。有时候，特别是胎头很大的时候，在旋转前还需要进行重塑，意思就是胎头需要改变形状，变长变细。重塑是正常现象，虽然胎头在出生后一两天是变形的，但是过几天就会恢复正常形状。最好的胎方位是OA（枕前位），其他胎方位详见第45页。

6.胎儿下降

胎头为了适应和通过宫颈、骨盆、阴道娩出继续调整、重塑。以厘米计量，范围从−4～+4（图2.5），标识胎头（或臀部、

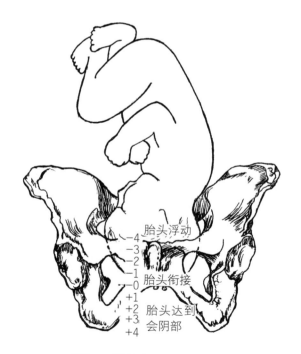

图2.5 测量胎儿下降的方法

足，胎儿臀位参阅第197页）距离骨盆入口、出口的位置。"0"指胎头恰好在产妇中骨盆，−4～−1指的是胎头在产妇中骨盆以上浮动。+号后的数字越大，意味着胎儿头部越接近娩出。胎头下降通常发生在分娩开始之前，大多数发生在妊娠晚期，尤其对于初产妇而言。在分娩发动前，胎儿下降至−2～−1的位置。

如果宫颈没有做好准备是不会扩张的，胎儿也不会在宫颈未扩张的时候旋转、下降。很多产妇前3步发生时并无特殊感觉，而有的产妇则伴随非进展性宫缩、疼痛强烈，这属于先兆临产。

宫缩测定方法

在分娩初期，分娩陪伴者的一项重要的工作就是测定宫缩。宫缩持续的时间、强度、频率的变化，是产程是否开始的重要标志。所以你应该正确记录产妇的宫缩情况，并准确地告知医护人员。

你可以使用智能手机或者电脑上的 APP 进行测定。在网络或手机应用商店搜索"宫缩计时器"或类似关键词，可以查到推荐的产品。随着产妇宫缩的开始和结束，点击宫缩计时器。智能手机可以记录宫缩时长和频率。测定5次或者6次连续宫缩，然后等待宫缩模式的改变。等到产妇感觉宫缩明显变强后再测定五六次或者更多。在到医院就诊之前连续用这种办法记录。

在未使用智能手机的情况下，可以用以下方法记录宫缩：

1. 使用手表或时钟测定。将结果记录在"早期宫缩记录表"中（表2.1）。

2. 不需要监测每一次宫缩。只需要测定和记录连续的 5～6 次宫缩，然后暂停一会儿（几分钟或者几小时，取决于离宫缩模式改变还有多久）。当产妇感觉到宫缩模式改变或出现其他的分娩迹象时，再次测定并记录连续的 5～6 次宫缩。

3．宫缩开始时，及时把开始的时间记录下来。

4．以秒为单位记录宫缩持续的时间。产程早期宫缩时间通常为20～50秒，产程晚期为1.5～2分钟。陪伴者判断宫缩开始和结束时间较困难，最好的办法是让产妇去感受。

5．用下次宫缩开始的时间减去这次宫缩开始的时间，算出宫缩频率。在表栏中记录两次宫缩之间的分钟数值。例如，一次宫缩在7∶32开始，下一次在7∶38开始，间隔就是6分钟，依次按照这种方法记录。

6．在"备注"栏中记录其他重要内容：与之前相比，现在的宫缩有多强，产妇的饮食情况，有什么反应（参阅第4章），是否有背痛或阴道是否有血性液体流出，液体是漏出还是涌出。

表 2.1　早期宫缩记录表　　　日期_____

宫缩开始的时间	宫缩持续时间（秒）	两次宫缩间隔时间（分钟）	备注（宫缩强度、所吃的食物、处理方法、破水情况等）
7∶32	40		阴道有血性液体流出
7∶38	43	6	吃了吐司
7∶45	42	7	

当你给医生打电话时，准备好在智能手机上记录的"早期宫缩记录表"的内容（确保自己知道该给谁打电话。一些医生喜欢你直接给他们打电话，而其他医生更喜欢你给医院的产科病房护士打电话）。具体内容参阅第 68 页关于"何时应立即联系医生或医院"的内容。

现在你知道了如何判断产妇是否临产，下一章将介绍分娩发动有关的内容。

第3章

分娩发动

　　我和即将临产的妻子待在家里，迫不及待地等着导乐师的到来。导乐师来后不久，我就想带着妻子去医院了。最终，从妻子第一次感觉有宫缩到去医院，间隔了 16 个小时。所以，你可能比想象的有更多的时间。

——第一次当爸爸的斯科特

　　分娩陪伴的课程描述的是一个循序渐进的过程，并且让我明白了需要了解哪些方面的信息。后来，因为有些遗忘而不知该如何提供帮助时，我感到很焦虑。随着妻子进入产程，她越来越强烈的宫缩唤起了我的记忆。分娩和照顾婴儿是产妇的本能，但是我认为分娩陪伴者也应该对此十分熟悉。我们现在只需要将所学到的知识付诸实践就可以了。

——第一次当爸爸的霍华德

临产和分娩被认为是人类生命长河中最强烈的体验，这是一件如此考验人的生理、心理、精神、情感的事情。这项考验不仅仅是针对产妇，同时也是针对那些爱她和照顾她的人。分娩是不可预测的，神圣的，令人满足的，并且最终会获得大的回报的。

分娩就像跑马拉松

分娩与马拉松或其他体育运动有很多相似之处，它们都有对参与者疼痛和心理康复度的双重考验，都需要毅力和耐心。当参与者提前做好准备，并且能够灵活运用学到的方法，同时做到以下几点时就能更从容应对：

- 知道要做什么。
- 事先规划一个内容丰富的指南。
- 保持身体健康。
- 事情发生前、发生时得到鼓励和支持。
- 坚信肌肉疼痛和疲劳是努力过程中产生的正常反应。
- 摄入充足的液体和营养。
- 能进行自我调节。
- 在需要时获得专业的医疗帮助。

这些事情（比赛或分娩）的意义对于运动员或产妇来说因人而异。对于一些运动员来说，跑马拉松不仅要坚持到底，还要名列前茅；而对于其他运动员来说，他们的目标就是跑完全程。对一些产妇来说，分娩不仅意味着顺利生下宝宝，而且还要避免药物和手术的介入；而对其他产妇来说，能够顺利生下宝宝就心满意足了。

事实上，对于运动员和产妇来说，如果出现并发症，或者开始担心会面临严峻的挑战，太关注疼痛，失去信心，或怕被打倒，就必须做一些调整了。运动员可能会放慢速度或者弃权退出，产妇可能会改变计划，更多地听从陪产人员的建议，以便顺利完成分娩。

然而，当我们更深入了解时，会发现耐力运动和分娩又没有那么相似。他们最大的不同在是否可以选择。马拉松运动员可以选择不参加比赛，而健康的孕妇如果想要一个孩子就必须选择自然分娩（或者其他的痛苦经历——剖宫产）。这两件事的另一个很大的区别是可预测性。马拉松运动员知道什么时候举行比赛、比赛持续多长时间，并可以提前学习和进行慢跑训练，因为比赛项目不会改变，并且对所有参赛者都是一样的。

分娩则是不可预测的。产妇不知道分娩什么时候开始、将会持续多久、会有多痛，也不知道分娩和自己的母亲或者其他产妇分娩时是否一样。她甚至不能确定是否能提前睡个好觉，更不能预测产后的情况。这种不可预测性给分娩陪伴者带来了困难。在我的培训课上他们经常会问到以下这些问题：

- 宫颈成熟后再过多久会开始分娩？
- 宫缩开始后几个小时去医院？
- 胎儿娩出需要多长时间？
- 我应该什么时候请假？
- 分娩的疼痛有多严重？
- 婴儿什么时候睡觉？
- 产妇可以哺乳多长时间？

当我在课上遇到这些问题时，往往不能给出明确的回答："几个小时或者几天，你可以肯定的是，这些情况表明她正在向好的方向发展""情况随时在变化""我们不能确定""因人而异""很难说"。

分娩陪伴者想确切地知道需要准备些什么，但是很多时候恰恰不能得到准确的答案。因为分娩这件事因人而异，关键是要对分娩过程中可能出现的不可预测的情况心里有数，另外就是产妇要掌握好自己的分娩节奏。好的方面是，尽管存在种种不确定性，但是有一些事情是可以提前预知的。在这一章中你将学到相关的内容。本章中有很大一部分内容将介绍产妇分娩时的情绪管理，以及作为分娩陪伴者如何处理好自己的情绪。我会给你提供一些实用的建议，帮助你完成这一富有挑战性的任务，为产妇提供情感支持和生理上的安慰。最后，我会介绍导乐师如何帮助你们度过这次产程的：

- 这本书不仅是针对陪产者，同样也是导乐师的学习指导书。
- 了解了什么是导乐分娩，将帮助你决定是否要请一位导乐师。

下面的内容将会介绍分娩进程的几个阶段及产妇可能的反应：

- 产前，指的是临产前的一段时间，此时产妇还没有进入产程，表现为非进展性宫缩（参阅第50页"先兆临产"），宫颈有进行性变化但尚未扩张。这种宫缩可持续几个小时至几天。
- 第一产程为宫口扩张期，宫颈完全扩张到直径10厘米。随着产程不断向前推进，宫缩强度不断增加，持续时间不断延长，间隔时间逐渐缩短。
- 第二产程为胎儿娩出期。
- 第三产程为胎盘娩出期，即胎盘剥离和娩出的过程。
- 第四产程为妈妈恢复和与宝宝建立联系的阶段，这个阶段父母和宝宝相互了解，妈妈开始第一次哺乳。

第一阶段和第二阶段还可以细分为不同时期（第一阶段可分

为4个时期，第二阶段分为3个时期）。在每一个新的时期，分娩节奏都会有所改变，产妇的情绪也会有相应的变化。这一章描述了产程每个阶段和每个时期的特点，给出了分娩陪伴者或导乐师该如何去做的建议。详细内容参阅第112页"正常产程总结"。

临产的应对

临产是分娩正式发动前的一段时间，有关内容详见第2章。这段时间，你和产妇可能是待在家里或者与亲戚朋友在一起。他们神经紧张，担心产妇会随时分娩。如果你知道接下来将会发生什么，或者知道如何帮助产妇处理遇到的状况，就会在恰当的时间送产妇去医院。

产妇太早到医院意味着要么是分娩还没发动先被送回家里，要么开始接受医学手段干预产程的进展（"她已经来了，那就开始分娩吧"）。而医学手段常常是一系列的，所以产妇要把握好到医院准备分娩的时机，避免接受太多的医疗干预。事实上，美国妇产科医师学会为产妇制定了入院指南，强烈建议产妇不要过早入院（非紧急情况下），以避免不必要的医疗干预，其中包括剖宫产。所以，我们的目的是让你们能充满信心地在家中待产，直到分娩真正来临。

对初产妇来说，临产意味着什么？

临产期间，初产妇的宫缩变得规律，宫颈开始成熟。这种状态可能会持续数小时。这个时候的宫缩可以是规律且强烈的，有时候间隔时间很短（5～8分钟宫缩1次），持续几个小时。但是，这个期间的宫缩没有进展性（变长、变强、变频繁），也可能停止。宫颈会变软、变薄，宫颈管进行性消失，宫口扩张但不会超过1～2厘米，直到宫缩有明显的进展性时（你可以通过记录宫缩发现，参阅第56页"早期宫缩记录表"），宫口才能做好明显扩张的准备。

有一小部分产妇，并没有经历上述变化。她们会跳过最初的阶段，一旦意识到有宫缩时，已经直接开始进展性宫缩了。当她们回忆时，才意识到自己经历的睡觉时的焦虑不安，或是腹部绞痛、肠道蠕动已经是临产的征兆了。还有些产妇没有临产征兆，直接就进入产程了。

对经产妇来说，临产意味着什么？

相较于初产妇，临产对于有经验的产妇来说是完全不同的。经产妇强烈的宫缩可能会持续一段时间，特别是在晚上，甚至会让产妇错认为分娩已经发动，但随后会缓解消退，直到第二天早上再次出现且持续几个小时。我把这种宫缩叫作"重复出现"的宫缩模式。对于经产妇来说，宫口扩张到3～4厘米还未开始分娩是很常见的。当产妇知道自己的宫口已经扩张、分娩还未发动时，会感到非常沮丧。但是一旦分娩正式开始，经产妇的产程往往比初产妇的进展快，虽然也有个别例外。

正如你所看到的，临产对产妇、分娩陪伴者，甚至医生来说，都是一段容易混乱的时期。你可能会发现区分临产和分娩是非常困难的。有时候在没有任何预警的情况下，宫缩就逐渐增强、宫颈也变成熟、宫口开始扩张了。

临产会持续多长时间？

临产可能持续短短几个小时，也可能持续十多个小时，甚至几天。

产妇会有什么感觉？

临产期间，产妇将会出现以下一种或多种情绪：

- 对自己是否开始分娩感到困惑。
- 因不久将拥有小宝宝而感到兴奋和期待。
- 反应过度，认为宫口的扩张比其他分娩信号更重要。
- 当精神上还没有完全准备好、分娩在预期之前发动或宫缩比想象中痛苦时，感到害怕或恐惧。

如果待产时间持续好几天，产妇的情绪会变得很复杂，可以表现为：

- 被混乱的迹象扰乱，不知道接下来将要发生什么。
- 对漫长的等待感到灰心。
- 因为睡眠不足而疲劳。
- 担心自己身体的承受能力，特别是宫缩带来痛苦却没有进展的时候。
- 担心自己太疲劳不能应对分娩。

医生需要做什么？

了解情况后，医生可能会建议产妇待在家里，去门诊进行相关检查或者直接住院。此外，医生还可能采取下列措施：

- 提供建议和鼓励，帮助产妇应对这个时期。

- 如果临产已经持续很长时间，建议洗个温水浴或者用药物缓解宫缩（关于如何用药参阅第8章"分娩镇痛"）。

- 尝试用药物或者人工破膜来控制分娩速度（参阅第225页"引产或催产"）。

你将有何感受？

作为分娩陪伴，你将会经历：

- 困惑，因为你没有参考的标准，不知道如何应对产妇分娩时出现的各种状况。

- 担心是否能及时赶到医院。

- 面对长时间的产前检查及不明显的分娩迹象，感到沮丧。

- 担心自己是否能给产妇提供足够的帮助，或者产妇不能很好地应对分娩。

- 迎接分娩这一激动人心的时刻。

- 渴望帮助产妇，渴望见到宝宝。

- 担心产妇是否会因为没睡好而疲惫。

- 一直陪着产妇而感到疲惫不堪。

- 如果在陪伴产妇过程中睡着了，会为此感到惭愧。

你如何提供帮助？

你可以通过以下方式帮助临产的产妇：

- 认识到临产的过程比较长，虽然具有挑战性，但并不是医学性的问题。因此，大多数情况下要依靠你们两个来解决这个问题，或者请导乐师、朋友以及其他家人来帮助你们。

- 分辨临产的征兆。帮助产妇确定宫缩是否有进展性，如果没有进展性，要告诉产妇产程还没真正开始（参阅第55页"宫缩测定方法"，第46页"产程开始的标志"，第50页"先兆临产"）。

- 向医护人员咨询，让产妇配合医生做一些检查。

- 鼓励产妇正常饮食。

- 帮助产妇进行适当的活动缓解宫缩痛。你可以给产妇按摩，或者两个人一起做饭、散步、整理旧照片或文件、拜访朋友，或者大声读书给对方听、与产妇谈心（图3.1）。

- 如果分娩迟迟未发动，参阅第189页"潜伏期延长"。

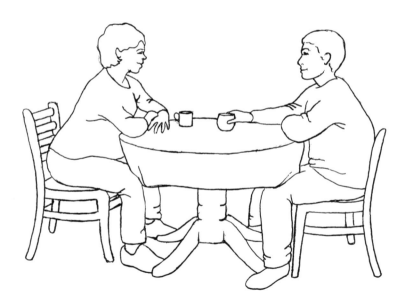

图3.1 多和产妇亲切交谈

导乐师如何提供帮助？

如果你们已经请了导乐师，在产妇临产期间尤其是临产持续很长时间的情况下，应及时联系她。导乐师会根据现在的状况和产妇的需求决定是通过电话指导还是上门服务。她会根据你们的描述提出具体的建议，提高你们的积极性，在进展缓慢的时候安抚你们，让你们即使不能睡觉也可以休息一下。

导乐师可能会让你回顾都发生了什么，提醒你做好产妇的安慰工作。如果她住得离你们很近，她就可以陪产妇散步，帮助产妇完成一些事情，如一起打包东西、烤饼干或者面包，或者仅仅就是待一会儿，你可以有时间出去办个事、打个盹或洗个澡。当产妇宫缩平缓时，导乐师会暂时离开，同时保证你们需要时随时可以联系到她，她也会告诉你们什么情况就必须去医院了。

第一产程（宫口扩张期）

这一时期，子宫肌层出现规律的具有足够频率、强度和持续时间的收缩，导致宫颈管逐渐消失至宫口完全扩张，即开全（10厘米）。扩张可以快速进行，也可以缓慢发展。这一阶段又分为潜伏期和活跃期。（图3.2）

从先兆临产到宫口扩张是缓慢进行的，以至于你和产妇都不知道是什么时候发生的。

标准的第一产程进展是这样的：早期宫缩每次可能会持续30～40秒，间隔5～20分钟。虽然也有例外，但是早期宫缩通常是无痛的。随后，宫缩的持续时间、强度、频率逐渐增加。当宫口扩张到8～9厘米时，宫缩持续时间将达到90秒甚至更长，并且非常强烈，间隔2～4分钟。疼痛在宫口扩张到7～8厘米时最强烈。第二产程的宫缩跟第一产程不同，可能是无痛的，或者是另一种疼痛方式（参阅第96页"胎儿下降阶段"）。

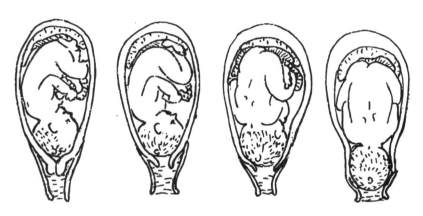

图3.2　分娩前和宫口扩张阶段：宫颈管逐渐消失、宫口扩张，胎儿旋转

第一产程持续多长时间？

第一产程通常持续2～24小时，初产妇一般不会少于 4 小时。你无法提前预知宫口扩张会持续多长时间，但是产程开始的方式会给你提示。如果产程开始时宫缩持续时间长、强烈且频繁，那这个阶段会像预期那样顺利进行。你必须信任你自己和产妇。你可以打电话给医生咨询，他会指导你如何做。不要太担心，产妇宫缩如此明显，通常意味着产程会很顺利地进行。关于第一产程进展过快的介绍，参阅第180页"急产"。

如果产程进展缓慢、子宫收缩乏力，会令人沮丧、疲惫和担心。这时候，你和产妇需要调整好自己，应对超长的产程（参阅第252页"产程停滞"）。

何时应立即联系医生或医院？

确保你有医生或医院正确的联系方式（参阅第25页"准备关键人物的联系方式清单"）。出现以下任何情况时立即打电话：

● 产妇有早产迹象，也就是在妊娠37周以前出现临产征兆（参阅第46页"产程开始的标志"）。

● 产妇阴道有液体漏出或涌出（参阅第49页"分娩开始前破水"）。

● 产妇宫缩明显变长、变强、变频繁（参阅第46页"产程开始的标志"，第55页"宫缩测定方法"，第72页"4－1－1或5－1－1规则"）。

● 当你或产妇有疑问或担心时。

● 经产妇感觉到宫缩逐渐增强时应立即告知医生，因为经产妇的产程通常比初产妇短。

潜伏期（分娩初期）

从宫颈管消失至宫口扩张5~6厘米（过去认为是扩张3厘米），医学上称为第一产程的潜伏期。

先兆临产和潜伏期的最大区别是：潜伏期宫口开始扩张。对于产妇、分娩陪伴者和导乐师来说，不断加强的宫缩是进入产程的一个标志。这个阶段，医护人员需要通过阴道检查判断宫颈情况。

潜伏期持续多长时间？

一般来说，潜伏期占第一产程时长的2/3～3/4，需要几个小时至20小时不等。潜伏期的长短很大程度上取决于宫颈条件、进入产程后胎儿在骨盆内的位置以及宫缩强度等。如果满足下面的条件，产程进展加快还是有可能的：

- 宫颈逐渐缩短，变薄、变软。
- 宫缩强烈且频繁。
- 胎方位呈枕前位，胎头朝下，下巴紧贴前胸，胎头后方位于母体骨盆前面（参阅第45页图2.2）。
- 胎头沿着母体骨盆轴前进（参阅第54页图2.5）。

这些有利条件可使潜伏期所需时间减少。分娩不是要和时间赛跑，潜伏期持续几个小时至十几个小时都是正常的。

产妇会有什么感觉？

产妇对潜伏期的反应与先兆临产没有太大区别，当她发现有临产迹象时，仍然会有些不确定。

产妇对待分娩的态度取决于具体情况——临产是提前、准时还是延迟，早期的宫缩是强烈而频繁还是缓慢且不规律，也取决于产妇自己是否有信心及对于整个产程的了解，是否掌握了缓解分娩疼痛的方法，以及来自分娩陪伴者、医护人员和导乐师的支持。

在这个过程中，产妇的心情会出现波动，从最初的轻松、兴奋到后来的怀疑、担心、恐惧。随着产程的发展，产妇会平静下来，调整自己，寻找应对每一次宫缩的方法。

有时，在潜伏期，产妇脑海中会想着如何加快产程。你也可能会这样，你们两个都有可能对这种相对弱的宫缩反应过度。如果产妇把注意力放在每一次宫缩上，她就会觉得每次宫缩时间很长。其原因一是产妇对尽快分娩充满渴望，二是她之前对宫缩强度并不了解。出于急迫的心理，产妇想尽早去医院待产，其实这是不必要的。这时候，你要帮助她进行有节奏的呼吸，应对出现的各种状况。有的产妇认为宫口已经扩张得很大了，然而妇科检查发现不如她期望的那样，她就会灰心、气馁。

那么，你如何判断产妇是反应过度还是反应恰当，是否有特殊情况甚至急产呢？在产妇没有接受妇科检查前，你并不能真正了解产程是否在快速推进。你所能做的就是做一些推测：判断分娩征兆（参阅第46页"产程开始的标志"）、宫缩时间，以及产妇是否专注于每一次宫缩等。试着在外面散散步、打打电话或者和亲戚朋友聊聊天。如果感觉产程好像"慢下来了"，可能是她反应过度了。最重要的是尽量不要使自己反应过度，那也是你容易犯的错误。

如果你不能分散产妇的注意力，或者当你做了这些以后产程并没有减缓下来，那么就帮助她解决问题，鼓励产妇关注每一次宫缩，开始使用提前练习过的呼吸或放松的方法（参阅第130页"放松练习"）。如果宫缩变得越来越强烈、间隔时间越来越短，你们采取的缓解措施效果不好，那预示着分娩就要开始了。

医护人员会怎么做？

医护人员可以通过下面的方法帮助产妇：
- 通过电话指导产妇。双方通话时，产妇应告知记录的宫缩等重要信息。

- 指导产妇何时才应该去医院待产。如果还没有到去医院的时间，他们会给予其他指导。

- 给出产妇接受宫缩评估或阴道检查的合理时间，以了解宫颈扩张程度和宫缩情况。

4-1-1 或 5-1-1 规则

这个规则的意思是要等到每次宫缩持续1分钟、间隔4～5分钟，保持这种宫缩模式至少1小时才需要去医院。是否使用 "4-1-1或5-1-1规则" 取决于医护人员和产妇的意愿、是初产妇还是经产妇、产妇住所距医院的远近，以及是否有难产的高风险。

何时应该去医院？

在大多数情况下，对于初产妇来说，有 12 ～ 15 次连续宫缩，就应该去医院了。具体的宫缩特点为：

- 每次宫缩至少持续 1 分钟。

- 两次宫缩间隔 4 ～ 5 分钟（或间隔时间更短）。

- 宫缩强烈，产妇无法分散注意力。

- 产妇必须通过一系列方法应对强烈的宫缩（参阅第 122 页 "3Rs: 放松、节奏和仪式"）。

通常需要大约 1 小时来判断宫缩的规律，但如果两次宫缩间隔不到 4 分钟且进展很快，则应立即去医院。

有时候，产妇出于某些特殊原因需要提早入院。例如：

- 产妇住所距医院很远。
- 产妇有妊娠合并疾病。
- 经产妇感觉有临产征兆，因为经产妇的产程进展比初产妇快。
- 产妇有焦虑情绪，想要提前入院才安心。

因为分娩初期时间较长，所以这段时间你们不妨独处或者和好朋友一起放松一下，直到出现上述描述的宫缩模式。最好不要提前去医院（或者把医护人员请到家里），因为：

- 产妇会焦虑、感到有压力，认为医护人员在监视她，等待什么事情发生似的，她会因为产程进展缓慢而感到尴尬。
- 产妇过度关注宫缩和产程进展情况，对产程进展不利。
- 产妇感到无聊或气馁。
- 医护人员可能会提供或者建议采用医疗干预手段使进展缓慢的产程加速。你和产妇在考虑接受干预之前应该询问一些关键问题（参阅第 208 页"产妇的知情决策权"）。因为干预手段会带来一些风险包括操作失败，所以我们认为在没有指征的条件下进行干预，风险比获益大。

你会有何感受？

宝宝就要出生了，你感触颇多，同时，你还会感到：

- 充满希望和兴奋，因为你正见证产程的进展。
- 担忧，尤其是产妇此时疲劳、泄气或无法很好地处理疼痛时。
- 急切地想得到专业人士的指导，告知你什么是临产、何时应该去医院等。
- 如果你没休息好，会感觉很累。

你如何提供帮助?

你应该陪在产妇身边,照顾好她的饮食起居;当宫缩模式发生改变,每5～6分钟出现一次宫缩时,要提高警惕;用娱乐和分散注意力的方式帮助产妇消磨时间(参阅第189页"潜伏期延长")。

如果你因为工作、出差或者其他的活动必须要离开,要告知产妇。你是否可以离开,取决于产妇的感受和以下因素:

● 你可以随时接听电话吗?

● 你要去的地方距产妇有多远? 你多久能回来?

● 如果产妇随时需要帮忙,还有其他人选吗(如朋友、亲戚、导乐师或邻居)?

● 你的压力来自哪里——工作? 学业? 或者其他方面的责任?

● 再过几个小时你再处理这些事情可以吗?

如果你仍然必须离开,并且产妇同意,确保在你回来之前产妇要有其他人陪同,因为产程随时可能会突然加速。

随着产程的进展,产妇会越来越专注于宫缩,以至于无法在宫缩间隙与人交流或下地行走。这个时候,离开或分散产妇注意力都是不合适的。相反,你现在需要做下列事情:

● 每一次宫缩都要密切关注产妇。停下你正在做的事情,不要交谈,以便于你可以全神贯注于产妇。在宫缩期间不要问她任何问题。

● 宫缩期间看着产妇,如果她紧张,帮助她放松整个身体(参阅第122页"3Rs:放松、节奏和仪式")。

● 建议产妇采取提前准备的措施——进行缓慢的、有节奏的呼吸,关注一些高兴的、积极的事情,例如通过每一次深呼吸来放松。

● 每一次宫缩时通过温柔的抚摸帮助产妇进行缓慢而有节奏的呼吸，并说一些鼓励的话（"非常好，就是这样……""你做得非常好"或者"我注意到你的肩膀在紧缩，下一次尽量放松肩膀"）。

● 帮助产妇决定何时需要医护人员的帮助。

● 如果你们请了导乐师，请尽快联系她。

导乐师应该做什么？当你给导乐师打电话时，她可能会：

● 询问发生了什么。告诉她产程迹象、宫缩情况以及你们俩的感受和应对措施。

● 和产妇通话，并评估产妇的注意力是否分散。

● 倾听宫缩时产妇的感受并教会她应对措施，鼓励她宫缩时专注于呼吸，这些将有助于产妇放松。

● 询问产妇："在宫缩过程中你在想什么？"通过倾听，导乐师会评估产妇是否积极，是否能很好地应对分娩，或者是否感到沮丧。

● 一定要跟导乐师沟通好，保证她能在分娩初期来到你们身边。

如果产妇能很好地应对，你也没有其他的说明，导乐师很可能会以为你还不需要她来。她会提醒你应该怎么做并保持联系。

如果产妇感到痛苦并要求导乐师过来，她会在到达之前告诉你们一些解决办法，并会尽快来到你们身边。

导乐师到来后，她将做下面的这些事情：

● 清洗双手。如果你们是在医院，她会和医护人员碰面。

● 评估产妇的需求和你现在的感受。

● 酌情协助，帮助你担任好分娩陪伴者的角色。

● 安静地坐下来，观察你和产妇是如何应对各种情况的，然后给予相应的指导。

●如果你们还在家里，帮助你确定什么时候去医院。

宫缩最终会进展到更强的阶段，这将在接下来的部分进行介绍。

进入产程活跃期

根据20世纪50年代的研究，多年来，人们一直认为活跃期开始于宫口已扩张3～4厘米的基础上，然后以每小时1厘米的速度扩张。这被认为是"主动分娩"的开始。如果产程没有以前面描述的速度进展，医护人员会采取干预措施，例如，人工破膜或静脉滴注催产素［参阅第223页"人工破膜术（AROM）"、226页"5.通过静脉滴注催产素进行引产或者催产"］。较早的介绍分娩的书籍仍是这样描述的。然而，近期的研究发现，宫口只有在达到6厘米时才开始加速扩张，这提示早期的医学干预是不必要的，当宫口扩张到6厘米时分娩才进入活跃期（此为新产程标准）。

这对于产妇来说，是喜忧参半的事情。喜的是，如果宫口扩张3厘米后进展缓慢，也不会有任何问题；忧的是，接下来会有更长、更剧烈的宫缩。

你需要知道的是，在宫口从3厘米扩张到6厘米的这段时间里，许多产妇会出现情绪波动，她们对陪伴者和导乐师的需求也会发生变化。我们称之为"3～6阶段"或"进入主动分娩阶段"。

如果产妇接受检查时宫口未扩张，很正常，但会让产妇气馁。合理的解释是，尽管宫缩的强度和持续时间都在增加，子宫颈可能还没有做好扩张的准备。宫颈需要时间来成熟，以达到适合分娩的状态。在这个阶段，你需要采取措施安慰产妇，给她一定的指导，帮助她理解发生了什么，以及如何应对更强烈的宫缩。若有必要，可以请医生给产妇使用镇痛药。请注意，宫口扩张达到3~6厘米，可能需要2~4小时甚至更长的时间。

产妇会有什么感觉？

我们有时候将这个阶段称之为产妇的"关键时刻"。此时，她会意识到一种新的无法控制的产力。产妇在潜伏期所持的乐观的态度可能会暂时失去，她会挣扎着极力控制自己，不愿意让产程失去控制。她会担心分娩太难了，因为沮丧而哭泣。有的产妇会要求使用镇痛药。逐渐地产妇开始意识到，这不是她通过意志力或决心就能控制的，她就会释然。一个产妇曾说："我不能这样做，我已经做完了。"当她这样想的时候，事情就会变得更好。这段时间通常是一个转折点。如果在宫缩期间，产妇无法获得实际的支持或是情感上的安全感，她便会采取自我安慰措施（参阅第128页"自我安慰措施"）。

医护人员会怎么做？

如果产妇现在还没有被送到医院，应该立刻送她去医院。

你会有何感受？

你可能会感到担心或无助，因为你不能使这种情况变得更好，特别是如果产妇发现这比预期的更难。你可能会认为产妇应该用镇痛药，即使她本来可以不用或者延迟使用。

你如何提供帮助？

注意产妇的情绪变化，不要试图分散她的注意力。保持镇定，低声抚慰产妇，对她说鼓励的话。帮助产妇保持节奏，采取舒适的措施（慢舞、按摩、有节奏的呼吸及呻吟）。鼓励产妇不要放弃。指导产妇在宫缩期间使用"3Rs（放松、节奏和仪式）"。尊重产妇使用镇痛药的想法，如果她本来就计划要使用镇痛药，此时是最佳时机。如果产妇想减量或推迟用药，那就支持她。试着在宫缩的基础上做一些其他的改变，例如走路或者轻呼吸（参阅第137"轻呼吸"）、触摸（参阅第160页"触摸与按摩"）等。好消息是，一旦产妇度过了这个阶段，她就会找到应对方法，并且也会更容易管理自己的产程。

导乐师应该做什么？

导乐师应该消除你们二位的担忧，并鼓励产妇，恢复产妇的自信心。根据她的经验，提供一些实际的建议以及帮助产妇舒适的措施，可以使你更有效地应对这充满挑战的时刻。导乐师的镇定可以感染你和产妇，帮助你们度过这段时期。她在这方面非常有经验，并能始终保持耐心和乐观。导乐师还可以提供其他帮助，例如，为产妇按摩或负责产妇分娩阶段的日常生活，以保证你有时间休息一下。

产程活跃阶段之最大加速期

这一阶段，子宫颈变得又薄又软，宫缩变得频繁且强烈，宫颈开始扩张得更快，扩张至8厘米左右。

在这个阶段，宫缩加剧，持续时间超过1分钟，间歇3~4分钟。宫缩通常是非常强烈的，大多数产妇认为宫缩时非常痛苦，却是可控的。

认识到活跃期的积极意义是很重要的，这意味着产程进展顺利，而产妇的身体正在做着它需要做的事情。疼痛并不是危险信号，更确切地说，这是子宫强烈收缩的表现，子宫内的压力以及宫颈的伸展，会把婴儿带到这个世界上来。如果产妇能得到很好的支持，那么就有可能应对这种强烈的收缩。她们知道如何减轻痛苦和保持放松，能从陪伴者那里得到良好的反馈——她的分娩模式是非常正确的。

此阶段持续多长时间？

正常情况下，这个阶段的时间较前两个阶段要短。对于初产妇来说，通常为30分钟~6个小时。经产妇则要快得多——常常20分钟至3小时即可。

产妇会有什么感觉？

产妇必须在情感上对节奏的变化和分娩的感觉进行调整。她专注于应对更频繁、更剧烈的收缩，很可能没有意识到扩张的速度正在加快，或者马上就会加快。她可能会对以下的分娩节奏做出反应：

- 当她意识到艰难的阶段刚刚开始的时候，可能会感到疲倦和沮丧，或者她可能已经找到了宫缩的规律，并且在每次宫缩时都非常专注。此时给予产妇支持和鼓励，可以帮助她更好地应对产程的进展。

- 多余的谈话变得烦人。如果你和其他人没有意识到产妇这种情绪变化，还想通过谈话分散她的注意力；或者更糟糕的是，你和其他人侃侃而谈而不关注产妇，她会感觉很孤单。

- 当产妇开始宫缩时，她变得认真，专注于自己对宫缩的感受。她把所有的注意力都集中在释放紧张情绪、调整呼吸、宫缩时有节奏的呻吟等方面。宫缩结束时，她会和你说说话，并且讨论接下来该做些什么。

- 在你的理解和支持下，产妇能够度过这一艰难的阶段，让身体适应分娩，控制好产程的进展。

这个时候，产妇待在一个安静的房间里是有益的，可以自由地上下床，尽量不要打扰她。产妇可能想要被抓住或抚摸，或者相反地，根本不想被触碰。这个时候产妇变得更本能、更专注、更少言语。你可能会认为，当分娩稳步向前推进时，产妇会越来越难以应对。但当产妇感觉良好的时候，情况就不是这样了。她们发现，一旦她们不克制自己，让身体接受宫缩，这件事情会更容易应付。

医护人员会怎么做？

产妇在医院分娩时，医生通常不会总在产房待着，但可以随时联系。护士会遵照医嘱提供大部分的临床护理，如果助产士也在场，则会发挥主要指导作用。

随着产程的进展，助产士或护士会更加积极地参与其中（图3.3）。现在，产程进展更快，宫缩也更强烈，需要更密切的监护。护士或助产士会检查：

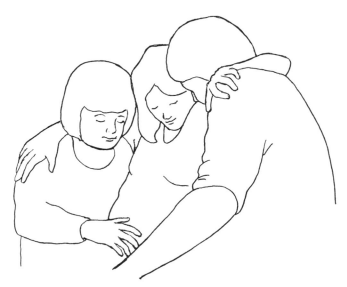

图3.3 多人参与帮助产妇分娩

● 产妇的血压、脉搏和体温。

● 产妇的液体摄入量和尿量。

● 宫缩的持续时间、强度和频率。

● 宫口扩张情况。

此外，医护人员还会检查胎心、胎儿的姿势和胎方位等。

医护人员根据工作性质各有分工。一些产科医生过度依赖产程干预和医疗技术。例如，他们可能会提前人工破膜，限制产妇的活动，给予静脉输液，使用电子胎心监护仪不断监测胎心和产妇子宫收缩情况，通过给药加快产程和减轻产妇疼痛，行会阴侧切术（分娩时通过手术切口扩大阴道口）；如果产程太慢，用产钳、负压吸引器或剖宫产手术帮助分娩。

大部分产科医生和助产士都依靠简单的方法辅助分娩。他们可能会鼓励健康的产妇在低风险的情况下喝水并四处走动，会用便携式超声设备或电子胎心监护仪间断听胎心直到分娩，会建议采取一些舒适的措施，用硬膜外麻醉或其他药物来缓解疼痛。

对于高危产妇，产科医生会给予积极的治疗。参阅第6章的介绍，了解常用的干预措施，以及需要考虑的关键问题和替代方案。

医护人员会提供有益的建议和安慰。有具备丰富的专业知识和经验且让你们两个都信任的人陪伴左右，是很令人放心的。如果你对分娩感到不确定或者不知道如何帮助产妇，不要犹豫，尽管寻求帮助或建议。

你会有何感受？

尽管你可能会很兴奋地意识到产程进展很快，但在某些方面，你也会面临一些困难：

● 看到产妇疼痛、哭泣，或者请求你给予更多的帮助，可能会让你觉得自己无能、无助，感到担心，甚至有点儿内疚。

● 如果你没有意识到产程正在加速，你可能会担心产程的持续时间太长了，特别是当你看到产妇反应是如此强烈的时候。

● 如果你鼓励产妇忍受疼痛，你可能会觉得很残忍，即使那是她想要做的。你会感到非常焦急，想要减轻产妇的疼痛，你可能会要求麻醉师给予分娩镇痛。

● 如果你意识到产程正在朝着好的方向发展，你会信心倍增，认为自己帮助了产妇。

你如何提供帮助？

你在积极分娩中所扮演的角色是非常重要的。你如何回应产妇的需求将在很大程度上决定着她如何应对问题，以及她以后对自己的分娩经历的感受。以下是在这一阶段帮助产妇的一些指导：

● 作为分娩陪伴者的你要照顾好自己。你多久没吃东西了？如果分娩已经持续了很长时间，你是否需要洗个澡、刷个牙，或者换身衣服？你需要休息吗？如果你已经筋疲力尽、感到饥饿，你需要休息一下。尽量不要离开太久，确保不要留下产妇一人。

● 确保医护人员了解产妇的分娩计划。特别要考虑产妇对镇痛药和其他干预措施的偏好。

● 跟随产妇的脚步。观察产妇的反应，配合她的情绪。当产妇变得严肃或安静时，你也应该变得严肃或安静。不要试图让产妇摆脱这种情绪，也不要以任何方式分散她的注意力。她几乎把所有的注意力都集中在分娩上，此时她非常需要你。

● 承认产妇的情绪。如果她说："我不能这么做。"你可能会回答："这很艰难，让我帮助你，保持你的节奏。"

● 每次宫缩后，给产妇补充液体。把饮品放在产妇触手可得的地方，让她根据需要饮用。不要强迫产妇多喝水，除非医生叮嘱过要多摄入液体。

● 在每一次宫缩时，把你的注意力全部集中在产妇身上。在宫缩期间不要问她问题，这可能会打断或扰乱她的呼吸。不要和房间里的其他人聊天，这样的谈话可能会让产妇感到孤独和被忽视，即使她处在良好的状态。

●用舒适的方法帮助产妇。扶着她，慢慢地跳舞；揉搓她的肩膀或轻摸她的背部（图3.4）；陪她散步；陪她沐浴或和她一起游泳（为此请带上一件泳衣）。更多的建议参阅第4章内容。

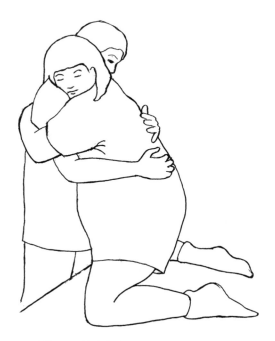

图3.4　让产妇靠着你、轻摸她的背部

●支持她的分娩节奏。帮助她在每次宫缩时保持一种节奏，具体内容参阅第128页"放松"，第135页"有节奏的呼吸和呻吟"。

●节奏就是一切。在宫口扩张阶段，保持节奏是产妇应对一切不适的关键。如果产妇出现任何节奏性动作（呻吟、轻敲、摇晃等），或任何她想让你做的事情（抱着她，抚摸她，和她一起摇摆、说话、点头，和她一起呻吟），说明她正在应对宫缩。

如果产妇失去了节奏和紧张感，表情痛苦，扭动，到处乱抓，或者哭出来，则表示她需要你（或是导乐师、护士）的帮助来恢复她的节奏或者找到一个新的节奏。有时，你可以通过眼神交流或有节奏地交谈、抚摸或与她一起摇摆来帮助她（参阅第176页"产程进度缓慢时的应对措施"）。

把节奏放在首要位置是为了让产妇不会感到不知所措，并帮助她在这个充满挑战的分娩过程中保持一种掌控感。让她坚持同样的节奏，如果产妇失去了节奏，并且很难回到之前的节奏，不要害怕提出一些新的建议。分娩会让产妇非常紧张，她需要跟随别人的指导。她会让你知道她是否想要回到之前的节奏。

导乐师应该做什么？

在产妇进入产程活跃期之前，让导乐师加入是一个好主意。一旦产妇进入活跃期，导乐师就会做以下工作：

- 她会回顾产妇的偏好和她的分娩计划、镇痛药的使用，并以此指导产妇的行为和给出建议。
- 她会保持冷静，并帮助产妇树立耐心和信心。
- 她会提醒产妇，分娩正在进行，并提出其他积极的意见和建议。
- 如果产妇想少用或不使用镇痛药，但又担心无法坚持下去，导乐师会提供更多的帮助以避免使用镇痛药。助产士会提醒产妇要活在当下，而不是展望未来。导乐师会告诉产妇："让我们一起面对每一次宫缩。你要做的就是保持节奏。我们会帮助你的。"
- 如果产妇感到痛苦或恐惧，想要使用镇痛药，导乐师会给予支持。
- 导乐师可能建议并帮助采取适当的安慰措施（参阅第4章），

帮助你参与产妇的分娩——例如，抱着她或抚摸她，陪她散步，或与她一起摇摆、呻吟。

● 如果医生或助产士建议采取干预措施，导乐师会协助你提出正确的问题（参阅第208页），这样你就能做出有利的、明智的决定（导乐师不会替你做决定）。

● 知道产妇永远不会忘记分娩经历，因此导乐师经常会问自己："她会记住什么？"她用这个想法来指导自己的言行。

● 你可以请导乐师帮忙拍一些分娩时珍贵的影像资料。

有你对产妇的爱和理解，有你从分娩课程和这本书中获得的知识，以及你的奉献精神，再加上导乐师的指导，产妇将拥有强大的支持团队以及一次难忘的分娩经历。

产程活跃期之减速期

在这个阶段，宫口扩张最后的1～2厘米（从8～9厘米扩张到10厘米），胎儿开始下降。胎头从子宫内穿过宫颈进入阴道。宫缩已达最大强度，每次持续1～2分钟，并且非常频繁。

有时候，当宫口部分扩张时，宫颈仍然很厚，这可能是由胎儿头部的位置不同，对宫颈造成不均匀的压迫所致。可能需要几次或更多的宫缩来扩张宫颈，这样胎儿的头就可以通过了。

子宫会在宫颈完全扩张之前就开始下推动作，我们称之为"娩出的冲动"。这会让产妇喘不过气来，或者屏住呼吸、感觉紧张。

娩出的冲动是一种无意识的反射，产妇无法控制它，常表现为"无意识用力"。然而，如果宫颈没有完全扩张，医护人员可能会指导产妇如何配合用力。在宫口扩张之前向下用力会导致宫颈肿胀和产程进展减慢（参阅第138页"避免强行用力"）。

这个阶段会持续多长时间？

这个阶段通常会有5～20次宫缩，持续时间从15分钟到几个小时。如果存在前文提到的宫颈仍很厚或者胎头位置不好（或者两者都有）的问题，那么这个阶段可能需要更长的时间。

产妇会有什么感觉？

对于大多数产妇来说，宫口扩张阶段的疼痛在宫口开大到8厘米时达到顶峰。根据我的临床观察及仪器测量显示，在宫口扩张到8厘米之后，宫缩强度似乎不会继续增加，尽管频率有时会更频繁。

然而，这个阶段同样也存在其他挑战。尽管宫缩的强度并不大，但宫缩频率和胎头下移的感觉会导致产妇的腿甚至整个身体颤抖。她可能会感到恶心、想吐；会出现大腿抽搐或盆腔内感觉有压力，甚至皮肤也感到疼痛；会有排便感；可能会感觉忽冷忽热；可能会不自主地哭泣，觉得自己再也无法忍受，感觉分娩永远不会结束。产妇还会感到不知所措和沮丧，然后说："别碰我！我的皮肤很疼！"或者"我不能继续下去了！"或者"停下来吧！"或者"我现在想要硬膜外麻醉！"或者，她会蜷缩着身体，在宫缩间歇想办法让自己放松一下。

每个产妇的表现各不相同，但当这一阶段结束时，所有人都松了一口气。

这些表现有许多是由正常的肾上腺素和其他在分娩后期分泌的应激激素引起的。应激激素会引起正向或负向的反应，增加人们的力量和耐力，如当人们害怕或处于危险之中时，参加比赛或者完成一项像分娩这样要求很高的任务时。因此，伴随过渡期的不适症状随之而来的是精力的恢复，以及将胎儿娩出所需要的力量。过渡期出现的这些症状意味着产妇即将分娩。

如果产妇在分娩后期出现恐惧、焦虑或难以控制的疼痛，应激激素能够帮助其减缓产程推进的速度，并给胎儿施加压力。这就是为什么在潜伏期和活跃期，冷静、保持节奏和放松是如此重要——不仅是为了让产妇有一种掌控感，而且还能防止应激激素的过度分泌。

医护人员会怎么做？

在过渡阶段，护士或助产士会经常出现。尽管医生很快就会到达，但医生不会一直和产妇在一起。

护士或助产士可以做以下任何一种或所有事情：

● 检查宫颈以确认产妇的产程进展情况。

● 如果宫口没有完全扩张，要求产妇不要用力，或者只是轻轻地用力，并轻轻地喘息。

● 让产妇放心，告诉她一切都好，而且分娩正在迅速进行。

● 帮助你扮演好分娩陪伴者的角色，并向你保证产妇一切正常。

● 开始为新生儿出生做各种准备。

这是一个激动人心的时刻，每个人都开始为宝宝的出生做准备，医护人员也都严阵以待。

你会有何感受？

你可能会觉得自己被卷入了一连串的活动和强烈的情感中：

- 你会感到惊讶和兴奋，因为产妇的宫口终于要完全扩张了。
- 你会很累，特别是如果产程已经持续了很长时间。
- 面对产妇的痛苦，你会感到无助，并希望能做些什么来帮助她。
- 如果产妇认为你的帮助是无用的，你会感到沮丧或受伤。
- 你很想休息一下，但产妇可能会说："不要离开！""我需要你！"
- 你会很担心分娩是否正常。

你如何提供帮助？

你在过渡期的角色是至关重要的。如果你知道该怎么做，就能真正减轻产妇的负担：

- 帮助产妇保持分娩的节奏。
- 不要再担忧如何让产妇放松，当分娩强度如此之大时，指望产妇放松是不现实的。
- 保持冷静。你应该给产妇坚定的抚摸，给她信心。你的声音应该保持冷静，你的话语应该充满鼓励，你的脸上也应该保持自信的表情（不要显露出担心或怜悯）。
- 靠近产妇，你的脸靠着她的脸。
- 如果产妇感到惊慌失措和恐惧，可以参考"产程进度缓慢时的应对措施"（参阅第176页），这可能是你能提供帮助的最重要的方式。
- 提醒产妇，这个困难的阶段是短暂的，她已经处于分娩阶段，宫缩痛也会越来越明显。你要和她一起面对一次又一次的宫缩。

● 提醒自己，这个阶段感觉很困难是正常的，宫颈完全扩张后产妇的情绪会好转，你不必担心她。此时产妇的行为都是经历分娩的必然表现。

● 如果产妇不想服用镇痛药，请不要提及这类药物。相反，帮助她在没有药物的情况下度过这一阶段，尽管这可能是艰难的。然而，如果产妇不能保持好分娩的节奏，而且看起来很恐慌，即使你和其他人都在尽力帮助她，你也要跟医护人员沟通，看是否需要给予镇痛药或用语言进行疏导。

● 如果产妇迫切需要用力，但医护人员不在房间里，应立即请求帮助。护理人员会观察产妇的行为或检查她的宫颈，以确定是否采取助产措施。

● 如果医护人员认为产妇还没有到要用力的时候（宫口还没有完全扩张），要帮助她避免用力，或者让她采取慢呼吸（参阅第136页）。

● 如果产妇批评你或让你停止做你认为对她有帮助的事情，尽量不要把它当回事。只要说"对不起"，并且不要再做就行了。不要试图解释你为什么要这么做，或者对她表示失望。你是最能让她安心的人，过了这个阶段她可能会为之前的不当言行向你道歉。

导乐师应该做什么？

一个受过训练和有经验的导乐师，可以帮助你们了解正在发生的事情，告诉你们应该做什么。

● 如果你感到疲倦或焦虑，或者对安抚产妇缺乏信心，导乐师可以接替你的角色或告诉你应该怎么做。

- 她可以向你和产妇说明，强烈的反应并不是危险的迹象，而是良好的进展，而且这个阶段不会永远持续下去。
- 导乐师可以在产妇需要两个人帮助她应对宫缩时给予帮助——一个人抱着她，或者按压她酸痛的背部；另一个人在她面前进行眼神交流，帮助她保持节奏（图3.5）。
- 在产妇应对分娩宫缩的艰难时刻，导乐师能让她保持冷静和自信。

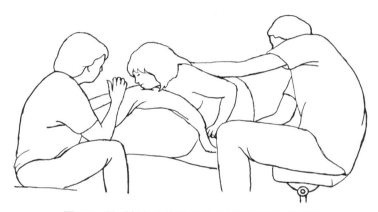

图3.5 导乐师与分娩陪伴者共同帮产妇应对宫缩

有时，产妇对有经验的导乐师的反应要比你好，尤其是当你感到疲倦、不确定、焦虑或沮丧且需要休息一会儿时。

胎儿娩出期

这个阶段从宫颈完全扩张开始到胎儿出生结束。在这个阶段，胎儿旋转，通过阴道下降，并被娩出（图3.6）。医学上称之为第二产程。

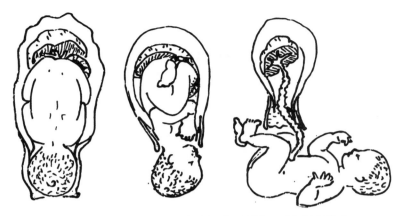

图3.6 胎儿娩出阶段：胎儿的头部进入阴道，子宫紧压胎儿
的身体，胎儿下降并旋转，然后娩出

在这个阶段，产妇非常辛苦：她用力娩出胎儿——宫缩时深吸气并屏住，然后像解大便一样向下用力屏气增加腹压；宫缩间歇时，呼气使全身放松；宫缩时再屏气。通过这种方式挤压胎儿，使胎儿娩出。

胎儿娩出期又分为3个不同的阶段：静止阶段，下降阶段，着冠和娩出阶段。每个阶段都有不同的生理变化，都要求产妇进行情绪调整。

医护人员在胎儿娩出期（第二产程）对产妇和胎儿的照顾各不相同。有些人会耐心指导并评估产妇和胎儿的健康情况。她们认为如果产妇和胎儿情况很好，最好不要人为干预，顺其自然。她们会等待产妇的自发宫缩，而不是去主动诱发宫缩。她们鼓励产妇在宫缩时用力娩出胎儿。如果静止阶段持续很长时间，她们可能会鼓励产妇变换姿势。

有一些医护人员则想尽可能地加快胎儿的下降速度，当她们数到10，就让产妇在宫缩期间用力（屏住呼吸和运用腹压），并告诉她迅速吸一口气，再坚持10下，重复这种模式，直到宫缩结束。这些照顾者倾向于把第二产程限制在一定的时间内（通常初产妇为2小时或以下，经产妇为1小时），并使用药物、仪器和会阴切开术来达到这个目的。

胎儿娩出期会持续多久？

第二产程可能持续15分钟（3～5次宫缩）至3小时或更长时间。对于大多数初产妇而言，这个过程一般2小时内完成；对于大多数经产妇来说，则不到1小时。时间延长可能是由于胎头在骨盆中的位置异常所致：有些胎儿需要时间逐渐重塑头部形状，或者旋转到最合适的位置。本书第252页介绍了第二产程难产的其他原因。

产程静止期

静止期是产程的停顿阶段。虽然并非所有的女性都会经历这个时期，但你和产妇都应该为此做好准备。

静止期是子宫的"追赶阶段"，它是在宫颈完全扩张并且胎儿的头部已经通过宫颈进入产道之后发生的。在胎头娩出之前，子宫紧紧包围着胎儿。现在，突然间，只有胎儿的身体留在子宫内，宫腔内空间变大，所以子宫需要时间舒张开紧紧包绕胎儿的其余部分。

在这个阶段，子宫肌纤维缩短使子宫变小，没有明显的收缩，也没有向下的推力。这个阶段提供了一个良好的休息时间。英国著名分娩教育家兼作家希拉·基辛格称之为"休息−感恩阶段"。

静止期持续多久？

通常持续10～30分钟。如果静止期超过这个时间，医护人员可能会要求产妇改变体位或用力（用力使胎儿娩出），希望这会带来更强的收缩或推动力，从而加快分娩速度。如果胎儿的心率正常，有些医护人员会更有耐心地等待这个阶段过去，而不给予过多的人为干预。

产妇会有什么感觉？

产妇会很喜欢这个阶段的休息，终于可以稍微放松一下了。如果她之前感到困惑，那么此时她的头脑非常清楚；如果她之前感到气馁，那么她现在会很乐观；如果她之前沉默寡言，那么此时她变得开朗并注意到周围的环境。有时，如果静止期持续太久，或者医护人员在产妇自发宫缩前让她用力，产妇会感到焦虑。如果每个人都在指导她用力，她也可能感到不适或抱歉，这会让她觉得自己做得不够好。事实上，如果产妇没有任何自发宫缩，任何人都不应该让其用力。此时，她应该休息。

即使没有经历宫缩停歇的产妇，在胎儿娩出时也会感觉心情改善和警觉性增强。

医护人员会怎么做？

在静止期：

● 助产士或护士仍然会陪伴在产妇左右，给予鼓励、表扬和积极的建议。

- 护士可能会打电话给医生，让其快点到场。如果产妇以前生过小孩，医生会在她开始宫缩后尽快抵达；如果她是初产妇，那么医生可能不会那么匆忙。
- 助产士或护士此时会指导产妇应该采取什么姿势，或者指导她如何用力、何时用力。
- 助产士或护士会时刻监测胎儿的心率，评估胎儿的健康状况。
- 助产士或护士可以进行阴道检查以评估胎儿下降情况。
- 助产士或护士可以在产妇会阴处热敷，以帮助其放松盆底肌肉，也可以在会阴处倒一些润滑油来润滑阴道口。

你会有何感受？

- 当产妇进入胎儿娩出期时，你可能会因为产妇的紧张情绪解除而感到兴奋，可能会感到宽慰，她似乎恢复了平时的样子。
- 如果产程突然静止，别担心，这只是暂时的，会给产妇带来不一样的感受。
- 你可能会因为见证新生命的诞生而不知所措。

你如何提供帮助？

胎儿娩出期是一个激动人心的时刻。如果你是产妇的主要支持者，即使对分娩有强烈的情绪反应，也必须保持冷静并继续鼓励和帮助她。以下是一些指导办法：

- 在静止期耐心等待。不要试图催促产妇，也不要让其过早用力。
- 如果护理人员让产妇在没有宫缩时用力，询问是否可以等她自发宫缩时再用力。

- 配合产妇的情绪。当她的紧张情绪有所缓解时，你也应该这样做。
- 如果你感到困惑，可以寻求助产士、护士或导乐师的帮助。

导乐师应该做什么？

在静止期，导乐师会鼓励产妇充分利用休息时间。她可以通过以下方式提供帮助：

- 如果你们对这个阶段感到困惑，她会告诉你们这是静止期。
- 她指出休息时间会很短，并为下一步（将胎儿娩出）做好准备。
- 在耐心等待下一步时，她会建议你跟护士沟通你们的分娩计划，例如，产妇想要使用哪种分娩方式和体位，以及她关于会阴切开的想法。
- 如果静止期持续时间很长，导乐师会建议产妇改变姿势，看看是否有助于分娩。

胎儿下降阶段

这是胎儿娩出3个阶段中最长的时期。在这个阶段，子宫恢复强烈收缩，产妇通常感到强烈的向下的推动力。胎儿通过产道下降到头顶可在阴道外清晰可见的位置。产妇在收缩和间歇的过程中交替用力和缓缓呼吸。

此阶段，产妇会吸一口气并向下用力持续5～6秒。在向下用力时，产妇要么屏住呼吸，要么呻吟或大声喊叫。接受硬膜外麻醉的产妇，由于宫缩的感觉丧失，所以当被告知需要用力时，她会直接屏住呼吸向下用力；而未接受麻醉的产妇，伴随着宫缩向下用力。此时，产妇不需要再保持一定的节奏，因为她的行为正受到推动冲动的指引，而这种冲动在每次宫缩时会有3～4次，持续5～6秒，间隔3～5秒。

许多产妇告诉我，这个阶段给人一种"反反复复总想呕吐的感觉"，这样的描述很准确。这种推动像呕吐一样是无意识的，不可控制的。

有时候，特别是在胎儿下降阶段早期，推力是一种非常温和的感觉，就像呼吸急促和打呼噜的感觉。有的产妇会经历较长的静止期，改变姿势、给予耐心通常就会出现向下推力。或者，宫缩强度不够无法产生向下推力，此时就需要使用催产素。如果产妇宫缩很好但没有向下推力，助产士会告诉她什么时候用力。

在阴道口可见胎头之前，可能需要几分钟到一两个小时的推挤。在此期间，胎儿的头部会经历旋转和重塑的过程并逐渐下降，但是这些变化从外面是无法看到的。看起来似乎没有任何事情发生，但你必须保持乐观和给予支持，知道里面正在发生变化。然后，产妇的会阴在用力时膨起，此后不久，随着胎儿向下移动，阴唇和阴道口逐渐扩大。接下来就可以看见胎头了，尽管起初它看起来更像是一个皱核桃。随着产妇的不断努力，"核桃"似乎越来越大。当产妇用力时，胎儿平稳地向下移动；当产妇停止用力时，胎儿仍然会向下移动。如果你看见了这个令人难以置信的过程，你很可能会发现自己完全沉迷其中，几乎不想看到胎儿每次的滑出，因为看到他出生你会非常焦虑。你必须记住，产程正在进展，胎儿向下移动再回缩要比其对产妇的阴道持续造成压力更有意义。

在胎儿下降阶段，产妇可能会改变体位。最常见的体位有半蹲位、仰卧位、侧卧位、胸膝卧位等。有时做摇摆动作、坐在坐便器上也很有用。参阅第143页的"产妇的体位与运动"，以了解每个体位及其优点。

胎儿下降阶段持续多长时间？

胎儿下降阶段通常占胎儿娩出期的大部分时间——从几分钟到长达4小时。平均约1.5小时。

产妇会有什么感觉？

即使之前经历了很长的时间，产妇也会在这个阶段找到力量和信心。宝宝马上就要出现了，这使她感到振奋，可以给她一些建议和表扬。

产妇也可能会有其他的感受：

● 在这个阶段的初期，尤其担心一些不确定因素，她会询问如何用力、需要多次跟旁边的人确认她的感觉是否正确、宝宝是否一切良好。之后经历了几次宫缩，她会找到用力的方法。

● 面临目前最困难的事情——将胎儿娩出，她很难放松下来，甚至会感到震惊和痛苦。胎儿娩出时如果用力不当会伤害到产妇。胎儿下降时，由于阴道受到的压力会使她本能地做缩肛动作，盆底肌肉变得紧张。如果产妇在怀孕期间做过会阴按摩，有利于缓解分娩时阴道的紧张感。

● 如果胎儿下降非常迅速，产妇可能会因剧烈的疼痛、对身体完全失去控制以及胎儿出生时的突破感而感到震惊和恐惧。

●如果胎儿下降非常缓慢，产妇会变得灰心丧气。这可能是她一生中要求最苛刻的工作，她需要感知产程正在进展。

医护人员会怎么做？

在胎儿下降阶段：

●助产士或护士会像以前一样，继续鼓励产妇并让她放松心情，指导产妇在宫缩过程中缓慢呼吸，直到用力时再屏住呼吸。

●医生通常在这个阶段到达，这会让其他护理人员和产妇都松一口气。

●医生或助产士偶尔进行阴道检查以确认胎儿在产道中的下降情况，还会定期检查胎心和产妇的生命体征。

●当胎儿即将娩出的时候，医生或助产士会洗手和穿戴无菌手套、手术衣和口罩。

●护士、医生或助产士在产妇的身下铺无菌单、清洁产妇会阴并按摩会阴或在其上放置温暖的敷料。

●大部分助产士都赞成让产妇尝试多种体位（参阅第143页"产妇的体位与运动"），然而在大多数医院的产房里，护士、医生或助产士一般都会让产妇将两腿放在床两侧的支撑物上进行分娩，这种体位有利于产妇在分娩时接受医疗干预（如使用产钳、负压吸引器或施行会阴切开术）。

●医生或助产士会用手控制胎儿头部的娩出。

你会有何感受？

你可能会出现各种反应：

- 疲劳感消失，准备好做任何事情。

- 你可能会有些犹豫，一方面想要在产妇头部位置陪伴她分娩，一方面想要在医生的位置观看宝宝的出生，甚至想宝宝一出生就在医生或助产士的帮助下抱着他。

- 你会发现自己和产妇一起屏住了呼吸！

- 有时候需要你帮忙支撑产妇的上半身或双腿，这会使你的手臂或背部酸痛。所以，陪伴者在产妇分娩应提高身体素质（参阅正文第19页"耐力训练"。）

- 如果产程进展太慢，你最初的兴奋可能会慢慢褪去继而感到灰心。

你如何提供帮助？

如果在胎儿下降阶段周围有很多专业人士在场，对产妇来说，此时的你相比之前较不重要。诚然，她现在得到了很多专业人士的指导和鼓励。这对你来说也是一种慰藉，因为此时你可以专注地感受宝宝出生的过程。然而，你仍然是产妇的陪伴者——一个可以见证她经历这一切的人，尽管所有的人都关注她，但她仍需要你。下面是一些建议：

- 如果你想亲眼见证宝宝的诞生，此时尽量不要离开，因为事情随时会发生变化。

- 你应该在产妇的背后或者身边支持她，让她能看到你、感受到你的气息、听到你的声音。

- 现在不要试图让产妇保持节奏，因为她的疼痛不断加剧并且肯定会做出反应。

- 在每一次宫缩之后称赞产妇——告诉她做得多么好。

- 用湿毛巾擦拭产妇的额头和脖子。分娩时的用力是很辛苦的。

- 保持冷静。你跟产妇说话的语气要让她安心、给她信心，坚定地拥抱她（不要在你激动的时候摩擦或者揉捏产妇）。

- 不要一直告诉产妇让她加油，这样只会让她感到不自信。相反，应该鼓励她："就是这样！来吧，宝贝。"

- 帮助产妇调整用力姿势，例如，蹲下或者趴在地上，或者帮助产妇尝试一些不常见的体位等（参阅第143页"产妇的体位与运动"）。

- 如果这个过程进展缓慢，请保持耐心并建议产妇变换不同的姿势。如果她愿意，每半个小时或者更频繁地帮助她变换姿势。

- 提醒产妇放松会阴，例如，对她说"放松臀部""打开""让宝宝出去"，等等。你可以提醒产妇就像在接受会阴按摩时一样放松。

- 给产妇会阴处进行热敷。

- 提醒产妇，宝宝就要出来了。

- 胎儿头部出现在阴道口后最初的几次宫缩，可能使胎儿头部出现褶皱和水肿，这是正常的。随着胎儿继续娩出，你会慢慢看到他漂亮的头发。

- 如果胎儿下降阶段看起来时间很长，记住有时候胎儿的头部需要时间来塑形或者在妈妈的骨盆里调整到最佳位置，如果你泄气了请不要让产妇知道。

导乐师应该做什么？

如果你和产妇愿意，导乐师可以待在产妇的头侧鼓励她、给她拍照。如果你感到疲倦或者恶心，就休息一下。有时候，陪伴者会因为情绪、景象、声音和气味而感到晕眩或恶心。最理想的是在产妇的需求得到满足的同时，陪伴者的陪伴也是舒适的。大多数时候，陪伴者在产妇宫缩的时候也会感到兴奋并且感觉很好，但是有些人不得不坐下来，暂时休息一会儿。参与分娩过程会让人备感压力，如果你有些顾虑，可以寻求导乐师的帮助，同时你还要照顾好自己。

● 导乐师在产妇每一次宫缩时给她鼓励，在宫缩间歇让她感到舒适。

● 导乐师会在你需要时提供帮助，例如指导你如何进行分娩陪伴、为你们拍照。

● 协助护士或助产士做一些工作，例如为产妇准备毯子、取热水、进行会阴热敷等。

分娩是一项艰巨的任务，很少有人能为此完全做好准备。产妇要经历分娩的痛苦、生理上的变化，还要面对产房里紧张的气氛，等等。然而等到宝宝出生的那一刻，人们的兴奋和紧张是无法描述的。

胎头着冠和胎儿娩出期

胎头着冠和胎儿娩出期是指胎儿即将出生的时期。这个阶段开始于胎儿的头部着冠——宫缩时在阴道口可见胎头，宫缩间歇时胎头不再回缩，直到胎儿完全娩出。

在胎头着冠和胎儿娩出这段时间里，胎头的压迫使产妇的阴道和会阴极度紧张，她会感到灼热和刺痛。此时会阴和阴道可能会裂伤。保护会阴是医护人员此时需关注的重点。

一旦胎头着冠，首先出现的是胎儿的头顶，然后是眉毛、耳朵和面部。然后胎头向一侧旋转，一侧肩膀露出来，然后剩余的胎儿部分随着羊水一起娩出。

新生儿可能会立刻哭起来并且显得充满活力，或者在最开始出现发紫和无生机，但是在几秒钟之后开始呼吸，然后是强烈的哭声。胎儿皮肤很快将会变成红润或是健康的粉红色。

胎头着冠和胎儿娩出期持续多长时间？

一般只需经历几个宫缩这个阶段就结束了。

产妇会有什么感觉？

这个阶段产妇的感觉比较矛盾。一方面，她急切地想快速把宝宝生出来。另一方面，会阴扩张和烧灼感促使她停止用力。为了防止阴道或会阴撕裂，她应该听取助产士的意见，为了使胎儿缓冲而暂停用力。

马上就要见到宝宝了，这让每个人都感到兴奋，但是这个阶段对产妇来说是极度痛苦的，她必须全心全意地把宝宝生下来。胎儿娩出的瞬间，疼痛可能会消失，因为一些产妇的阴道随着不断拉伸会出现麻木。宝宝出生了，终于可以松一口气了。

当医生把宝宝抱到新妈妈的身边时，她抚摸着宝宝，亲吻他，享受着为人母的喜悦。

医护人员会怎么做？

在胎头着冠和胎儿娩出阶段，医护人员应该：

- 保护产妇会阴并控制胎头着冠的进程。

- 告诉产妇停止向下用力。事实上，当产妇感到会阴烧灼和极度扩张时就应该停止向下用力，此时子宫仍然会收缩，给产妇一个助推力，但是为了避免会阴撕裂，产妇应该尝试屏住呼吸。这个动作可以这样做：子宫收缩过程中抬起下巴，轻轻呼气（参阅第138页"避免强行用力"）。

- 可以考虑进行会阴侧切术（参阅第230页）。

- 胎儿娩出后，鼓励新妈妈和陪伴者抚摸甚至抱着宝宝。

- 把宝宝擦干并放到新妈妈的怀里，或者放在旁边的小床上。

护士或者医生会快速检查新生儿，并在出生后1分钟和5分钟分别进行阿普加（Apgar）评分（参阅第215页）。通过对新生儿体征评分判断是否需要特殊护理、严密监护。得7分或以上是正常的。如果出生后1分钟得分在7分以下，新生儿需要特殊护理、监护和干预措施。5分钟后，通过给予刺激或氧气面罩情况通常会好转。

你会有何感受？

当胎儿的头部显露得越来越明显时，你会更加紧张：

- 你可能勉强能抑制住兴奋的心情。

- 你发现比之前更爱、更尊敬你的妻子了。

- 这么多事情同时发生，你可能会感到震惊甚至情绪失控。

你如何提供帮助？

在胎头着冠和胎儿娩出阶段，你可以为产妇提供以下帮助：

- 待在她身边。

- 帮助产妇保持舒适的体位。

- 如果助产士或者医生告诉产妇停止用力，否则速度太快会损伤自己和胎儿，产妇可能会觉得很难遵守。此时你要帮助她，让她听从你的指挥用力："抬起下巴看着我，吹……，吹……，就这样……，吹……"。

- 你和产妇应该以最舒适的方式来参与这个奇迹诞生的过程。如果需要，请待在产妇的头侧并看着她的脸，而不是因为看到婴儿出生害羞而躲得很远。

- 请记住，虽然婴儿刚出生看起来皮肤发灰或发蓝，好像没有生命迹象，但几秒钟之内他就会建立自主呼吸且大哭起来。

导乐师应该做什么？

导乐师会在旁边协助你，关注此时产妇的身心需求。

- 如果此时产妇旁边围着很多人，导乐师会退居次要位置，让你陪在旁边，也为护士、医生和助产士留出一定的操作空间。

- 如果此时产妇累了或者说她不能继续下去了，导乐师可以给她一些鼓励。

- 如果医护人员允许的话，导乐师可以帮你们拍摄珍贵的影像资料。

- 如果产妇要求宝宝出生时要播放音乐，这件事便会由导乐师去做。

- 当宝宝出生时她会像你一样高兴！

胎盘娩出期

从胎儿娩出到胎盘娩出这段时间即为胎盘娩出期。与胎儿娩出期相比，这一时期许多产妇几乎没有感受到宫缩和胎盘娩出。胎盘娩出期分两步，胎盘分离和胎盘娩出，产妇是无法区分的。专业术语称为第三产程。

胎盘娩出期持续多长时间？

胎盘娩出期是产程中最短的阶段，通常持续15～30分钟。

产妇会有什么感觉？

胎盘娩出代表着产程即将结束，胎儿的出生以及所有其他的事情都引起了产妇的注意。

- 当医护人员告诉她"现在开始用力娩出胎盘时"，她可能会猝不及防，因为她以为所有的事情已经结束。然而，用力娩出胎盘和娩出胎儿相比简直微不足道。
- 产妇可能会被婴儿吸引以至于并未注意到胎盘的娩出。
- 产妇会感受到痛苦已经结束了，当这些感受消失后她就把注意力放在宝宝身上了。
- 产妇可能会对自己的新体型和软软的肚子感到惊讶。
- 产妇可能会盯着新生儿或是让新生儿吸吮母乳。
- 产妇可能开始浑身发抖且感到虚弱。

医护人员会怎么做？

在胎盘娩出期，医护人员应该：

● 注意夹紧脐带并剪断。在夹紧和剪断脐带之前最好等待几分钟（参阅第336页"剪断脐带"）。有时为了按照父母意愿捐献脐带血或者将其保存在血库中，医护人员会从脐带中抽一些血，分析新生儿的血型。脐带血是干细胞的丰富来源，可用于儿童或成人的某些癌症或血液疾病治疗，作为骨髓移植的替代品。你们可以提前咨询医护人员了解更多关于这方面的信息。

● 给新生儿擦干身体，检查新生儿的健康状况。

● 检查产妇产道看是否需要缝合。

● 帮助产妇将胎盘娩出。

● 仔细检查胎盘，确保胎盘全部娩出。

● 触诊产妇腹部感知子宫收缩情况。如果是"软绵绵的"，护士或助产士就会按摩子宫，这会让产妇感觉很痛苦，但是这对于促进子宫收缩和防止产后出血非常有效。护士可以教会产妇自己按摩子宫（参阅332页"产妇的子宫"）。

你会有何感受？

此时，你可能会专注于新生儿和产妇，并且感到骄傲、喜悦、安心，对母子二人充满疼爱，你会发现自己沉浸在欢乐之中，不断地亲吻着婴儿和产妇。

你如何提供帮助？

在胎盘娩出期，你应该做下面的事情：

● 如果你愿意，你可以在医护人员的指导下剪断脐带。对于产妇和陪伴者来说，这是母婴分离的象征。

● 和产妇一起多看看新生儿，同时要给产妇保暖，让她感到舒适。

● 同时也要注意新生儿的保暖。使新生儿最温暖的方式（也是最幸福的方式）就是紧贴着妈妈，与妈妈皮肤和皮肤接触，用一条温暖的毯子盖住母子俩。遗憾的是，有的医院并没有做到这一点。然后，把新生儿包裹起来并戴上帽子。你不应该随便打开包裹新生儿的毯子或摘下帽子。如果新生儿感冒了，可能需要很长时间才能康复。

● 如果新生儿必须被带到新生儿病房，你需要陪同前去，除非新妈妈需要你和她待在一起。你可以通过唱歌和说话来安抚新生儿。

● 多给新生儿唱歌、和他说话，他会慢慢对你熟悉起来，并且喜欢你的声音。

● 你已经做得很好了，下面开始安排新妈妈产后护理和新生儿护理的事情了（参阅第4部分）。

导乐师应该做什么？

胎儿出生后，导乐师应该：

● 帮助产妇娩出胎盘。帮助医护人员按摩子宫和检查阴道壁，因为这些操作可能会给产妇造成痛苦。有了导乐师的帮助，你可以有更多精力关注新生儿。

● 如果护士要把新生儿放在保温箱里，导乐师会提醒你询问护士是否可以先把宝宝抱给新妈妈看看。

●提醒你多和新生儿说话、多给他唱歌，让他紧挨着妈妈的皮肤，给他戴上帽子以及盖上毯子。

●如果新妈妈不能抱着宝宝，提醒你应该待在新妈妈身边并抱着宝宝。如果宝宝必须去育婴室，提醒你可以一起去。

●帮助新妈妈开始哺乳，尤其是护士或助产士因为其他的事情太忙无法提供帮助时（参阅第11章）。

●帮你们为这个珍贵的时刻拍照留念。

●指出新生儿的一些潜能——具有原始反射、喜欢关注父母的声音、能处于警觉状态，等等。

产后恢复和观察阶段

这个阶段也称为第四产程，是指分娩后的最初几个小时，此时产妇的情况逐渐趋于稳定。如果分娩时没有接受药物或其他干预措施，那么产妇体内的催产素水平在胎儿从产道娩出的过程中就开始激增，并且此时仍处在较高水平；内啡肽含量也在上升，这些物质结合起来使产妇精神饱满，并且拥有爱和感恩的感觉。这些激素还有助于产妇克服早先可能出现的疲劳、疼痛和沮丧感。硬膜外麻醉会减少产妇体内催产素和内啡肽的分泌，这可能会抑制这些积极情绪的产生。

在生命的最初几个小时，婴儿经历了巨大的生理转变，从依赖母体和胎盘才能生存和成长到依赖自己的基本生存功能，如呼吸、摄入食物、体温调节以及适应新的环境。出生前，肺对胎儿并不重要，因此大部分血液都会绕过肺部。然而，出生后宝宝的心脏结构随即发生变化，所以所有血液都会通过肺部重新分布以便吸收氧气并携带到其他部位。产后几分钟内，宝宝就可以建立自主呼吸来吸收氧气。

第四产程持续多长时间？

这个阶段通常会持续2~4小时。

产妇会有什么感觉？

根据分娩经历、接受的护理以及自己和宝宝的健康状况，产妇可能会经历各种各样的感觉：筋疲力尽、欣喜若狂、充满爱、健谈、兴奋、担心、好奇等，都很常见。这是生活中最紧张、最有意义的时刻之一。最重要的是要尊重和善待这一荣誉。

医护人员会怎么做？

护理人员会检查产妇的生命体征（脉搏、血压、体温、呼吸）和子宫的紧张度，以确保子宫保持收缩状态（最大限度地减少产后失血）。如果子宫摸起来软软的，护理人员会通过按摩促使子宫收缩。产妇可能会感觉非常不舒服，但对于防止子宫出血非常重要。护理人员应该教会产妇及其陪伴者子宫按摩的手法。

护理人员还会检查产妇的会阴，观察是否有损伤。如果产妇有损伤，医护人员会继续进行修复（如果产妇在分娩时没有接受麻醉，那么此时可能会接受局部麻醉）。护理人员也会帮助母婴确立喂养，将宝宝贴近妈妈的乳房。同时，护理人员还会对宝宝进行Apgar评分，该评分共有5个重要指标来评估宝宝的健康状况，以确定宝宝是否需要医学干预。

你会有何感受？

你会拥有自己独特的经历——与你的伴侣截然不同。骄傲、兴奋、难以言喻的喜悦、对伴侣和宝宝的爱、宽慰、感恩、疲惫、震惊、无足轻重、孤独、恐惧、受伤，任何或所有这些感觉都可能遇到，但你通常很少谈论它们。因为你觉得你只是分娩的旁观者，是不该有这些感受的。试着对他人敞开心扉，你可能会发现这很有帮助。与信任的朋友、家人、导乐师、分钟顾问或助产士分享你的感受，有助于减轻忧虑或不安的感觉。

你如何提供帮助？

在产后的第一个小时内，只要母婴双方情况良好，让亲生父母和宝宝保持皮肤之间的接触，有助于让家庭有一个良好的开端。你的妻子不仅为宝宝提供了所需的温暖、初乳、熟悉的心跳和声音、触摸刺激、嗅觉等，反过来宝宝可以通过一些刺激来促进妈妈子宫收缩，使母乳喂养的成功率增加，有利于母婴亲密关系的建立。

婴儿在妈妈的腹部蠕动，在乳房上轻蹭以及吃奶都会促进母亲体内催产素的释放，刺激子宫收缩。婴儿的行为也刺激了妈妈的垂体分泌催乳素，催乳素是产生母乳和利他行为（即把婴儿的需求放在自己的前面）的关键，这对婴儿的生存至关重要。当安静状态下不被打扰的时候，你们两个都可以熟悉你们的宝宝，按照你们自己的节奏发现宝宝的所有小动作和声音。

导乐师应该做什么？

导乐师可以回答一些你的问题，提出一些喂养的建议，帮助你识别宝宝的一些暗示。导乐师通常会列出一个计划，和你们进行讨论，回顾孩子的出生情况，并给出一些产后康复和护理新生儿的建议。你可以给出反馈，提出问题，最后确定你的职责。这对你和导乐师都意义非凡，你们共同经历了产妇的分娩，这对产妇来说是她一生中最艰难但最有意义的时刻。

正常产程总结

下面总结了正常分娩时各产程的特点及分娩陪伴者如何提供帮助。

发生了什么	你和导乐师能提供什么帮助
先兆临产 断断续续、非进展性宫缩，持续数小时或数天	

- 宫颈变软、变薄，宫颈管进行性消失。
- 产妇可能出现一些临产征兆（参阅第47页）。
- 如果孕周过长，产妇可能会感到焦虑、沮丧或疲惫。
- 产妇及其伴侣太紧张，以至于对宫缩反应过度。

- 鼓励产妇白天正常活动，晚上尽可能多休息。
- 适当做一些分散注意力的活动。
- 产妇根据自己的需求进食。
- 用"早期宫缩记录表"（参阅第56页）或智能手机软件记录宫缩的持续和间歇时间。
- 要有耐心，避免情绪激动或过度关注宫缩。
- 产妇可以通过听音乐、按摩、淋浴来放松。
- 如果需要任何建议，可以咨询导乐师。

发生了什么	你和导乐师能提供什么帮助

第一产程（2 ~ 24 小时）

潜伏期

分娩发动的最初阶段（从临产后规律宫缩开始至宫口扩张 3 厘米）

- 宫颈管消失至宫口开至 3 厘米。
- 宫缩频率，强度或持续时间增加。
- 有一个或两个显著的临产征兆。
- 这个阶段起初进展较慢。
- 产妇可能很兴奋且充满信心，也可能焦虑或苦恼。

- 尽量分散产妇的注意力。
- 如果产妇因为持续的宫缩而不能走路或说话，就让她缓缓地呼吸、放松。
- 导乐师此时应该参与进来，帮助你们。
- 如果羊膜囊已破，应积极采取措施。
- 帮助产妇平静下来，告知应对技巧。
- 向产妇解释这个阶段通常进展比较慢，要有耐心，要乐观。
- 时刻给产妇一些正向的反馈，时刻提醒她要放松。

活跃期之加速期（宫口扩张 3 ~ 6 厘米）

产妇阵痛明显，切实感受到宝宝快要出生了。

- 这个阶段宫缩变得频繁且强烈。
- 产妇专注于宫缩本身，很少与他人交流了。
- 产妇可能会泄气、哭泣，或者感觉看不到希望。
- 产妇可能想要极力控制产程的进展。
- 产妇可能需要镇痛药。
- 产妇可能会"放弃"努力，例如说："我做不到""我控制不住自己的身体"。这其实能帮助她放松下来。

- 用舒缓、平静的语气对产妇说话。
- 陪伴在产妇身边、鼓励她。
- 安抚产妇的不良情绪，你也要平静下来。
- 给予产妇正向反馈，运用 3Rs 策略减轻分娩疼痛（参阅第 122 页）。
- 导乐师可以打消产妇对潜伏期进展缓慢的疑虑，帮助你和产妇关注当下的产程进展。
- 产妇宫缩来临时不要问她问题。
- 使用"4-1-1 或 5-1-1 规则"（参阅第 72 页），打电话给医院的医护人员，汇报产妇的表现及宫缩情况。
- 鼓励产妇适当活动。
- 不要责备产妇，要使用积极的语言。
- 考虑产妇适合哪类分娩镇痛药（参阅第 8 章）。

活跃期之最大加速期（30 分钟 ~ 6 小时）

- 宫口扩张 5 ~ 8 厘米。
- 宫缩更强烈，持续 60 秒或更长时间，间歇时间缩短为 4 分钟或更短。
- 产程进展加快。
- 产妇变得安静、严肃，专注于分娩这件事。
- 产妇可能有适合自己的分娩节奏和应对技巧。
- 宫口扩张至 8 厘米时阵痛感最强烈。

- 到达产房后，跟护士或助产士沟通你们的分娩计划（参阅第 25 页）。
- 每一次宫缩来临时，你都要密切关注产妇。
- 要配合产妇的情绪，看她是平静、紧张还是专注。
- 鼓励产妇掌控分娩节奏，指出加快产程的办法。
- 使用减轻分娩疼痛的方法。
- 采用冷敷、热敷、按压、变换体位等方法缓解产妇的背痛。
- 帮助产妇掌握应对分娩艰难时刻的措施，必要的时候洗个热水澡。
- 如果你担心或不确定当下的情况，就询问导乐师、医护人员，让他们来帮助、解释或安慰产妇。
- 如果你已经筋疲力尽或饿了，请导乐师接替你一段时间以便可以吃口饭或眯一会儿。
- 提醒产妇每隔一两个小时排一次小便。
- 每一次宫缩结束后要向产妇递水，但是如果她不愿意喝，不要强求。

| 发生了什么 | 你和导乐师能提供什么帮助 |

活跃期之减速期（10 ~ 60 分钟）

- 宫口从 8 厘米扩张至开全（约 10 厘米），这通常需要历经 5 ~ 10 次宫缩。此时，宫颈"唇"的出现可能会延缓宫口开全的速度。
- 产妇宫缩持续时间变长，强度增加，间歇时间变短。
- 胎头开始下降，压迫产妇直肠会使产妇有想排便的感觉。
- 产妇变得焦躁不安、紧张、烦躁、绝望。她可能哭泣，想要放弃，或者对抗宫缩。她也可能会在宫缩间歇小睡一会儿。
- 产妇可能会颤抖和呕吐；她的皮肤在摩擦时可能会受伤；她先感觉热，然后又感觉冷。
- 好消息是马上宝宝就要出生了！

- 继续让产妇采用和最大加速期同样的减轻分娩疼痛的方法。
- 陪伴在产妇身边。
- 关注每一次宫缩的情况。
- 让产妇在宫缩间歇打个盹或放松一下，如果做不到，也没关系。
- 提醒产妇，这个阶段时间很短，让她做好准备，宝宝很快就要出生了。
- 提醒产妇，保持好分娩节奏很重要。
- 紧紧地抱一下产妇或者给予坚定的触摸会很有帮助，轻轻摩挲效果并不太理想。
- 如果产妇开始向下用力，立即呼叫护士或助产士。
- 根据护士或助产士的建议，辅助产妇向下用力。

第二产程，胎儿娩出期（15 分钟 ~ 3 小时）

休止期（10 ~ 30 分钟）

- 胎头可能已进入产道。
- 宫口完全扩张。产妇变得头脑清醒、乐观、坚定。
- 宫缩可能消失或停止，长达 30 分钟。
- 子宫正在为胎儿的娩出做准备。
- 如果胎儿已经位置很低了，很可能没有经历这段休止期直接进入下一阶段。
- 产妇感觉又做回了原来的自己，还会向医护人员提问题。
- 即使尚未有宫缩，医护人员也会建议产妇尝试向下用力。

- 保持耐心，提醒产妇在这个阶段要保持平静。
- 鼓励产妇放松，好好休息保存体力。
- 如果 20 分钟过去了，仍然没有宫缩，建议产妇变换体位。
- 和产妇一起回顾刚才经历了什么，鼓励她要积极乐观。咨询医护人员产妇如何利用这段时间休息。

发生了什么	你和导乐师能提供什么帮助

胎儿下降阶段（30 分钟 ~3 小时）

- 宫缩强烈。
- 胎儿沿着产道向下移动。
- 每一次宫缩都促使胎儿下降的力量变得更强、移动更频繁。
- 产妇产生向下推动的力量，且是非自发的、强烈的。
- 产妇因为感觉到胎头已经在阴道里而惊慌，因此可能收缩盆底肌肉。
- 胎儿在每次宫缩时向下移动，在间歇期又缩回。

- 提醒产妇放松盆底肌肉，例如可以对她说："打开"或"让孩子出来"。
- 鼓励产妇，当她感到宫缩来临时，提醒她向下用力。
- 如果产妇感觉有困难，可以尝试让她坐在坐便器上经历几次宫缩。
- 许多产妇后来都说，当宫缩来临时配合向下用力，宫缩停止时缓缓呼吸，这种感觉很好。
- 肯定产妇的努力，告诉她做得很好。
- 热敷可以帮助会阴部放松。
- 新生儿的头可能会有褶皱，不要惊慌。
- 如果需要，帮助产妇变换体位。

胎头着冠、胎儿娩出（2~20 分钟）

- 宫缩间歇期胎头不再回缩。
- 只经历几次宫缩，胎头就娩出了。
- 产妇会感到阴道里有强烈的烧灼或刺痛感，她想非常努力地把宝宝生出来，但如果强行用力，可能会导致会阴撕裂。
- 胎头娩出后发生转回和外旋转，然后胎肩及胎体也相继娩出。

- 不要催促产妇，提醒她停止用力，使用正确的呼吸方法。
- 帮助产妇按照助产士的指示去做。
- 注意产妇的保暖。
- 抱一抱新生儿，最好是能让宝宝和妈妈肌肤接触。
- 注意新生儿的保暖。

发生了什么	你和导乐师能提供什么帮助

第三产程，胎盘娩出期（5~30 分钟）

- 产妇可能非常虚弱，且对小宝宝充满好奇。
- 胎盘娩出时产妇会有轻微的感觉。
- 医护人员会按摩产妇的腹部，帮助子宫收缩，预防产后出血。这可能会给产妇带来不适，但按摩时间并不长。
- 胎盘从子宫壁上剥离。
- 脐带被钳夹和剪断。

- 轻轻对宝宝说话或唱歌，尤其是一些产妇怀孕时经常唱的歌，观察宝宝的反应。
- 跟医护人员学习如何按揉产妇的腹部，这在产后最初几天很重要。
- 确保产妇和新生儿所处环境温暖舒适。
- 如果有可能，推迟几分钟再剪断脐带，这样能使脐带内的血流入宝宝体内。

产后恢复和观察阶段（2~4 小时）

- 子宫开始回缩。
- 医护人员检查产妇和新生儿的身体情况。
- 开始母乳喂养，慢慢来，根据宝宝自己的节奏。
- 母婴进行肌肤接触可以提高产妇体内激素的水平，促进乳汁的分泌。

- 陪伴在产妇和新生儿的身边，享受当下珍贵的时刻。
- 接待来访者，但不要打扰到产妇和新生儿。
- 给家长和朋友打电话报喜。
- 拍摄影像资料。
- 为产妇和自己安排饮食。

第4章

减轻分娩疼痛的方法

在课堂上模拟分娩过程的时候，我在想，"老师佩妮是想让我们难堪吗？"她指导我帮助我的妻子林恩调整呼吸……，虽然看起来有点假。随后，当林恩分娩时，我正是用学到的方法帮助她调整分娩节奏。

——第一次当爸爸的杰夫

分娩的节奏很重要！

——第一次当爸爸的格雷格

很多生理性的原因可以引起分娩痛。在第一产程，分娩痛的原因有：

● 子宫收缩的肌肉是人体最强壮的肌肉，此时它达到最大收缩强度（试着在一段时间内做几次引体向上，手臂肌肉的疼痛与子宫收缩引起的疼痛相似，但强度较低）。

● 宫口扩张。（试着坐在地板上，双腿伸直，尽量向前弯腰，双手抓住你的小腿。这会让你了解子宫颈拉伸所引起的疼痛的性质。）

● 胎儿头部从骨盆内娩出时拉伸骨盆韧带，将导致程度由轻到重的背痛。1/4～1/3的产妇在分娩时会有背痛。

在第二产程，疼痛是由子宫收缩、骨盆受压以及盆底肌肉、阴道和会阴皮肤拉伸引起的。

恐惧、忧虑、羞耻或疲惫感也会使产妇的分娩痛增加。

疼痛与痛苦

"疼痛"和"痛苦"两者之间有很大的区别。分娩，虽然能引起长时间的疼痛，但未必一定造成痛苦。疼痛是一种令人不愉快的身体感觉，它可能与痛苦有关，也可能与痛苦无关。例如，人们在健身房锻炼或上坡时感到的疼痛并不是痛苦。痛苦则是一种心理状态，包括无助、悔恨、恐惧、恐慌或失去控制的感觉。例如，被爱人抛弃或被情感虐待（被忽视、侮辱或羞辱）或目睹他人受伤或自己受伤，可能会导致一个人遭受痛苦，即使你身体上没有感觉到疼痛。

很多女性告诉我们，最让她们担心的是分娩痛，她们将会不知所措、无助、失去控制。她们担心疼痛会超出自己的承受极限，而以一种羞耻的方式面对。如果女性在分娩过程中有这种感到痛苦的情绪，分娩的疼痛感会增加，难以承受。这类产妇不相信分娩的痛苦是可以控制、可以避免的。

当产妇意识到分娩疼痛是很正常的，并不是损伤或伤害的信号时，就不会因为恐惧而感到痛苦了。我们大多数人都有过自己不理解的痛苦，这让我们感到害怕。举个例子，当我的脚踝扭伤的时候，佩妮发出一种可怕的声音，我很害怕是骨折了。我非常痛苦地冲进了急诊室，在那里医生告诉我没有大碍，如果我在未来几周内穿上平底鞋，那就应该可以痊愈。我立刻感觉好多了，我可以不用坐轮椅而是自己走出医院。一旦有了这方面的知识储备，我就不再恐惧了，痛苦也随之消失。

临近分娩一些产妇如果感觉疲惫不堪，或者有什么事情干扰了她们的自信或应对方式，比如医护人员频繁的例行检查、他人令人沮丧的言论、缺乏情感支持或出现妊娠并发症等，都会使疼痛感转变为痛苦的体验。如果产妇了解为什么宫缩会引起疼痛，并且在平静和安全的环境中被温柔、贴心、自信的人不断地安慰和鼓励；如果她可以自由地活动，以获得更大的安慰；如果她知道如何有效地应对宫缩，恐惧感就会消失，感觉很幸福。即使宫缩变得非常强烈，产妇也不会受到影响，因为她能应付。

我们在分娩课上讨论了疼痛和痛苦的区别。我们的一个学生在她生完孩子后说，当她考虑硬膜外麻醉时，她问自己："我在受苦吗？"她回答说："我很疼，但我没有受苦。"她觉得自己可以不用硬膜外麻醉，于是她就这样做了，事实证明她并未感觉痛苦。

如何在分娩中减轻疼痛

你和产妇有很多方法可以减轻分娩痛。通过分娩教育（课程、书、视频、媒体和互联网资源），你可以了解分娩过程、让身心放松下来的措施、其他缓解分娩疼痛的方法以及关于产妇在分娩时的医疗选择。在分娩过程中，产妇可以使用熟练的技巧、有节奏的呼吸、集中注意力、合适的动作和姿势等缓解分娩痛。你可以帮助她，永远不要让她在分娩时独自一人承受，满足她的情感需求，通过按摩、握手、热敷或冷敷来安慰产妇，还可以建议其淋浴，这些方法都能让产妇放松下来。

这一章会更具体地告诉你如何来减轻分娩痛。把这些方法与给产妇的关怀和亲密的陪伴甚至镇痛药相结合，大多数产妇都能够成功地应对分娩痛。

在分娩开始之前，确保你知道并尊重产妇对使用镇痛药的偏好。使用"镇痛药偏好量表"（参阅第294页），来帮助产妇描述感受，以及判断与你的感觉是否不同。然后，你就会知道当她接近疼痛承受极限时会有什么反应。本章描述的许多缓解分娩时疼痛的方式都是非常有效的。

本章所描述的方式分几种：

- 消除或减少造成疼痛的因素。
- 增强其他愉快的感觉，以降低对疼痛的感受。
- 让产妇参与活动，把注意力从疼痛转移到其他事情上。
- 给予产妇关心、尊重，耐心倾听她的心声。

在产妇分娩前学习以下内容，这样你就可以在适当的时候提出建议，并帮助产妇践行这些方法。除了第1章所列的清单外，本章的信息还将帮助你选择令产妇感觉舒适的物品带到医院，以便在分娩过程中使用。

当你学习这些方式和姿势时，请记住，有时候产妇可以自己寻找到最好的应对方式。有的产妇看起来很内向、沉默寡言，请不要担心。你不需要让她参与讨论。她自己会知道什么时候需要你。没有必要预先计划好一切，只需在她需要的时候伸出援手即可。

3Rs：放松、节奏和仪式

应对疼痛和不确定的产程进展涉及使用"3Rs"理论即放松、节奏和仪式。这个方法来自本书作者佩妮·西姆金。她发现大多数能对宫缩应对自如的产妇都能很好地执行3Rs策略：

- 产妇可以在宫缩期或间歇期尽量放松，例如，四肢放松、静止不动同时缓慢而充分地呼吸。缓解紧张感、保持冷静，确实有助于减轻不适。或者产妇可以尝试"主动放松"，例如，有节奏地摆动身体、低声轻唱或呻吟也是非常有用的，特别是在分娩后期有强烈宫缩的情况下。在宫缩间歇期，让产妇休息或恢复正常的活动，直到下一次宫缩。

- 节奏，是指产妇在宫缩时有节奏地做着什么、有节奏地移动或呼吸，甚至连思考的过程也是有节奏的。

- 仪式，是指每次宫缩来临时重复做对产妇个人有效果的仪式性的、有节奏的活动。

分娩过程中做仪式性的、有节奏的活动

在产前和分娩早期，产妇通常能利用分散注意力的方法缓解疼痛，直到宫缩变得足够强烈，她们再也不能继续走路或说话了，才变得无法忍受。宫缩最强烈的阶段一般会持续30秒左右，此时产妇无法做分散注意力的事情，但可以做一些"仪式性的、有节奏的活动"。

通常孕妇学校会教授这些活动。如果产妇之前没有学习，可以请教护士或导乐师，例如产妇宫缩时可以呼吸（缓慢的、有节奏的呼吸），每次呼气时释放肌肉的紧张感，并以积极的方式集

中注意力（例如，放松眉毛、肩膀、手臂、臀部、腿或伴随宫缩计数呼吸）。

随着宫缩的加剧，产妇可以进行更轻、更快、更有节奏的呼吸（每10秒进行4~6次浅呼吸）；有节奏地摇摆、与陪伴者慢舞（图4.1）；或轻拍自己、陪伴者、枕头或其他物品；凝视陪伴者的脸并计数自己的呼吸；通过冥想、唱歌、呻吟或自言自语来集中注意力。

随着宫口开至大约5厘米时，许多产妇会停止思考、放弃对分娩的控制，表现得更加本能，她已经顾不上做之前学习过的习惯性动作了。这些都能帮助产妇应对每一次强烈的宫缩。随着产程的进展，习惯性动作也会发生改变。

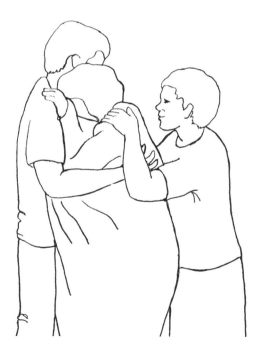

图4.1　图中产妇将脸埋在分娩陪伴者的胸前，
导乐师揉搓她的肩膀，3个人一起摇摆

当产妇出于本能应对宫缩时，负责思考的大脑皮层处于平静状态，而中脑和脑干是活跃的。法国产科医生米歇尔·奥登特提出了避免刺激产妇大脑皮层的重要性。此时，任何外界的刺激如明亮的灯光、人的走动，都会干扰产妇，影响产妇应对宫缩疼痛。

当然，在现代医院里，干扰是很常见的。我们常常会惊讶于一些产妇如何在长时间的产程中避免受干扰。

这些产妇缓解分娩痛的习惯性动作有什么共同之处呢？如前所述，这些动作都是配合着节奏进行的。节奏是3R策略中最重要的元素，它可以是产妇的喃喃自语、有节奏地抚摸或拍打，或者呻吟或摇晃身体等。

自发或借助外力的仪式性动作

有些产妇在分娩过程中会闭上眼睛，出现宫缩时要么变得非常安静，要么摇晃、轻拍、摇摆、呻吟。这是产妇自发进行的，她几乎注意不到周围的人。

另有一些产妇会睁大眼睛、集中注意力、晃动身体、有节奏地发声并且依靠别人来缓解疼痛。这些都是借助外力完成的。

产妇在分娩的早期多是通过自身应对疼痛，然后再逐渐转变为借助外力。

如何帮助产妇保持分娩的节奏

作为分娩陪伴者，你可以帮助产妇诱发或保持她自身的习惯性动作。首先，观察产妇在宫缩时的行为：她还在放松肌肉吗？

或者，她是在有节奏地摆动还是发声？这种方式如大声呻吟或剧烈摇晃，是否能帮助她很好地应对疼痛。如果产妇失去了节奏，你（或导乐师）的工作就是帮助她找到或恢复分娩的节奏（参阅第176页"产程进度缓慢时的应对措施"）。不要随意打断产妇自身缓解疼痛的方式。

你更多的是通过外力的作用帮助产妇，例如：

● 与产妇保持眼神交流。

● 晃动你的头引起产妇注意或用手抚摸她，在她呼吸或呻吟的时候低声说些安慰的话来帮助她保持节奏。

● 将其上臂、手、大腿或脚牢牢地压住。

● 给产妇按摩（参阅第161页"如何进行优质按摩？"）

● 与产妇紧紧地抱在一起，陪她散步、摇摆或慢舞。

如果产妇想靠自身的力量应对疼痛，你需要做的是：

● 始终陪着她，静静地、平静地握着她的手。

● 避免在宫缩时打扰她，并请别人也不要打扰她。

如果你很积极地做好了给予产妇支持的准备，那么当产妇想要借助自身力量时，你可能会觉得毫无用处。你想要做更多的事情，让她看着你，或者你轻抚她和她说话。然而，你必须意识到，她虽然需要你，但更多的是你的陪伴和关怀。当她靠自己的力量经历宫缩时（在宫缩期间放松，闭着眼睛），你做再多也是无益的。

即使产妇此刻不需要你的帮助，在宫缩期间你也要密切陪护。如果她开始退缩、紧张、大喊或失去节奏，你要吸引她的注意力并帮助她恢复节奏。

如果有持续的干扰——医护人员检测她的脉搏、体温、血压，抽血，进行一般的监测等——产妇可能会变得不太稳定，无法保持分娩节奏。这种情况下，你要告诉护士："能否让她在不被打断的情况下经历几次宫缩，我想这样她会觉得更有控制力，可以吗？"如果有一些检测是必须要进行的，那请你扮演好更积极的"教练"的角色，告诉产妇："在这个分娩过程中，最重要的事情就是保持你的节奏""让我帮你解决这个问题"，直到产妇能恢复之前的节奏。

一旦宫颈完全扩张，产妇就会变得更加警觉和专注，也不太可能使用和之前同样的缓解方式。强大的宫缩将决定她是否用力、何时以及如何用力，接近分娩时，她的兴奋的情绪和感受将逐渐增强。这一阶段，重点不再是帮产妇保持节奏，而是帮她保持良好的分娩体位，并鼓励产妇向下用力、放松会阴部。

产妇及其陪伴者缓解疼痛的案例分享

下面这些实现舒适分娩的方法一些产妇及其分娩陪伴者的经验分享。

一位丈夫在妻子宫缩的时候，都会挠她后背，具体做法：产妇跪在地上，身体前倾，靠在丈夫的大腿上。这位产妇发现，在宫缩的时候，她喜欢被人从左臀向左肩，然后向右肩，再向下到右臀抓挠。随着呼吸的变化，丈夫抓挠她的右肩，宫缩强度已经达到了顶峰，当他抓她的右臀时，宫缩已经结束了。这种抓挠是产妇一个非常有用的关注点，她可以通过陪伴者抓挠的部位来判断自己的宫缩情况。后来她说："根据抓挠位置的变化，我能判断宫缩什么时候出现。然后，我就有了缓解宫缩痛的方法。"

有的分娩陪伴者通过计数呼吸次数来帮助产妇了解宫缩强

度。在条件有限的情况下，一旦你了解了产妇宫缩时需要多少次呼吸，你就能知道什么时候宫缩即将结束。在产程活跃期，如果你仔细聆听产妇有节奏的呼吸或呻吟，你会注意到宫缩高峰时听起来产妇更紧张，一旦过了高峰，就又放松下来。当你确信宫缩已经过了高峰时，你可以这样对产妇说，"宫缩即将过去""慢慢放松，做得好"。

有一位产妇，她缓解疼痛的方式是梳头。这位产妇有着长长的、笔直的、柔顺的头发，只要她的母亲在宫缩时给她有节奏地梳头，她就能应对自如，一旦停下来，她就会感到很痛苦。更巧的是，在她还是个十几岁孩子的时候，母亲就经常会给她梳理头发，母女关系也因此变得非常亲密。当她分娩时母亲再为她梳头，她会很有安全感和感到满足。

还有一个很有意思的例子，有一位产妇在每次宫缩的时候，发现自己会盯着伴侣T恤上的一个洞，然后一直重复着对自己说："把洞吹掉，你就能控制住了。""把洞吹掉，你就能控制住了。"当她在宫缩的时候伴侣转身去喝水，她都会崩溃，说："你不能那样做！"伴侣认为她的意思是他不能喝水，于是解释道："我渴了！我需要喝点什么！"她的回答是："我需要你的洞！"他不知道T恤上的洞是让她保持专注的重要物品。

还有一个温馨的例子。一个产妇和她的伴侣在宫缩间歇缓慢地散步。当宫缩来临时，他们会面对面慢慢跳舞（参阅第144页），静静地在一起摇摆身体。当宫缩结束时，他们就继续缓慢散步。后来，丈夫含着泪描述这种方式："我从未感受到自己这么有男子气慨。我紧紧地抱着我的妻子，她的重心都压在我身上，我能感觉到她每一次宫缩的来临。"

让产妇保持分娩节奏意义重大，尽管很多医护人员、生育教育者还没有认识到这一点。更重要的是让产妇根据自己的个性和需求，运用自己独特的方式适应分娩的疼痛。

自我安慰措施

自我安慰措施是产妇在分娩前应掌握的技能，以缓解疼痛和促进产程进展。许多人会通过分娩学习班、音频或视频媒体以及书籍学习。产妇要提前做好计划，学会运用这些措施，在需要时做出正确的选择。下面的内容介绍了一些适合产妇的自我安慰措施，你可以和产妇一起练习。

放松

放松、有节奏的呼吸和集中注意力一直是产妇分娩准备的基础。大多数让产妇感觉舒适的措施都是为了让她放松下来。产妇在宫缩的时候让身体尽量放松，或者有节奏地摇摆身体、呻吟，有利于减轻分娩痛。所以产妇要试着放松自己，即使不能完全放松，也是有帮助的。

第一产程活跃期，产妇是很难放松下来的，这时候产妇就需要保持好分娩的节奏。

产妇在孕晚期时要学会识别并释放身体各个部位的紧张感。通过和她一起练习，你可以学习什么样的语气、哪些词以及什么样的抚摸可以帮助她放松。试试下面的方式：

● 当准妈妈平躺的时候，在她缓慢深呼吸的同时告诉她要集中注意力并放松身体的各个部位。从脚趾开始，慢慢地穿过身体的各个部位直到头部。

●帮助准妈妈识别"紧张点"，并释放紧张感。紧张点是身体的某个部位，当压力来临时，通过作用于这个部位可以缓解紧张感。紧张点可能是肩膀、脖子、眉毛、下巴、腰部或臀部。当你用整个手触碰准妈妈的这个部位，或者当你说"放松你的右肩"或者"让它在这里"时，可以帮助释放紧张感。如果准妈妈很难放松，可以让她尝试让某一部位先紧张起来（例如，尽可能地收紧手臂或腿），然后再放松。重复这个练习。

●尝试"悬空"一只手臂或一条腿。当准妈妈舒服地坐着或躺着的时候，轻轻地用你的一只手举起她的手臂，另一只手放在她的肘部上方。轻轻地上下左右移动她的手臂。鼓励她"放松"。准妈妈可以试着想象自己是一个松软的布娃娃。这个练习是训练准妈妈对你的信任度，学会区别紧张和放松。

在接下来的分娩过程中，你可以采取以下方式帮助产妇放松：

●当她感到宫缩来临时，提醒她立即采用自己的方式，运用有节奏的呼吸缓解紧张感。提醒她要放松。

●如果宫缩加剧，你要注意到产妇身体任何部位的紧张点，然后用舒缓的话语或抚摸（或者两者）来帮助她在这些部位释放紧张感。不要只是说"放松"，要更具体些。例如，当你触摸她的手、额头、肩膀等部位时，你会说："放在这里吧。"你的触摸应该是令人欣慰的，而不是紧张或试探性的。当产妇释放出压力和紧张感时，你要说"好"或者"就这样"。

●试着让产妇在宫缩时"悬空"肢体，也有利于放松下来。

●使用本章介绍的安慰措施和话语，帮助产妇在宫缩时和宫缩间歇放松下来。不断地尝试和失败会告诉你什么是最有效的方法。一旦你找到了有效的方法，坚持下去。

●如果宫缩很强烈，导致产妇无法放松，那就使用安慰性的话语、触摸和其他的舒适措施帮助她在宫缩间歇放松和休息，同时保持节奏。

催眠

许多产妇可以进入催眠的状态，在这种状态下，她能够保持深度放松，减少对疼痛的意识。在分娩过程中使用自我催眠需要适当的训练和练习。产妇的催眠状态可以由经过训练的分娩陪伴者或导乐师在分娩过程中引导（催眠治疗师在分娩过程中不会陪伴产妇，尽管有一些"轻度催眠"训练有助于催眠）。

经认证的催眠治疗师或生育教育者与产妇及其陪伴者可通过进行额外的培训密切合作，使用催眠来减少产妇分娩时的恐惧和焦虑，帮助她建立信心，并培养她对疼痛缓解技术的掌握。最近的一项研究表明，与传统的分娩舒适技术相比，使用自我催眠方法的产妇，对镇痛药的需求较少。这个方法的不足之处是，要想掌握该技术并在分娩中成功地使用它需要多次练习。

放松练习

以下内容适合产妇及其陪伴者阅读和学习，产妇可以通过2～3次深呼吸在每个紧张点释放紧张感，以获得充足的放松时间。（以下第二人称"你"指产妇）

1.打哈欠或者深呼吸。

2.将注意力（指产妇）集中在脚趾。想象一下，任何紧张的情绪随着呼吸消散了。你会感受到温暖和放松。

3.将注意力集中在你的脚踝，想象你的脚踝是多么放松。

4.将注意力集中在你的小腿，放松小腿的肌肉。

5.将注意力集中在你的膝盖。放松膝盖，可以扭动下身体。

6.将注意力集中在你的大腿，放松大腿肌肉。

7.将注意力集中在你的臀部和会阴。在待产和分娩过程中，这两个部位需要变得柔软而有弹性。分娩发动时，宝宝会沿着产道向下移动，会阴部的肌肉得到拉伸，让宝宝得以娩出。你要学会放松会阴肌肉，以便宝宝顺利娩出。

8.将注意力集中在你的腰部。想象一下，一个人用强壮、温暖的双手给你做腰部按摩，肌肉得到放松。这种感觉很好。

9.将注意力集中在你的腹部。放松腰部肌肉。腹部随着呼吸上下起伏。然后，把你的注意力转移到子宫里的胎儿身上，想象胎儿在子宫温暖的羊水中扭动——这是一个安全的地方，满足了宝宝对营养、氧气、温暖、活动和刺激的需求。宝宝听得到妈妈的心跳声、妈妈的声音、爸爸的声音、音乐和其他有趣的声音。你给了宝宝精心的呵护，满足了宝宝所有的需求。

10.将注意力集中在你的胸部。胸部随着呼吸上下起伏，像睡觉一样平静。

11.花点时间再次专注在你的呼吸上——通过鼻子吸气，然后通过嘴巴呼气——平缓地呼吸。注意你的气息，放松、保持平静。

12.将注意力集中在你的肩膀和背部上方。想象一下，你刚刚按摩过这些部位。深呼吸，放松。

13.将注意力集中在你的手臂。呼气，让手臂放松。

14.将注意力集中在你的颈部。头保持舒适的姿势，放松颈部肌肉。

15.将注意力集中在你的嘴唇和下颌。你的嘴巴不用闭紧，也不用张开，放松就好。

16. 将注意力集中在你的眼睛和眼睑。你的眼睛不需要持续睁着或闭着，保持平静，也不用持续聚焦。眼睑尽量放松。

17. 将注意力集中在你的眉毛和头皮。想象它们是多么放松。你的脸上浮现出平静、平和的表情。

18. 我们已经从你的脚趾头一直按摩到你的头顶。花点时间享受这平静和幸福的感觉。

你可以在任何时候放松，如在睡觉前、休息的时候。这就是你想要的分娩时的感受。

当然，在分娩期间，你不会一直躺着。你会行走、坐起、淋浴、改变体位。但是，每当宫缩来临的时候，你要放松，不需要维持特定的姿势，保持心情平静，要有信心，专注于当下的呼吸，有利于忽略分娩带来的疼痛。

19. 现在，是时候结束这个练习了。慢慢睁开你的眼睛，放松身体，适应你的周围环境。慢慢来，不必着急。

集中注意力

这种方法将产妇的注意力从痛苦转移到其他事情上。在宫缩期间，可以通过以下几种方式重新集中注意力：

● 产妇可以看着你（指分娩陪伴者）或者有意义的图画、雕像、花或其他物品。有的产妇会在墙上挂上可爱的婴儿服饰；有的产妇会在墙上挂上美丽的风景画或者强大的人物形象画；有的产妇会挂着宠物的照片。总之，可以挂一切产妇喜欢的物品。通过这种方式，转移产妇的注意力，是缓解疼痛很重要的方式。

● 产妇可以专注于感受你的抚摸、按摩。把她分娩的节奏和你抚摸的节奏保持一致。

• 在每次宫缩时数数或重复说某个词语。例如，她可能会呻吟，发出"噢……噢……噢"的声音；或者说"我可以……我可以……我想我可以……我想我可以"，如此重复这些话。有一位产妇甚至在宫缩时不停地重复着"硬膜外麻醉"这个词。导乐师问是否需要硬膜外麻醉，她回答说："不，如果我能说出来，我就不需要！"通常，这些做法是没有计划的、是产妇自发的。当产妇在数数、吟诵或大声呻吟的时候，你可以配合她。当然，无论你做什么，都不要打断她的节奏，帮助她维持住这种节奏就好。

想象

产妇可以想象一些积极的、令人愉快的或轻松的事情。例如，想象自己平静的呼吸或你的抚慰、按摩，可以把紧张感和痛苦带走；想象自己待在一个特别的、安全的、舒适的地方，在那里能彻底放松下来。产妇可以用不同的方式想象每一次宫缩：就像海浪的浮浮沉沉一样，就像山峰的跌宕起伏一样。

有一些想象是产妇提前设计的，而有的则是在分娩时自发产生的。自发的想象通常是非常有创造性的且对个人很有帮助。

有时，准爸爸准妈妈可以一起编织想象，这样丈夫就可以在分娩过程中指导妻子。你们可以一起回忆过去经历过的美好的回忆。以下介绍了在两个不同阶段，如何运用想象这种方法：

产程潜伏期的想象指导：

1.想象一下，你俩在一起很放松，做着很令人满足的事（例如，徒步旅行、共度一个美好的下午、进行一次愉快的交谈）。

2.一起散步或者一起吃一顿可口的饭菜，尽可能多地回忆起那段经历的细节。

3.将细节编织成一个简短的描述，包括开头、中间和结尾。在宫缩来临时，边想象边把它复述出来。

例如：一对夫妇曾经在一个寒冷的早晨早早地乘独木舟旅行。河水表面雾气升腾，鸟儿在头顶飞过，在远处可以看到一个摇摇欲坠的谷仓，一棵倒下的树堵住了河流，等等。到后来，这位妻子怀孕要分娩时，她选择在浴缸中沐浴，分娩陪伴者随着她的呼吸给她的后背泼水。每次宫缩来临时都会说："现在，让我们坐上独木舟，向前滑行。鸟儿飞过头顶，看到带有塌陷屋顶的谷仓，看不到其他人。一切都那么美好。现在，你可以休息会儿了"，陪伴者可以适当改变情节，且不断重复这段描述。后来，这位产妇说："他把我带回了那里。我的呼吸仿佛变成了划水的桨。当我把它从水里拿出来的时候，水从我的背上倾泻而出的声音变成了桨叶的滴水声。"

产程活跃期的想象指导：

1.让产妇描述自己曾在生理上、精神上面对过的挑战。

2.把这个挑战编成一个简短的描述，在宫缩来临时进行复述。

3.当宫缩变得更加强烈时，可以一起回忆过去有过的克服困难的难忘的经历。

例如：有一对夫妇回忆起他们常在一条很陡很长的山路上骑自行车。在很长一段时间里，他们都无法登上山顶。然而，最终在坚持不懈的努力下，他们最终爬到了山顶。当妻子进入产程活跃期时她把每一次宫缩都描绘成那座小山，并回忆当时的经历，经历了呼吸急促和肌肉疼痛，最终到达顶峰。夫妇俩口头禅是："坚持下去。"产妇后来说，随着宫缩的加剧，她想象爬的每座山都变得越来越高，越来越难攀爬，但是成功登顶的记忆能帮助她应对每次宫缩。

有节奏的呼吸和呻吟

每一种帮助分娩的方法都要伴随有节奏的呼吸为主。它是使用最广泛的分娩安慰方式。在美国的一项大型调查中，49%的产妇使用了这种呼吸方式。加拿大的一项调查发现，74%的产妇也是如此。事实上，每项要求很高的身体活动或运动，以及冥想和减压技巧要想成功，都需要有节奏的呼吸。有节奏的呼吸或呻吟以及放松，对缓解疼痛具有独特及巨大的作用：

● 当一个人感到焦虑或不知所措的时候，有节奏的呼吸或呻吟能使人平静。

● 在稳定的节奏中呼吸或呻吟能使人放松，特别是当你学会在每次呼气时释放紧张感。

● 有节奏的呼吸或呻吟能使产妇在一定程度上控制自己对宫缩的反应。

● 当条件不允许采取舒适方式如洗澡或淋浴、按摩或运动时，进行有节奏的呼吸或呻吟是有效的。例如，当产妇无法从床上爬起来时、当产妇接受了电子胎心监护或静脉滴注时，或者当产妇已经注射了镇痛药时，许多舒适的措施都是不可能实施的。参阅第196页"禁止产妇下床的情况"，其中提供了具体的建议。

产妇学会有节奏的呼吸和呻吟，对于实现顺利分娩，事半功倍。

在宫口扩张阶段可以进行两种类型的呼吸：慢呼吸和轻呼吸。建议你和产妇都要学习，并调整到让产妇感到舒服的速度和节奏，并在分娩过程中运用它们。

慢呼吸

我们建议从缓慢而不是轻呼吸开始练习，因为前者是比较容易掌握的。当分散注意力的方法不再让产妇感到舒适时，就开始这样做；也就是说，当宫缩变得很强烈时，产妇会停下脚步，无法继续行走、说话或做任何其他事情。基于这些原因，产妇应该开始缓慢呼吸，这样她就能很好地放松。

缓慢呼吸的关键是让产妇放松且充分地呼吸，对她说："充分地吸气，缓慢地呼气。"如果分娩太用力，产妇的呼吸会变得紧促，身体也会表现出紧张感。

以下是如何在分娩时使用缓慢呼吸的方法：

1.当宫缩开始时，产妇要集中注意力。

2.产妇发出一声深深、放松的叹息，来释放全身的紧张感。

3.产妇要慢慢地呼吸——最好是（尽管不一定）通过鼻子吸气，通过嘴呼气——每一次呼气都要长叹一声或呻吟。在每次呼气结束时，产妇停下来等待片刻，不要急于吸气。呼吸频率控制在每分钟5～12次。每次呼气时，都应很放松，释放出全身各个部位的紧张感（比如眉毛、下颌、肩膀、双臂）。有些产妇在每次呼气时发出"马唇"的声音，指马的嘴唇随着呼气而振动，也被称为"马嘶"。

4.当宫缩结束时，恢复正常的活动，就暂时不需要这种呼吸了。

产妇只要觉得有益就应该使用缓慢呼吸。有些产妇在整个分娩过程中只使用缓慢呼吸。然而，对于大多数产妇来说，当宫缩变得很强烈和频繁时，难以维持慢呼吸。在这种情况下，就需要切换到轻呼吸。如果产妇在分娩的早期就开始轻呼吸，她可能会在分娩后期恢复慢呼吸。

轻呼吸

掌握轻呼吸的节奏需要一些练习，就像在游泳时需要时间来学习有节奏的呼吸一样。而且，正如游泳时有节奏的呼吸使人游得更好，轻呼吸的节奏使产妇更好地控制疼痛。产妇一旦掌握了如何做，轻呼吸就像慢呼吸一样容易。以下是在分娩过程中使用轻呼吸的方法：

1. 当宫缩开始时，产妇会集中注意力。

2. 她通过嘴开始短暂、快速地呼吸，静静地吸气，快速地呼气，然后在每次呼气后短暂地停顿。每1～2秒进行一次呼吸或每分钟呼吸30～60次。每次呼气时都会释放出紧张感。

3. 以这个速度继续呼吸，直到宫缩开始消退。然后，如果需要的话，她要么放慢呼吸速度，要么在宫缩结束前保持同样的呼吸速度。

4. 当宫缩结束时，直到下次宫缩开始之前，她可以休息一会儿或继续做她正在做的事情。当下一次收缩时，重复轻呼吸。

鼓励产妇练习这种呼吸方式，在分娩前掌握它。只需要练习几次就可以掌握了。一开始，轻呼吸可能会让人不舒服（它可能会导致口干、头晕目眩或者感觉无法呼吸到充足的空气）。然而，通过调整和使用，产妇整个人可以感到轻松和舒适。轻呼吸对产妇帮助很大。

练习轻呼吸，直到产妇能够以每分钟30～60次的频率呼吸，并持续1～2分钟，而不会因过度呼吸而停下来或感到头晕目眩。如果她感到头晕目眩，稍微放慢速度，在每次呼吸结束时停顿时间稍微长一点，或者呼吸更浅一点（这样就不会有太多的空气进出）。头晕目眩的感觉是令人烦恼和不舒服的，一旦能熟练运用这种呼吸技巧，它就不会发生了。如果产妇在分娩前掌握了轻呼吸，那么在分娩过程中，她就不可能过度通气。

当产妇练习有节奏的呼吸时，她全身都很放松，特别是肩膀和躯干。如果身体很紧张，她更有可能会通气过度。你需要提醒产妇保持呼吸节奏。产妇按自己的"节奏"来"训练"自己，这是很有帮助的。产妇通过摇摆身体、摇头、计数呼吸次数或者你随着产妇呼吸的节奏用手打拍子，似乎能帮助她保持稳定的节奏。打拍子时要保持你的手和手腕放松，记住在产妇每次呼气结束时短暂停止。你也要放松下来，这可以感染到产妇。

一旦掌握了这两种呼吸方式，产妇就能以最舒服的方式在分娩过程中调整呼吸节奏。她可能想要把慢呼吸和轻呼吸结合起来。例如，她会在宫缩开始和结束的时候使用慢呼吸，而在宫缩很强时使用轻呼吸。

请记住，有节奏的呼吸应该是在很放松的状态下完成的，不需要太多的思考，产妇一旦熟练掌握这些呼吸技巧，也有利于注意力的集中。

用力技巧

产妇分娩时的用力技巧：

● 一种是避免产妇在非分娩或不利的情况下强行用力。

● 其他的方法则是在产妇应该用力的分娩阶段使用，包括自发性用力、自我引导下用力及指导下用力。具体方法如下：

避免强行用力

在分娩过程中，有3种情况，产妇不应该用力。分别是：

1．宫颈完全扩张之前（通过阴道检查确定）。如果胎儿头部对阴道壁施加了异常压力，那么在宫颈开了6厘米的时候就会使产妇产生向下用力的冲动。

2．在活跃期之减速期（宫口从8厘米扩张至开全），医护人员通过阴道检查发现宫颈前后唇比较坚韧的时候。

3．胎头着冠和胎儿娩出的时候。

在宫口扩张过程中用力的话可能会增加胎儿对宫颈的压力，导致宫颈肿胀，从而减缓产程。在宫口扩张之前，如果有强烈的推挤冲动，产妇可以采取膝胸卧位或侧卧位。在活跃期之减速期阶段，直到宫颈唇消失，产妇都不应用力。

当产妇被告知不要用力时，可以用这种方式避免用力过猛：快速且轻轻屏息，然后有力呼气，发生咕噜声。你可以在每次宫缩时和产妇聊天，帮助她发出"咕噜声"。

在胎头着冠和胎儿娩出阶段，向下用力可能会导致产道拉伸过快、损伤阴道或急产。在这段时间里，产妇不要屏住呼吸，当她感到想要用力的时候，让她抬起下巴，缓慢呼吸。说起来容易做起来难，因为这种用力的冲动是非常强烈的。你可以与她保持眼神交流，与她交谈，或者在她喘气时有节奏地点头。

不要对这些技巧期望过高，这些做法只是减轻产妇向下用力的强度。

有下坠感时如何用力

一旦产妇感觉有向下的推力且宫颈完全扩张了，医护人员会让其用力。通常，产妇应该自己用力，具体应该这样做：

1．宫缩开始时，产妇应集中注意力。

2．使用任何一种最适合自己的呼吸节奏——缓慢或浅快的，直到她无法抗拒用力的冲动。

3.每次宫缩会有3～6次下坠感。子宫的阵发性收缩使产妇产生一种无意识的向下的力（屏住呼吸、用力喘气、呻吟或紧张），每次持续5～7秒。不要担心在用力的时候会失去节奏感。在这个阶段，最重要的是如何配合宫缩用力，而不是保持节奏。

4.一旦这种向下的冲动消失，产妇就会变成轻呼吸，直到下一次宫缩高潮的来临。这种模式一直持续到宫缩结束。

5.当宫缩结束时，产妇会休息一会儿，等待下一次宫缩。

自发性用力

这适用于产妇无法产生向下推力的时候。她的眼睛可能会闭上，可能会蜷缩起来，拱起背，抬起下巴，好像在抵抗宫缩。

如果产程向着这个情况进展，请不要担心。然而，如果胎儿没有分娩出来，请咨询医生或护士并尝试以下5种方法：

1.提醒产妇保持清醒，这样有利于产程的进展。

2.如果产程有明显的进展，要多鼓励产妇。

3.当胎儿快要娩出时，告诉产妇，有助于她自发用力。

4.如果上述措施仍然无效，建议产妇改变体位。任何体位的改变都可能帮助产妇更有效地集中精力和用力。

5.如果这些措施都效果不好，那就试着直接用力。

直接用力

直到20世纪80年代末，在几乎所有的医院里，直接用力都是唯一使用的方法。产妇需要屏住呼吸并向下用力，坚持10个数，然后在每次宫缩过程中都屏住呼吸，重复这一动作。研究表明，保持高强度、长时间的屏气和用力可能会使产妇筋疲力尽，导致胎儿窘迫（因为持续屏气会减少胎儿的氧气供应），并导致支撑膀胱和子宫的盆底肌肉和韧带极度伸展，这可能引发后期的膀胱和肠道问题。

如今，出现以下情况建议产妇直接用力：

● 在自发性用力时胎儿下降速度太慢，医生考虑是否采取措施辅助分娩时（参阅第230页"会阴侧切术"、第232页"胎头吸引术"、第234页"产钳术"）。在采用辅助工具助娩之前，产妇应该尝试直接用力。

● 当给予产妇硬膜外麻醉时，不能完全感受到用力的冲动，所以不能自发用力。然而，在这种情况下，如果她可以使用下文描述的改良的直接用力的方法，可能会消除一些不良影响。

● 直接用力仍是医院的常规做法。你们应提前询问产妇的助产士是否提倡这种用力方法。

改良的直接用力

除了需要避免使用器械外，直接用力技术可以被改良为类似于自我引导下用力，以减少不良影响：

1.宫缩开始时，产妇要集中注意力。你、护士或者导乐师告诉她要做什么："吸气、呼气，做2～4次，感受宫缩的到来。然后，屏住呼吸，保持，心里默念1、2、3、4、5、6，随后，再吸气、呼气。然后做几次快速的呼吸，再屏住呼吸。"

2.产妇会以这种方式继续下去，直到宫缩消退。

3.宫缩结束后，让她休息一会儿，等待下一次宫缩来临。

体位与运动对分娩的影响

自由活动和变换体位会使产妇:

- 感觉更舒适,产程甚至可以加速。
- 能够找到适合自己的分娩体位。
- 产妇可以站立、行走、坐、斜靠、蹲、跪着、侧卧、倚靠分娩球等。
- 可以走路、摇晃身体或有节奏地摇摆。

鼓励产妇在不安、沮丧、痛苦不堪或者产程变慢的情况下尝试改变体位或做一些动作。每隔30分钟左右更换一次,可能会比较好。在分娩阶段,产妇也可以使用不同的体位,特别是这个阶段需要一个多小时的情况下。

胎儿娩出前导乐师可能会要求产妇采取一种体位,让她更有信心"抓住婴儿",比如半坐或平躺在床上,腿靠近胸部。参阅第143页"产妇的体位与运动",了解有用的体位及其带来的好处。

大多数医院都有可以升降的分娩床,它们有可拆卸的组件,支持产妇尝试各种各样的体位,比如半坐位、站立位、膝胸卧位、前倾以及深蹲位。这些床大部分都有电子控制装置。当你第一次到达医院时,按下所有的按钮,看看床是如何运作的,并尝试多种可能采取的姿势。

产妇的体位与运动

站立

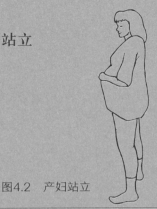

图4.2　产妇站立

独特的优势：

- 利用重力的作用。
- 对于一些产妇来说，比坐着或躺着更舒服。
- 缩短宫缩时间，帮助加快产程。
- 帮助胎儿入盆。
- 对于一直处于卧位的产妇，变成站立姿势，可能会加速产程。
- 可能在第二产程帮助产妇向下用力。

散步

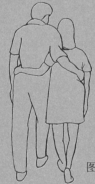

图4.3　陪伴产妇散步

独特的优势：

除了具备站立的优势外，还能够：

- 引起骨盆关节轻微的变化，从而促使胎头旋转和下降。

站位趴在陪伴者身上、床上或分娩球上

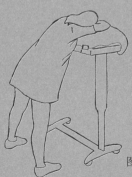

图4.4　产妇处于站立趴位

独特的优势：

除了与站立具有相同的优势，还能够：

- 缓解背痛。
- 让陪伴者或导乐师更容易进行背部按摩。
- 可能比直立行走更能让人放松。
- 可与电子胎心监护仪一起使用（没有无线监护仪，产妇必须站在床边的情况除外）。

慢舞

产妇依偎着陪伴者，把头靠在陪伴者的胸部或肩膀上。陪伴者的手臂环绕着产妇。产妇可以把拇指塞进陪伴者的腰带或放在腰带上，以获得舒适感。双方可以跟着音乐一起摇摆，并配合有节奏的呼吸。

独特的优势：

除了具备站立的优势外，还能够：

● 导致骨盆关节发生变化，促使胎头旋转和下降。

● 被所爱的人拥抱会增加产妇的幸福感。

● 节奏和音乐会增添舒适感。

● 来自陪伴者手部的压力可缓解背部疼痛。

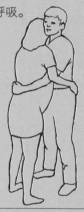

图4.5　陪伴者与产妇慢舞

站立弓箭步

站在椅子的旁边，面对前方，把一只脚放在椅子上，呈弓步，在宫缩期间，产妇反复、缓慢、有节奏地用放在椅子上的脚做弓步运动（一侧进行2～3次宫缩，然后换另一侧）。她应该能感觉到大腿内侧肌肉的伸展。确保椅子的安全，并帮助产妇保持平衡。

独特的优势：

● 使骨盆关节发生变化。

● 为胎儿在盆腔内变换姿势提供空间。

● 可能会缓解宫缩引起的背部疼痛。

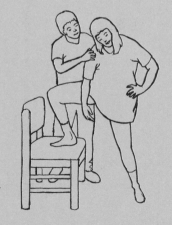

图4.6　站立弓箭步

跪位弓箭步

从起始位置（a）慢慢抬起膝盖和臀部，向一侧做弓步（b），并在宫缩时返回原来位置（a）。如果产妇感觉舒适，则向右侧弓步进行 2 ~ 3 次宫缩，然后转向左侧。产妇应该会感觉到大腿内侧得到伸展。

独特的优势：

与站立弓箭步相同。

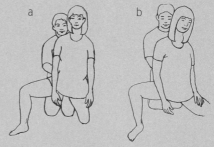

图4.7　跪位弓箭步

端坐

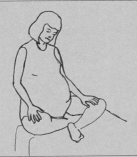

独特的优势：

- 让产妇在宫缩间歇休息。
- 利用重力帮助胎儿下降。
- 可配合电子胎心监护仪的使用。

图4.8　端坐

身体向前坐在坐便器上

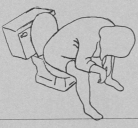

独特的优势：

和端坐具有相同的优势，还能够：

- 可以帮助放松会阴，帮助产妇有效地用力。

图4.9　产妇坐在坐便器上

半卧位

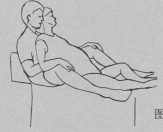

独特的优势：

和端坐具有相同的优势，还能够：

- 方便进行阴道检查。
- 是产妇躺在产床上较容易采取的体位。

图4.10　半卧位

坐在椅子上摇晃或者在分娩球上摇摆

独特的优势：

和站立具有相同的优势，还能够：

● 帮助放松躯干和会阴。

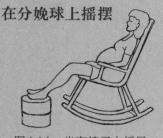

图4.11　坐在椅子上摇晃

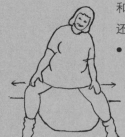

图4.12　坐在分娩球上摇摆

面向后骑坐在椅子上

独特的优势：

和端坐具有相同的优势，还能够：

● 缓解背痛。

● 很容易让陪伴者按摩背部。

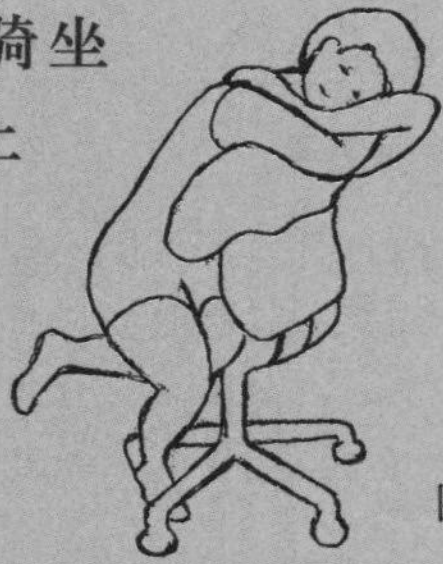

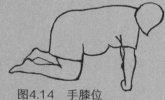

图4.13　面向后骑坐在椅子上

手膝位

独特的优势：

● 有助于缓解背痛。

● 协助胎儿在枕后位的旋转。

● 允许骨盆做摇摆动作和进行其他身体部位的运动。

● 减轻对肛门的压力，以免导致痔疮。

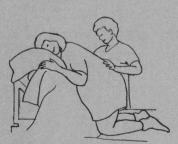

图4.14　手膝位

跪着趴在床背或分娩球上

独特的优势：

与手膝位具有相同的优势，还能够：

● 减轻手腕和手的压力。

● 在大的浴缸中完成，可以非常有效地缓解背部疼痛。

图4.15　跪着趴在床背上

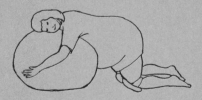

图4.16　跪着趴在分娩球上

膝胸卧位

产妇双膝和前臂着地，胸部紧贴
地板，双臂高于胸部，前臂反撑
起身体重量。陪伴者可以坐在椅
子上来支撑产妇，双脚打开约
23 厘米，产妇把头靠在陪伴者
的小腿之间。持续 30 ～ 45 分钟。
如果陪伴者的小腿不舒服，可以
垫上毛巾。

独特的优势：

● 可能有助于加快分娩。

● 减轻骶部疼痛。

● 重力能使胎头移出骨盆，在重新入
盆前旋转或俯屈，然后以有利的位
置入盆。

● 如果产妇宫颈水肿或前唇未消
失，可以减轻宫颈压力（此体位
也适用于处理胎儿脐带脱垂；
参阅第 256 页 "脐带
脱垂"）。

图4.17　开放式膝
胸卧位

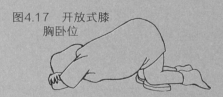

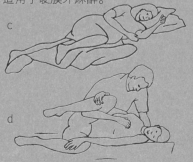

图4.18　肩膀放在陪伴者胫部的
开放式膝胸卧位

侧卧位或侧俯卧位

产妇侧卧于床上，双臂和膝盖
放松，两腿之间放一个枕头（a）；
产妇面向一边侧躺，下面的腿尽
可能伸直，上面的腿弯曲呈 90°，
并用一两个枕头垫起手，身体
就像一个转轴，不完全地转向前
方（b、c），分娩时陪伴者可以
抱住产妇的大腿用力（d）。

独特的优势：

● 让产妇休息一会儿。

● 使干预措施易于执行。

● 有助于降低产妇的高血压。

● 如果使用镇痛药，比站立或俯卧位更安全。

● 与步行交替时可以促进产程进展。

● 可以减缓速度非常快的第二产程。

● 侧卧位和侧俯卧位之间的转换有助于改变
胎儿的位置。

● 适用于硬膜外麻醉。

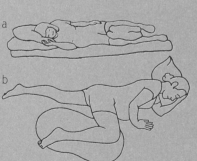

图4.19　侧卧位或侧俯卧位

蹲位

产妇蹲在地板或床上，握住你的手（a）或有栏杆的协助（b）；或者陪伴者坐下分开大腿，产妇背对着陪伴者，站在陪伴者的两侧膝盖之间，然后蹲下，手臂放在陪伴者的大腿上以获得支撑（c）。

独特的优势：

- 可缓解背痛。
- 利用重力帮助胎儿下降。
- 可以帮助胎儿旋转。
- 扩大骨盆出口。
- 提供机械优势作用：躯体对骨盆的压力比其他体位更大。
- 可能有助于增加产妇的用力欲望。
- 产妇可自由降低重心，感觉更舒服。
- 产妇用力减少。

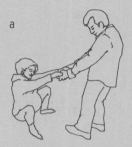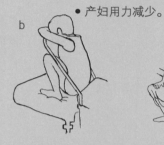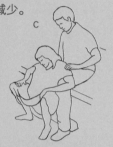

图4.20　蹲位：a.同伴式蹲位；b.栏杆式蹲位；c.支撑式蹲位

三人低蹲位

陪伴者坐在无扶手直背椅子上，产妇面向陪伴者跨坐在其大腿上并相互拥抱。当宫缩来临时，陪伴者分开大腿使产妇屁股下沉于腿间，同时产妇弯曲膝盖，屁股尽力向远处下沉。另一个人站在陪伴者的身后，以足够力量抓住产妇腕关节以确保安全。宫缩间歇期，陪伴者将腿合在一起，使产妇坐在上面稍作休息。

注意： 如果产妇的体重超过陪伴者所能承受的重量，可能无法进行此项操作。

独特的优势：

和蹲位具有相同的优势，还能够：

- 避免产妇的膝盖和脚踝受到压力。
- 使疲惫的产妇通过更少的努力获得更多的帮助。
- 产妇被紧紧拥抱可提高其幸福感和安全感。

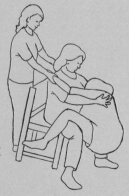

图4.21　三人低蹲位

支撑式蹲位

宫缩时，产妇背靠陪伴者，陪伴者前臂放在产妇腋下并用力上举，托起产妇身体的全部重量。宫缩间歇期产妇可站立休息。

独特的优势：

- 拉长躯体，让胎儿有更多的空间入盆。
- 较其他体位能给予骨盆关节更多的易变性，使胎头适应骨盆需要而更好地塑形。
- 利用重力帮助胎儿下降。

注意：这个姿势需要陪伴者很大的力气。下文介绍的体位，可以使陪伴者更省力。

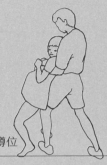

图4.22　支撑式蹲位

悬吊位

陪伴者坐在较高的床上或柜台上，双脚放在椅子或脚蹬上，分开大腿。产妇背向陪伴者站立其双腿之间，上肢放松地放在陪伴者大腿上。宫缩时，上肢放松地降低自己的身体，陪伴者用大腿夹紧产妇胸部两侧。产妇身体的全部重量靠上肢支撑在陪伴者大腿上。宫缩间歇期，产妇站立休息。

独特的优势：

与"支撑式蹲位"具有相同的优势，但陪伴者用力较少。

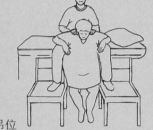

图4.23　悬吊位

夸张截石位

产妇仰面平躺下，双腿外展，将双膝拉向肩膀。宫缩时，产妇放下双腿。这种体位不要经常使用，因为产妇会疲劳，并且还要对抗重力的作用。

独特的优势：

- 有助于延长第二产程。
- 当胎头被"卡"在耻骨联合下，向着产妇肩膀方向上拉其膝盖，能旋转骨盆后腔，尽力放平骶部，使耻骨联合向着产妇头部方向旋转，有助于胎儿滑过耻骨联合而继续下降。

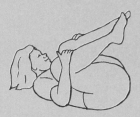

图4.24　夸张截石位

骨盆摆动

产妇取手膝位，收紧腹部肌肉并弓起背部，然后放松并将背部收回至身体正中。产妇可以在宫缩期有节奏地慢慢摆动骨盆。

独特的优势：

变换体位a和b可引起骨盆关节的运动和变化；体位b可以打开骨盆。在第二产程有助于胎头旋转。

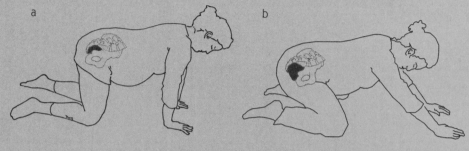

图4.25　骨盆摆动：a.背部平直；b.背部弯曲

令产妇感觉舒适的辅助设施

除了上述介绍的体位之外，还可以用一些让产妇感觉舒适的物品或设备：有些是产房内有的，可以在分娩时使用；有些你可能需要随身携带。大多数物品很容易在商店或网上找到。如果你找不到，可以咨询医护人员、生育指导师或者导乐师。

水疗

水疗是在分娩过程中对产妇安全、有效的缓解疼痛的方法之一（图4.26）。几个世纪以来，水疗法被用于使人放松，治疗和缓解疼痛。现在它被广泛应用于理疗、运动医学和其他医学学科。而今，这种方式也被广泛用于分娩。大多数医院都有淋浴，有的医院还安装了浴缸。一些医院的浴缸上安装了轮子，可以从一个分娩室转移到另一个分娩室。

大量研究表明，在分娩过程中正确使用水疗法是安全的，可以减轻产妇的疼痛感，并加速产程。它比镇痛药有优势：产妇可以正常活动，而且保持清醒。

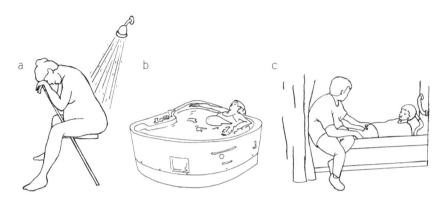

图4.26　产妇可以采用的水疗方法：a.喷淋骶部；b.半卧在分娩池中；c.半卧在浴缸中

淋浴和池浴对产妇的影响是不同的。虽然两者都能使人放松并减轻疼痛（不能消除），但淋浴使用起来更加方便，预防意外发生的措施较少。与盆浴相比，淋浴的水温较易掌握。产妇可以在分娩早期进行淋浴，在分娩活跃期进行盆浴。但是，淋浴时产妇不能轻易躺下，与盆浴相比，似乎没有加速产程的效果。

池浴如何减轻产妇疼痛和加速产程？

当产妇进行池浴时，身体会发生一系列的生理变化：

●产妇立即会感觉到很放松，水的温暖和浮力会减轻疼痛，应激激素的分泌会下降。

●脑垂体中催产素的分泌增加，导致宫缩更强；产程也会加速但疼痛不会增加。

● 随着催产素分泌的增加，产妇会出现平静和幸福的感觉（注意：静脉注射催产素没有镇静作用，因为它无法通过血脑屏障）。

池浴带来好处可以持续两个小时左右，在此之后，产妇的激素水平变化会导致宫缩减弱。为了防止这种情况发生，产妇要在大约一个半小时后或者宫缩减弱或不那么强烈的时候离开浴缸。然后间隔30分钟左右，可以再次进行池浴。

产妇何时进行池浴最合适？

池浴要想取得好的效果对时间是有要求的，所以不应该进行太早，除非医护人员想要阻止过早的宫缩，或者产程进展很缓慢。否则，产妇应该等到宫口扩张至少5厘米、宫缩明显变得越来越频繁（间隔4~5分钟），且每次宫缩持续1分钟，再进行池浴。进入浴缸的那一刻，产妇之前经历的疼痛会立刻缓解，宫颈也会迅速扩张。在这之前，产妇可以淋浴，这不会减慢分娩的速度。

水温多少摄氏度最合适？

水温不应超过37℃，这非常重要。如果水温太高，产妇的体温也会上升，可能会导致胎儿的心率增加。另外，水温太高可能会导致产程变慢，产妇也会有不适感。

如果破水了，水疗是否安全？

大量的研究表明，如果产妇破水了，符合卫生条件的水疗是不会增加感染风险的。

产妇进行水疗时，能监测胎儿情况吗？

能。防水手持式多普勒及摇感式胎心监护仪都可以用于水疗时监测胎儿情况。

老式有线胎心监护仪和超声探头（腰带式）能持续监测水中胎儿，其具有高度防水性（图4.27a）。新型无线遥控防水监护仪和超声探头能在浴池中连续监测胎心，可用腰带系在产妇腹部，但它是独立的，没有电线连接（图4.27b）。

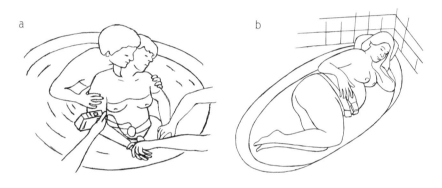

图4.27　产妇沐浴时可以监测胎儿情况：a.浴池中遥感
胎心监护；b.浴池中无线遥感监护

产妇害羞怎么办？

如果产妇不想在水里赤身裸体，可以考虑穿一个不透明的运动胸罩或背心及宽松的短裤，直到产程开始。或者，可以用毛巾来遮盖身体。

如果胎儿出生在水中怎么办？

这种情况可能发生在急产时，其产程不容易控制。如果医院有反对水中分娩的严格规定，那么需要密切关注产妇，并要求其在宫缩开始的时候离开浴缸。如果胎儿出生在水中，应将其立即带离水中，并用毛巾擦干。在胎盘娩出之前，协助产妇离开水中。

在许多国家，特别是欧洲和澳大利亚，水中分娩每天都会发生，并被认为是健康孕妇的安全选择。大量研究发现，当护理人员掌握了这种分娩方式，且产妇身体健康、分娩过程顺利，水中分娩就像在分娩床上分娩一样安全。在北美，水中分娩只有在家庭、生育中心和少数几家医院中施行。水中分娩大多是由助产士协助完成的，尽管也有一些医生参与其中。

分娩球

这种大的充气球（也称为运动或瑜伽球）被广泛应用于各个领域，以纠正平衡问题、缓解背部疾病、增强身体力量和灵活性并帮助放松。在分娩过程中，我们称之为"分娩球"，产妇通过以下方式使用它来获得舒适感和促进产程进展。

• 产妇坐在分娩球上面，在宫缩时摇摆，这样可以帮助产妇放松躯干和盆底肌肉（图4.28a）。

• 产妇跪在地板上（膝盖下面铺上垫子或戴有护膝）或床上，向前趴在分娩球上。这样做能缓解背部疼痛，方便胎头旋转以及可能改善胎心率，会让产妇更舒适。产妇也可以毫不费力地摇摆身体（图4.28b）。

• 产妇站着趴在分娩球上，在宫缩的时候，有节奏地、毫不费力地左右摇摆。这与跪着靠着分娩球带来的好处相同，也可以借用重力帮助胎儿下降（图4.28c）。

•胎儿出生后，分娩球在家里也能起到很大的作用。你可以抱着宝宝一起坐在球上，轻轻或用力弹跳，能够快速安抚烦躁的宝宝（图4.28d）。这是一种很好的安抚宝宝的办法，还不会让你疲惫不堪。当然，需要排除宝宝的哭闹是由于饥饿造成的。

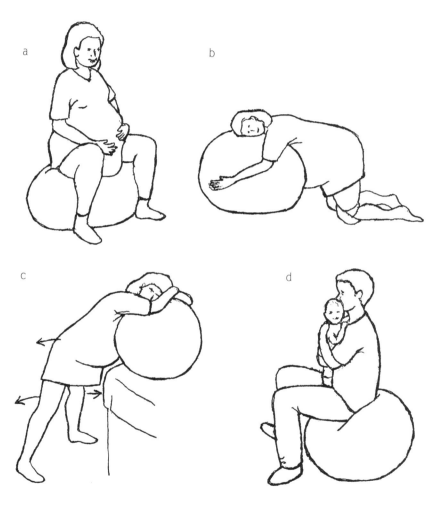

图4.28　a.坐在分娩球上面；b.跪着趴在分娩球上，戴有护膝；c.站着趴在分娩球上摇摆；d.用分娩球安抚哭泣的宝宝

分娩球有各种大小和形状。中等身高的产妇（160～170厘米）可以选择直径65厘米的球；矮个子的产妇（身高<160厘米）可以选择直径55～65厘米的；高个子的产妇（身高>170厘米）则建议选择直径75厘米的球。

产妇坐在球上时，大腿应该与地面平行或比膝盖稍微高一些。球的大小可用充气量决定，可根据产妇的舒适度决定充气量，以使分娩球具有更好的稳定性。

另外，还可选择花生形状的分娩球（图4.29），但圆形的分娩球是最好的，因为它可以向各个方向运动。产妇在分娩前练习坐在球上或在球上摇摆是有益的，这样在分娩时使用分娩球才会感到安心。

即使你所在的医院有分娩球，你也可能想自己再买一个，在分娩后的几个月里用它来哄宝宝。这些球可以从众多体育用品商店、百货商店或在线零售商那里买到。确保你买的任何分娩球都可以承重227千克或更大的重量。包装上通常印有重量限制。便宜的分娩球可能不够结实，不足以支撑一个成年人。

注意当分娩球完全充气时，弹性最佳。

使用分娩球的安全注意事项

● 如果把分娩球放在医院的地板上，在分娩球下面放一张干净的毯子或床单以保持其清洁。

● 在产妇使用之前，将一条床单、毛巾或防水垫放在分娩球上。

● 产妇接触球时，要用一只手扶住旁边的物体或人，同时用另一只手扶着分娩球。

● 产妇坐在分娩球上时，双脚应该放在分娩球前面大约61厘米处，不应该骑跨在分娩球上。

●陪伴者站在产妇旁边，握着她的手，直到她坐在分娩球上感觉安全舒适。这个过程一些产妇可能需要1～2分钟，而另外一些产妇需要更长的时间。

●当产妇做完这项练习后，请帮助她从分娩球上离开。

●如果不同的人使用，分娩球应该在使用间歇进行清洗（医院使用同样的清洁设施来清理医院的病床）。

●使分娩球远离尖锐物体和热源。

花生球

许多医院现在都有各种大小的花生球，可用作分娩的辅助工具。效果显著。如图4.32中所显示的，当产妇侧卧或半卧时，支撑产妇的大腿；或者是当产妇接受硬膜外麻醉时；需要保持可以加速产程的姿势时。总之当大腿需要支撑的时候，花生球就可以派上用场。否则，分娩陪伴者往往是提供这种支持的人，这是一项艰苦的工作！

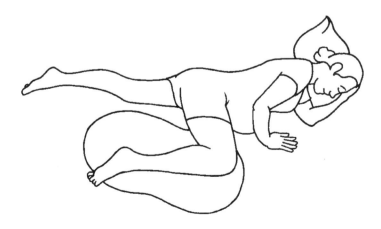

图4.29　产妇侧卧时靠花生球支撑大腿

冷敷和热敷

在分娩期间和分娩后都可以使用热敷和冷敷来缓解产妇的不适。例如：

● 用湿热毛巾、电热毯、暖水袋或热水瓶等热敷产妇下腹部、腹股沟、大腿、骶部、肩膀或会阴部，以缓解宫口扩张阶段的疼痛。（如果使用电热毯，应事先询问一下医院，一些医院可能不允许这么做。）

● 产妇感觉冷的时候使用热敷。

● 在分娩阶段使用热敷，帮助产妇放松产道。护士通常会这样做，这样她们就能了解产程进展情况。

● 在宫缩间歇用湿热毛巾擦拭产妇的脖子、额头和脸。

● 使用冷敷：用冰袋、冷硅胶包、填充冰片的乳胶手套、冷湿毛巾、盛有冷水或冷饮的塑料瓶或其他冷敷物在产妇骶部冷敷。

● 将冷冻的湿毛巾放入塑料袋中，然后将袋子放在产妇肛门和会阴处，以减轻痔疮或分娩后缝合引起的疼痛。

注意：小心不要使热敷包或冷敷包太热或太冷，以免对产妇的皮肤造成烫伤或冻伤。原则是：如果你自己握着它感觉温度不合适，就不要把它放在产妇的皮肤上面。如果需要的话，在皮肤和热敷包或冷敷包之间放置几层纱布来保护产妇的皮肤。

经皮神经电刺激

多年来，经皮神经电刺激（Transcutaneous Electrical Nerve Stimulation，TENS）一直被成功地用于治疗术后疼痛和慢性疼痛（图4.30）。在许多国家，它被用于缓解分娩时的背部疼痛，尤其是在分娩早期。在美国，许多产科护理人员都不了解经皮神经电刺激，如果产妇对它感兴趣，可以请护理人员从理疗师那里获取更多相关信息。许多导乐师也接受过使用经皮神经电刺激的训练，导乐师可以借给你一个装置，并告诉你如何使用它。

有专门为分娩而设计的经皮神经电刺激装置。产妇可以通过拇指控制开关，来调整强度。

经皮神经电刺激装置由4个灵活的2.5厘米×10厘米的刺激板（电极）连接到一个小型手持式电池供电装置，它可以产生电脉冲。这些刺激板沿着腰椎黏附在皮肤上。根据产妇的舒适程度，刺激水平可以上下调节。当宫缩开始时，产妇按下开关，会感觉到持续的振动、麻木或刺痛感，这将减少她对疼痛的感觉。当宫缩结束时，可按下按钮将电刺激转变为间歇模式。

许多在分娩过程中使用过经皮神经电刺激的产妇认为，这使她们能够避免使用镇痛药；另一些产妇认为，经皮神经电刺激有助于减轻疼痛，尤其是背部疼痛；还有一些产妇说它没有什么好处。尽早开始使用经皮神经电刺激是很重要的，如果在分娩活跃期再使用则作用不大。在分娩前或分娩早期、产妇有背部疼痛时，其对缓解背痛有很大的帮助。

这种技术的工作原理是：在被刺激的区域内，可以刺激内啡肽（缓解疼痛的神经递质）的释放。如果开始得早，内啡肽水平就能达到降低疼痛的程度。

至于安全性，没有报告显示有不良影响。因为经皮神经电刺激可以重复使用，如果产妇想要淋浴或盆浴，撕掉这些电极板即可。

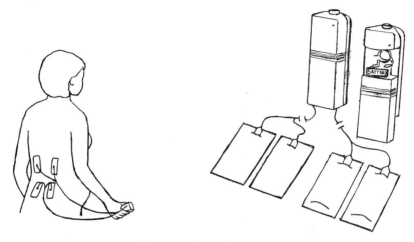

图4.30　产妇在使用TENS

安慰技巧

在这一部分，我们将介绍一些简单的技巧，你可以用来抚慰产妇，比如触摸与按摩、听音乐或闻一些令人愉悦的气味。与产妇一起练习并听取她的意见，以便根据需要进行调整。

触摸与按摩

触摸能让产妇感到被关怀、舒适。找出产妇喜欢的触摸方式，并在分娩过程中使用。这其中可能涉及抚摸、按摩或按压等轻重程度不同的操作。

产妇可能喜欢你触摸她疼痛的部位，轻拍她的后背或肩膀，拥抱她，握着她的手，挠挠她的后背或者抚摸她的头发或脸颊。在宫缩时，用你的指尖或手掌轻轻地抚摸她的腹部、大腿或任何她想要被抚摸的部位。有些产妇喜欢有节奏的摩擦或揉捏背部、腿部、臀部、肩膀、手或脚。

在开始之前，将少量按摩油倒入手掌中，然后轻轻搓热双手。有些产妇喜欢在分娩早期被触摸或按摩，但在过渡期不再喜欢。你还可以借助各种按摩工具。

如何进行优质按摩？

在分娩过程中，对产妇的肩膀、背部、手或脚进行短暂的1～3分钟的按摩，可以使她感到放松和舒适。提前练习，了解产妇喜欢按摩哪个部位。按摩时一般遵循以下准则：

● 告知产妇你要按摩的部位，并征得她的同意（"我想按摩你的背部，可以吗？"）。

● 你的手要干净、温暖，并且确保产妇感到舒服。

● 如果产妇喜欢的话，可以使用清香型按摩油，但是多数情况下你可能需要一些无香味的按摩油来按摩，因为有的产妇对气味比较敏感（使用之前，要提前询问）。在你的手上滴一点油，然后迅速搓热进行按摩。

● 一旦开始按摩，操作者尽量不要同时把两只手都从产妇身上拿开，否则她会感到不安。

● 按摩时要注意询问产妇的感受。

● 按摩结束时，把多余的按摩油擦掉。

以下是我推荐的一些按摩方式。

颈肩按摩：在分娩过程中，宫缩期或宫缩间歇使用这种按摩，以帮助产妇放松她的肩膀。让产妇坐起来或身体向前倾，把她的头枕在手臂或枕头上。你站在她的身后。

1.把你的手放在产妇肩膀上颈部附近。从颈部到肩膀，从肩膀到上臂揉捏，揉捏上臂几次，然后向颈部轻敲，重复3～4次。

2.把你的手放在产妇肩膀上，按照她喜欢的方式按压并放松肩膀的肌肉，持续1～2分钟。

腰部交替按压：分娩过程中，在宫缩期或宫缩间歇使用这种按摩，以减轻背部疼痛或放松腰部肌肉。

让产妇跪下来，靠在分娩球或椅子上。产妇可以穿护膝，或者跪在泡沫垫上。

1.站在产妇的右侧，把你的左手放在产妇对侧腰部，手指向下，不要压迫她的肋骨，否则她会不舒服。把你的右手放在产妇的近侧腰部，手指向上。适度用力按压腰部两侧，她应该会喜欢这种感觉。你的手应该放在产妇的肋骨下缘，确保指尖不要向里抠。如果你的手很大，应把手倾斜地放在产妇腰部两侧以减少接触面积（图4.31）。

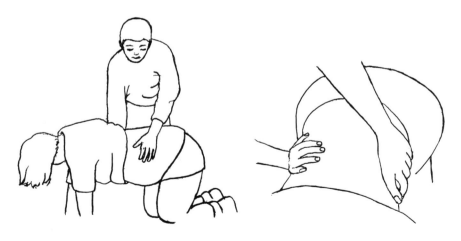

图4.31　双手按压产妇腰部

2.双手可以交替按压产妇的腰部。

3.保持同样的压力，再次按压两侧，并重复这个交替动作直到产妇说"停止"。

4.你也可以交替按压产妇的臀部，然后再回到腰部。做的过程中要询问产妇的感受，并根据需要调整位置和力度。

手部按摩：宫缩时如果产妇一直紧握拳头或紧握你的手、床栏或别的物体，或者看起来似乎很紧张，可以按压她的手部某些特定的神经末梢。这种快速按摩技巧可以让她的手和手臂放松。你可以在产妇宫缩期或在宫缩间歇做这个按摩。按摩完一只手，然后按另一只手；或者你按一只手时，让其他人按产妇另一只手。

1.站在或坐在产妇的对面。让她放松手臂。你的两只手握住她的手，手掌朝下。你的双手拇指指尖先并拢（图4.32a），然后从内向外按压产妇的手腕背部，你其余的手指（不是指甲）按压产妇的手掌（图4.32b）。你的拇指关节应该放在她的手腕关节处。

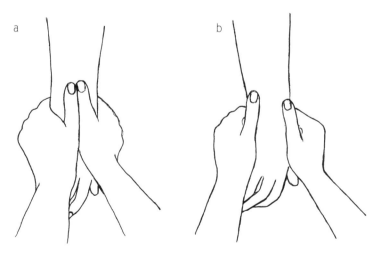

图4.32　手部按摩：a.双手拇指并拢；b.双手拇指分开

2.你的手不要动，逐渐增加手掌的压力。询问产妇的感觉，这样你就能知道该施加多大的力让产妇感觉良好。你可能会对她喜欢的压力感到惊讶。当她说力度可以的时候，保持这个压力，同时慢慢地将你的拇指和手完全从她的手上移开。你会注意到产妇手上的皮肤因你的压力变白了。你把手掌的压力和摩擦力结合起来，调整一下，会让她感觉更好。

3.重复这些动作10次左右。

注意： 如果产妇的手肿得很厉害，或者有腕管综合征（给手部施压会加重手的刺痛或麻木感），她只能耐受很小的压力或者根本不想做这个按摩。

足部按摩3步法： 如果产妇在分娩时抱怨脚疼或乏力，这种按摩可以恢复局部血液循环，缓解因长时间站立和行走引起的足部疼痛。

1.脚部按摩　当产妇坐着或平卧时，让她放松双腿；你面对着她，两只手握住产妇的一只脚，拇指并拢放在脚腕上，其余手指按压脚底。直到产妇说停止。你可能会对产妇喜欢的按压强度感到惊讶。如果在按摩时边施压边摩擦，效果会更好。重复10次左右（图4.33a）。

2.按压足跟　把产妇右脚的足跟放在你的右手上，然后把你的手掌紧紧地压在足弓上。用指尖紧紧地按压产妇的足跟几次，就像你在挤压一个网球，然后松开它。不要用指甲抠。可以请其他人帮忙抬起产妇的脚腕，产妇应该感觉棒极了。用你的左手按压产妇的左边足跟，重复上述动作（图4.33b）。

3.3指环形按摩　如果你按摩的是产妇的左脚，用左手握住它；如果按摩的是产妇的右脚，把它放在你的右手上。用另一只手中间的3根手指指腹，在外踝下方的"按摩点"上做深度的环形按摩。产妇会告诉你感觉最好的部位在哪里。不要只按压皮肤表面，要按压皮下的肌肉和骨骼，持续30～60秒（图4.33c）。

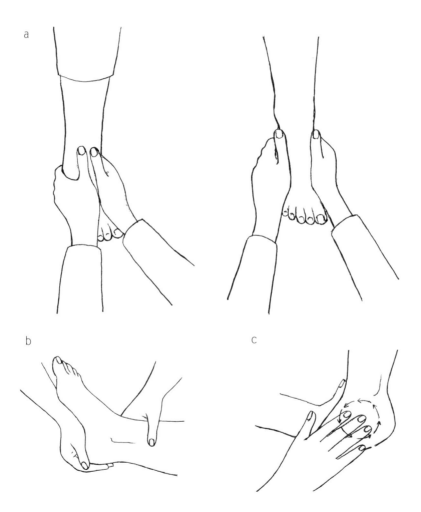

图4.33　足部按摩3步法：a.第1步：脚部按摩；b.第2步：按压足跟，把产妇足跟放在你的手上，然后用你的手掌紧紧压在她的足弓上；c.第3步：3指环形按摩

在一只脚上完成了以上的3个步骤，再换另一只脚重复。

穴位按压法：针灸或指压法已在亚洲实践了好几个世纪。这种治疗方法源于中国古代对阴阳学说的理解。中医认为经络是运行气血、联系脏腑和体表及全身各部的通道，是人体功能的调控系统。人体有12条经络，穴位则是经络线上特殊的点区部位。指压法和针灸使用相同的穴位，不同的是用手指按压和针刺的区别。在西方，指压法和针灸的使用发展迅速，对其在分娩过程中使用的科学研究也发现其可以有效地缓解分娩痛。许多人成功地将针灸与其他方法结合起来，以提高分娩的舒适度并加快产程。

用你的手指按压某些穴位，就可以减轻产妇的痛苦，加速分娩进程。如果产妇需要诱导分娩或者产程进展缓慢，可以尝试穴位按压法。效果最好的两个部位是合谷穴和三阴交穴（图4.34）。按压的时候可能会有一些疼痛，你的目标并不是要引起疼痛，所以不要按压太重，以免产妇受伤。

合谷穴位于手背上拇指与示指并拢后其纹路的顶端。用你的拇指在产妇的合谷穴持续按压10~60秒，重复3~6次，中间休息时间间隔相同。你可以和产妇一起经常做这个动作。

三阴交穴位于脚内踝向上四指宽处，按压时间和次数同合谷穴。也可以在分娩过程中重复这个按摩。如果你不能找准穴位，可以在附近多按压几个部位，一般准确的位点会更敏感些。针灸，即是用毫针来刺激这些穴位。

注意：专家建议在预产期前不要给产妇按压穴位，因为这会诱发宫缩，增加早产的风险。

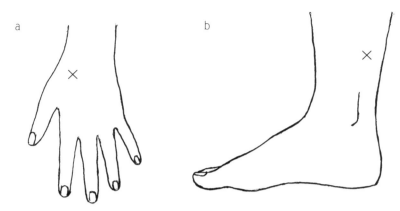

图4.34 指压点：a.合谷穴指压点；
b.三阴交穴指压点

缓解背部疼痛的按压方法：如果产妇背痛，在宫缩时可尝试这个方法。当产妇站立或跪下的时候，向前靠在床边或分娩球上，用你的一只手扶住她的腹部以保持平衡，用你另一只拳头或掌根持续按压她的腰部或臀部。可以同时按压几个部位，她会告诉你哪个部位感觉最好（图4.35）。在整个宫缩过程中保持一定的按压力度，不要"脉冲"式施压或摩擦。产妇在每次宫缩时，可能都需要你用力按压。在宫缩间歇，你可以停止按压或者采取冷敷、热敷的方法让产妇放松（参阅第158页"冷敷和热敷"）。

双臀挤压：双臀挤压可以减轻产时骶部疼痛。事实上，这种方法通常可以区分可忍受的和无法忍受的背痛。

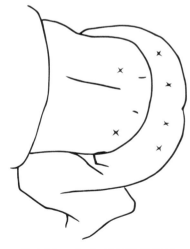

图4.35 "×"号标记的是可以按压的部位

产妇跪在产床上或趴在分娩球上，或趴在一叠枕头上，陪伴者将手分别放于产妇两侧臀肌上（图4.36a～b），向内朝向骨盆中心以整个手掌（而不是根部）在宫缩时稳固地～挤压。用力大小及部位由产妇决定。只要产妇需要就应给予连续性双臀挤压。

这种方法做起来比较辛苦，增加一个帮手就容易多了（图4.36c）。

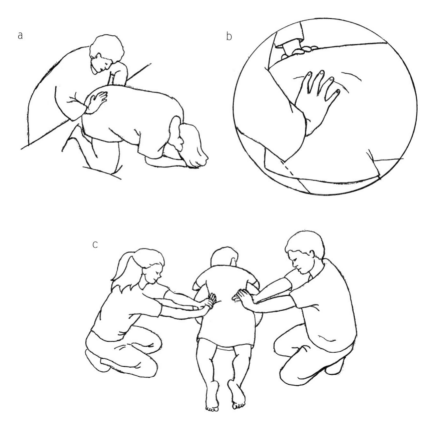

图4.36　双臀挤压：a.陪伴者将手放于产妇两侧臀肌；
b.以整个手掌向内挤压；c.双人操作方法

骶部滚动按压：这是另
一种缓解骶部疼痛的手法。
准备一个电动按摩器，或者
擀面杖、装满冷冻液体的饮
料瓶，在产妇宫缩期间或宫缩
间歇，以一定的压力在产妇
骶部进行按摩（图4.37）。

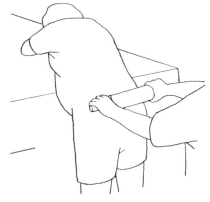

图4.37　骶部滚动按压

播放产妇喜欢的音乐和声音

　　在产妇分娩过程中播放她最喜欢的音乐（可以是平静、舒缓
的音乐，也可以是有动感、产妇听后想要站起来走动的音乐）、
故事或者环境的声音（海浪声、潺潺的小溪声、阵雨声），可以
让产妇放松并集中注意力。研究发现，听熟悉和喜爱的音乐可以
提高人体内啡肽水平（人体产生的有镇痛效果的物质），另外这
些声音可以掩盖分娩室的嘈杂。

香熏按摩

　　宜人的香味能给人带来幸福和放松的感觉，并能掩盖医院的
气味。像薰衣草、檀香、柑橘和薄荷这样的气味可能会是产妇喜
爱的。你可以购买有香味的按摩油、香包、沐浴珠、液体肥皂或
香水，用作按摩的润滑剂。

　　因为每个人喜好的气味不同，所以要事先询问产妇喜欢哪一
种气味。

　　应选择和购买对产妇无不良影响的香熏精油。在使用有香味

的产品之前，先咨询一下医护人员，因为有些工作人员可能会对一些精油产生不良反应。

照顾好自己

对于产妇及其陪伴者来说，分娩过程可能是漫长、令人疲惫和紧张的。一夜不眠绝非易事，特别是当你担心或忙碌的时候，长时间站立、不进食及给产妇持续的鼓励会让你筋疲力尽。为了成为一个合格的分娩陪伴者，你需要调整自己、汲取他人的经验和智慧，照顾好自己。有很多方法可以帮助你节省体力，且同时照顾好自己和产妇：

● 把需要的物品提前准备好，可以列一个清单，对照清单去准备。

● 在产妇分娩期间，经常寻找合适的时机进食或饮用可口的饮料。准备没有强烈气味的食物并随身携带，这样你就不用离开产房去取了。

● 穿上舒适的衣服，拿上换洗衣物、毛巾和拖鞋。

● 让自己在产妇旁边舒适地休息一下。当你能坐着的时候，不要站着。如果产妇躺下，你也需要休息，如果床足够宽，躺在或者坐在她旁边，把你的头靠在她的床上。如果产妇宫缩间歇时间足够长，你还可以打个盹。只要把你的手放在她的手臂上或腹部，她便会感到安慰了。

● 寻求安慰和指导。如果你担心产妇分娩时间太长或者产妇痛苦、沮丧或疲劳，请询问护理人员是否一切都好，以表达自己的担忧。事实上，缓解你的担忧最好的办法就是陪在产妇身边。

●向医护人员咨询有哪些安慰产妇的措施。如果你不确定自己的做法是否正确，更要请教医护人员。

●在产妇分娩过程中安排一位导乐师、朋友或亲戚帮助你。这样，可以由多人轮流陪伴产妇，其他人可以休息或出去办事。

通常，你需要有人来帮助你。这样，你们中的一个人在前面帮助产妇保持节奏，另一个在她后面按压她的背部。

对分娩有深入了解且经验丰富的导乐师，可以给你提供适当的安慰措施，还能帮助你回忆起在分娩课上学到的内容。

分娩舒适措施清单

以下舒适措施清单列出的各项能让你在分娩期间帮助到产妇。请对照下表，看看你都帮产妇做到了哪些。

放松或缓解紧张感

☐ 在宫缩期或宫缩间歇进行
☐ 可以用乳液、精油、香氛进行按摩

有节奏的呼吸

☐ 慢呼吸
☐ 轻呼吸

进行有节奏的活动

☐ 运动或发声
☐ 被抚摸或轻拍
☐ 和分娩陪伴者进行有节奏的交谈

集中注意力

- ☐ 视觉聚焦，专注于音乐、声音或触摸
- ☐ 关注自己的心理活动
- ☐ 运用想象
- ☐ 计数呼吸
- ☐ 哼唱等

水疗

- ☐ 淋浴
- ☐ 池浴

用力技术

- ☐ 自发性用力
- ☐ 自我引导下用力
- ☐ 指导下用力

缓解疼痛的措施

- ☐ 交替按压
- ☐ 双臀挤压（1人或2人）
- ☐ 骶部滚动按压
- ☐ 经皮神经电刺激疗法
- ☐ 冷敷
- ☐ 热敷
- ☐ 淋浴
- ☐ 池浴
- ☐ 呈膝胸卧位
- ☐ 收缩腹部
- ☐ 呈手膝位

- [ ] 呈跪位，趴在分娩球或床上
- [ ] 呈站立或跪位弓箭步
- [ ] 走路、慢舞

按摩或触摸

- [ ] 持续触摸、抚摸、握手
- [ ] 按摩肩膀
- [ ] 腰部交替按摩
- [ ] 按摩手
- [ ] 按摩脚
- [ ] 穴位按压或针灸
- [ ] 滚动按压

热敷

- [ ] 热敷下腹部或腹股沟处
- [ ] 在第二产程热敷会阴部
- [ ] 热敷骶部

冷敷

- [ ] 冷敷骶部
- [ ] 冷敷分娩后的会阴部

适合用力的体位

- [ ] 仰卧（稍微向一侧倾斜）
- [ ] 仰卧，膝盖内收靠近肩膀
- [ ] 呈蹲位
- [ ] 持续深蹲或摇摆身体
- [ ] 双腿交叉蹲
- [ ] 呈手膝位

- ☐ 呈半坐位
- ☐ 呈侧卧，大腿支撑

分娩陪伴者或导乐师尤其应做到

- ☐ 给予产妇建议、提醒
- ☐ 给予产妇鼓励、安慰
- ☐ 给予产妇赞美
- ☐ 有耐心，对产妇有信心
- ☐ 对宫缩反应迅速
- ☐ 注意力集中
- ☐ 拥抱、亲吻、爱抚产妇

第5章

正常分娩时遇到的挑战

在产程持续 14 小时后，特里的分娩终于要发动了，她的宫颈随着胎儿下降而膨胀。她应该在宫颈膨胀不明显的时候再用力，但是她停不下来，因为宫缩太强烈了。特里不得不选择硬膜外麻醉这一分娩镇痛的方法，3 个小时以后，宝宝出生了。当宝宝被抱到她的怀里时，特里激动地说："这太让人难以想象了。"她的伴侣说道："我忍不住要哭了！""这是我第一次见你哭！"特里对伴侣说。

——特里的导乐师，希瑟

即使是计划进行正常的分娩，也常会出现不可预知的、多变的情况。每个产妇由于经历不同，分娩时的情绪反应也会不同。例如，产前或者是分娩初期拖延的时间太长，你和产妇备感疲惫，就会失去对自然分娩的信心。随着产程的进展，开始出现长时间、强烈的宫缩时，分娩陪伴者应关注产妇的疼痛和恐慌。在医生及其他支持者的帮助下，产妇和分娩陪伴者能够积极应对分娩过程中出现的问题。

本章节将介绍一些正常分娩时会出现的紧急情况。当这些状况发生时，产妇需要你更积极的支持，需要你和她一起努力、做出决策、耐心应对分娩，并且信任导乐师及医护人员的建议。这些状况包括：

- 产程中最艰难的时刻即宫缩最强烈的时刻来临
- 急产
- 紧急情况下的分娩
- 诱导分娩
- 潜伏期延长
- 活跃期和第二产程进展缓慢
- 禁止产妇下床的情况
- 胎儿臀位
- 产妇曾经有过令人失望或痛苦的分娩经历
- 与医护人员发生冲突

想要了解常用产科检测手段、分娩并发症的应对及分娩镇痛、剖宫产的内容，请参阅第6～9章内容。

产程进展缓慢时的应对措施

随着产程的进展，宫缩变得越来越强烈，产妇会感到恐慌、害怕、不知所措。一旦发生这种状况，产妇需要冷静、有信心，把控好节奏。产妇通常会有以下表现：

- 无法根据宫缩的出现和间歇调整呼吸。
- 绝望、哭泣、呐喊，认为自己无法继续下去。
- 很紧张，无法放松。

- 经历巨大的分娩疼痛。

作为分娩陪伴者，你需要帮助产妇缓解不良情绪，保存好体力。通常在你的帮助和鼓励下，产妇会重拾对分娩的信心。如果产妇在无法耐受疼痛的情况下要求使用镇痛药，你也应该尽最大努力帮助她先自己克服，实在不行再用药。具体的做法有：

- 保持坚定和自信，不要焦虑和紧张。你的声音应该保持冷静和有鼓励性。你的面部表情应该表现出有信心和乐观。
- 亲近产妇。面对产妇，待在她身边，把你的脸靠近她的脸。
- 拥抱产妇。温柔地、自信地、坚定地抱住产妇的肩膀或握紧她的手，不要摇晃她。
- 让产妇看着你。这很重要。大声跟她说话，给她信心，语气要平和、坚定。
- 在宫缩间歇和产妇说话。你要告诉她，当下一次宫缩来临时，你会握紧她的手，帮助她和宫缩节奏保持一致。告诉她可以做得更好。
- 让产妇跟随你的手或点头的节奏。你可以将这一项和"用声音控制分娩时的节奏"（参阅下一项）相结合。在每次强烈宫缩的间歇暂停下来休息一下。

一位导乐师这样说道："我的右手戴着一枚蓝宝石戒指。我通过晃动戒指来指导产妇进行有节奏的呼吸，度过分娩最艰难的时刻。这也就是为什么我从不摘掉这枚戒指的原因。"

- 用声音控制分娩时的节奏，指导产妇进行有节律的呼吸和呻吟。你可以对她说："跟着我呼吸……跟着我呼吸……用这种方法……就这样……好……保持节奏……保持住……就像这样……看着我……保持节奏……做得很好……继续……好的……好……现在休息，做得很好。"

你可以低声说出这些话，或者用平静、有节奏、有说服力的语气说出来。如果产妇大声喊叫，那你就不得不提高你的音调来获取她的关注。此外，你只需要告诉产妇怎么做、跟着你的节奏做，不需要亲自给产妇示范，因为适合分娩的呼吸法与正常呼吸不同。

● 不断重复。产妇可能无法持续按你的指导去做，没关系，这并不表示之前做的没有效果。重复你说过的并帮助产妇继续下去。如果产妇诉说无法继续，可尝试以下做法：

——在宫缩间歇，帮助产妇改变体位或调整呼吸模式。

——不要放弃帮助产妇。这是一个艰难的过程。不要因为产妇暂时没有按照你的要求去做，就放弃帮助她。

——寻求他人的帮助和支持。作为分娩陪伴者，看到产妇承受痛苦对你也是很难的事情。医护人员会检查产妇宫口扩张情况并且给出建议。导乐师也会提供各种技术上的支持。如果你不知道如何缓解产妇的疼痛、帮助她度过艰难时刻，导乐师会提供帮助，同时让你搀扶着产妇或者按摩她的背部缓解不适。

——让产妇知道胎儿也在一起努力。虽然这听起来有点不可思议，但你要提醒产妇，肚子里的宝宝正在跟她一起努力呢，而很多产妇通常意识不到这一点。

那么，是否应该建议产妇使用镇痛药呢？这取决于以下几点：

● 产妇个人意愿：是否想要医疗干预？对药物的敏感程度如何？（参阅第 294 页"镇痛药偏好量表"）当产妇认为需要镇痛药时她会表达出来。

● 产程进展速度以及还需要持续多久。宫口扩张顺利能增加产妇对分娩的信心，否则产妇容易失去信心。

● 通过采取上述措施及在导乐师的帮助下产妇反应如何？如果产妇仍然无法跟随宫缩的节奏顺利分娩、产程进展困难，则可能需要药物的帮助。

● 产妇是否愿意尝试其他方法，如洗澡、变换体位、接受医护人员再检查或者再尝试 3 次宫缩，看情况是否好转。

● 产妇是真的需要镇痛药，还是仅仅因为听取了医护人员的建议。

● 产妇是否在宫缩间歇还需要镇痛药的帮助。很多产妇只是在宫缩的时候要求使用镇痛药，宫缩停止就不需要了。

　　● 产妇是否使用了事先拟定的"特定词"（参阅296页"产妇的特定词"）。

　　许多产妇对陪伴者说："没有你，我无法完成这件事，如果不是你，我早就放弃了。"的确，你帮助产妇度过了她认为坚持不下去的艰难时刻，通过指导她进行规律呼吸减轻了分娩时的负担。当产妇决定使用镇痛药时，你也给予了支持。

专业人士现场指导

　　如果产妇预产期将近，而你们还没有学习过正式的分娩课程，就需要请导乐师给予帮助和指导了。但是，如果还未请到导乐师产妇就临产了怎么办？如果你和产妇没有时间共同学习第 4 章所描述的减轻分娩疼痛的方法，怎么办？以下是一些建议：

　　（1）不要试图在产程中一次性学会所有技巧。

　　（2）使用一些简单的呼吸节奏调节办法以及现场放松措施。

　　（3）告知医护人员你们没有学习过分娩课程。

有节奏的呼吸

　　节奏在产程中意味着一切。产妇可以通过有节奏的呼吸和呻吟平稳度过一次次痛苦的宫缩。产妇可以找到适合自己的节奏，你也可以引导她进行特定的节奏。例如，你可以通过语言或者手势指导产妇进行有节奏的呼吸，在分娩初期的宫缩间歇进行慢呼吸，后期进行轻呼吸（参阅第 136 "慢呼吸"、第 137 页 "轻呼吸"）。

　　随着每次呼吸，鼓励产妇释放压力。每次呼气后，告诉产妇"放松"，随后轻抚她的肩膀、眉毛或身体任何一个紧张的部位。每次宫缩结束后帮助产妇放松不同的部位（不要仅仅是用语言告诉她"放松，没那么可怕！"，这样做她会觉得你根本就不理解她所经历的一切）。

分娩时的放松技巧

产妇分娩时可以尝试以下方法得以放松：

- 移动或改变体位（参阅第 142 页）
- 双臀挤压、骶部滚动按压等（参阅第 168 ~ 169 页图 4.36、图 4.37）
- 进行盆浴或池浴（参阅第 150 页）
- 热敷或冷敷（参阅第 158 页）
- 给予轻抚或者按摩（参阅第 160 页）
- 放松（参阅第 128 页）
- 集中注意力（参阅第 132 页）
- 学习产程进展缓慢时的应对措施（参阅第 176 页）

这些方法大多数都能取得不错的效果。事实上，你甚至可以在宫缩间歇学习这些方法并立即用于实践。

急产

有一些产妇，产程刚开始就出现强烈、频繁的宫缩，且进展迅速，几个小时内便结束分娩。产妇往往还没有时间适应产程，胎儿就出生了，这种情况称为急产。

有时，只是第一产程进展过快，宫口扩张太快以至于产妇还没有适应。但是随后，第二产程的宫缩又趋于缓慢。这种情况下，产妇需要先后面对产程进展过快、过慢的情形。

急产容易发生于以下情况：

- 有过急产史或者比正常产程时间短（不足10小时）的分娩史的产妇，再次分娩所耗时间要少于前一次分娩。

- 宫颈非常柔软且薄，在产程开始前宫口已经部分扩张。胎儿在母体骨盆内的位置很低，并有利于胎儿娩出。
- 胎膜破裂羊水涌出而不是缓慢流出，特别是此时还伴有宫缩。

当了解了正常产程是如何进行的，以及待产需要花费较长的时间以后，很少有产妇和分娩陪伴者会做好急产的准备。如果实际宫缩并不像预期的那么正常，产妇往往会措手不及。

产妇可能会有什么反应?

如果产程的开始是急促的，产妇可能会有以下反应：
- 震惊和怀疑。产妇往往还没反应过来，产程就开始了。
- 害怕和恐慌。产妇会认为事情很糟糕，担心宝宝的安危。如果此时没有得到你、医生或者其他人的帮助，她就会更害怕，担心得不到及时救治。所以，你们要提前制订计划。当你不在产妇身边时，你要与她保持电话畅通，还要有几位亲戚朋友的联系方式，以便随时寻求帮助。独处的产妇可以打电话呼叫出租车前往医院；还可以拨打"120"，并告知遇到的分娩问题。
- 对自然分娩失去信心。当产妇发现分娩并不是她想象的那么顺利时，容易失去信心。
- 依靠你的帮助。宫缩发生时产妇移动困难，更别说独自去医院了，此时她需要你陪在身边并不断给予帮助。
- 如果你和医护人员没有对产妇的情况做出及时反应，会让她很恼火。有的产妇曾经讲述，她的陪伴者因为等待去医院的时间太长而再次去睡觉了。医生提醒，如果拨打"120"后没有得到及时回应，可以等一个小时再打电话。

你应该如何做？

●相信你看到的。如果产妇感觉痛苦，宫缩强烈、频繁，你要给予足够重视，想办法帮助产妇度过这艰难的时刻。

●想办法让产妇放松下来。

●如果产妇无法应对宫缩，要积极帮助她（参阅第176页"产程进展缓慢时的应对措施"）。

●给医生打电话求助，并尽快前往医院。途中要注意安全。

紧急情况下的分娩

如果在医院外出现以下情形，你要意识到产妇即将临产了：

1. 产妇说她有胎儿下降感。

2. 你通过产妇扩张的阴道口看见了胎头。

3. 宫缩强烈（意味着产程进展迅速）。

如果这一切发生在家里，请让产妇待在原地不动，并拨打"120"急救电话。在救护车来之前，医护人员会在电话另一头指导你如何做。

如果这一切发生在车里，立即靠边停车，打开车灯，满足产妇的需求。如果天气太冷，启动发动机，打开车里的制热设备。

紧急情况下分娩的基本原则

胎儿娩出前：

●相信产妇即将临产的感觉。

●保持冷静（至少不能让产妇感受到你的焦急）。

●寻求他人帮助，例如医护人员、朋友或邻居甚至是小孩。

●保持产妇所处环境的温暖。

●准备用于包裹新生儿的毛毯、毛巾或厚衣服。

- 准备装胎盘的容器如碗、纸巾、塑料袋甚至报纸。

- 安抚产妇的情绪。

- 避免产妇过度用力，指导产妇配合宫缩进行呼吸。

- 帮助产妇侧身躺下或者半坐。这将会减慢产程并且确保胎儿出生在一个安全的位置。

- 如果可能，请彻底清洗双手，除非产妇需要你时刻陪在身边或者宝宝就要出生了。

- 做好接住宝宝的准备，准备好包裹宝宝的物品。

- 宝宝娩出后，用手护着宝宝以免摔落。如果宝宝娩出时产妇是站立位或者蹲位，或者宝宝没有柔软的落地点，用你的身体或者手接住他。

胎儿娩出过程中：

- 指导产妇进行有节奏的呼吸，而不是对产妇施加压力。

- 一旦胎头暴露，立即擦拭宝宝的脸和头部。如果胎膜包裹宝宝的脸，用手撕开胎膜让宝宝可以顺畅地呼吸。

- 将宝宝放在产妇胸口与她皮肤相贴。

胎儿娩出后：

- 观察宝宝的呼吸情况。新生儿一般在出生后几秒就开始呼吸或者啼哭。

- 擦干宝宝的身体，清除口鼻内的黏液、血液。

- 如果宝宝没有及时建立呼吸，快速地按揉宝宝的头部、背部或胸部，也可以轻拍脚底。此时往往伴随着液体从口中喷出，宝宝发出第一声啼哭。

- 将宝宝裸体放在产妇侧面或腹部，给他们盖好毛毯，保持干燥和温暖，但是要将宝宝头部露在外面以便于观察。

- 万一宝宝在2分钟内不能呼吸，应立即给予新生儿心肺复苏，如果你不知道怎么做，尽快去医院，先不考虑脐带和胎盘如何处理的问题。

- 如果胎盘突然娩出，找个容器盛起来，然后按压产妇脐下子宫的部位,此时的子宫应该很坚硬,像一个大的柚子。如果子宫很难触摸、太软,则有产后出血过多的危险。在产妇子宫下端以打圈的方式按摩(你会感觉到子宫变硬),直到救护车到来。

● 如果产妇阴道持续出血,让宝宝吸吮产妇的乳头,这样做能促进子宫收缩、减少出血。如果宝宝还没做好吸吮的准备,应该在按摩子宫的同时用手指按摩产妇乳头促进子宫收缩。

诱导分娩(人工引产)的方法

在某些情况下,医生认为继续待产对产妇和胎儿不利,会建议通过给药、人工破膜或者其他方式诱导分娩(参阅第225页"引产或催产")。医生一般不会立即采取医疗手段诱导分娩,更多时候,在情况不紧急的情况下,会建议产妇尝试自我诱导分娩的方式。如果成功,产妇将避免医疗操作带来的风险和挑战(参阅第228页"人工引产的弊端")。

在美国,很多医生会在产妇妊娠第39~41周且无医学指征的情况下进行常规引产,这叫作选择性引产。事实上,等待分娩自发开始而不是用医疗方式或者自我诱导的方法引产通常才是安全的,特别是对于初产妇来说。

为什么要尝试自我诱导分娩的方法?最被广泛认可的原因是:妊娠期最多不能超过预产期2周,否则应行诱导分娩。很多在妊娠41~42周的产妇,都愿意尝试自我诱导分娩。还有一个原因是,如果这个时候产妇血压升高或者宝宝生长减慢,医生也会建议在几天内引产。

自我诱导分娩并非都能成功。如果不成功,意味着孕妇要接受医疗手段引产。医学界有的人认为自我诱导分娩很值得一试，也有些人不同意这种观点。这些方法简单易学，风险小，值得鼓励产妇去尝试（但有些事项要注意）。自我诱导分娩是否成功，取决于产妇自身条件（如宫颈是否成熟并且开始变薄）及具体方法的选择。

如何保证自我诱导分娩的安全性

产妇在实施这些方法之前，要征得医生的同意，咨询医生有哪些不适合的因素存在。如果医生认为你这么做是安全的，那就开始吧。

刺激乳头

刺激产妇乳头能促进催产素（也称缩宫素、垂体后叶素，是刺激子宫收缩的激素）的分泌，但如果产妇宫颈未成熟或者变薄，这种方法可能效果不佳。关于宫颈的情况，医生会在阴道检查后告知产妇。

刺激乳头可以由你或者产妇自己完成，具体做法是：

● 用手指轻轻拨动或抚摸一侧或双侧乳头。伴侣也可以用嘴舔舐或吸吮妻子的乳头。通常刺激几分钟后产妇就会有强烈的宫缩。这种方法应间歇性进行，大概要持续几个小时，以达到持续刺激子宫收缩的目的。

● 用温暖湿润的毛巾轻轻按摩乳房1小时，每天3次。

● 使用吸力适宜、吸奶效果好的双侧吸乳器（可以一次吸两侧乳房）。每侧乳房一次吸30分钟，一天3～5次。

先从一侧乳头或者乳房开始，如果宫缩没有在预期时间内出现，或者刺激期间宫缩没有加快、延长或增强，则尝试一次性刺激双侧乳房。如果刺激1～2小时后还没有出现宫缩，停6小时后再开始或者直接改用其他方法。

刺激乳头时的注意事项

通过刺激乳头促进宫缩的方法，医学界存在不同声音。有的医生推崇这种做法；有的医生则比较谨慎，认为刺激乳头有时会导致过度强烈且持久的宫缩，这种强烈的宫缩可能会对胎儿产生压迫，尤其是有高风险并发症的产妇更不适合这种方法。

为了避免危险情况的发生，医生会建议在对胎儿进行电子胎心监护（EFM）的情况下进行刺激，实时监测胎儿对刺激的反应。

为了避免宫缩过强，医生会及时进行评估，一旦宫缩时产妇出现持久的疼痛且超过60秒，就应停止刺激。

步行

步行虽然可以加快产程，但是不能诱导产程开始。如果你执意要尝试一下，也是可以的，但是不要离家或者产房太远。如果不出意外，步行可以给产妇带来愉悦感，缓解压力。

针灸

针灸是通过刺激人体穴位，达到促进子宫收缩的目的。操作者利用针刺法对人体特定部位进行刺激，有时会结合热疗或电刺激，促进气血的流通。目的是消除身体内有危害性的气血淤积。现在针灸已经被越来越多的人群接受，包括孕产妇。

产妇如果想尝试针灸的方法，请咨询医生、助产士、导乐师以及针灸科医生的意见，具体的操作也应该由针灸科医生来完成。

性刺激

性交达到高潮是最有效的诱导产程开始的刺激。性交导致催产素释放、子宫收缩，也可导致前列腺素等物质释放（有软化宫颈的作用）。另外，精液中也含有前列腺素。

伴侣可以用手或者口刺激产妇的阴蒂，即使没有达到性高潮，也能有效地刺激宫缩。

在整个过程中，双方要保持心情愉悦，放松心情，好好享受这次性经历。如果有需要，可以进行多次。频繁的性交或者到达性高潮，将有效诱导产程的开始。

性刺激时的注意事项

● 如果羊膜破裂，请避免在阴道内放置任何物品，否则会增加感染的风险。

● 不要击打阴道。

● 如果任何一方患有性传播疾病，或者产妇感觉阴道不适，请避免使用这种方法。

用蓖麻油和（或）马鞭草油刺激肠道

蓖麻油、马鞭草油是强效泻药，可引起肠道强烈收缩（反应因人而异，但大多数人使用后会出现不适），过去的人们曾将其用于诱导分娩，并且取得了一些成功。油中的某些成分可能会增加前列腺素的水平，引起肠道收缩，也可以导致宫颈软化和变薄。

使用蓖麻油和（或）马鞭草油前，医护人员应该再次核实产妇的意愿，有的医生可能会提供使用建议。如果没有，你可以咨询药剂科医生、经验丰富的助产士，或在网上搜索使用方法。在尝试之前，请咨询主治医生你查到的使用方法是否可行，待医生认可后，再进行尝试。

服用一疗程之后可能产程就会开始，但是通常需要过几个小时或再服用一个疗程才能起效。如果这种方法不能成功诱导产程开始，但是它确实提高了宫颈的扩张程度，那么产程可以在第二天通过刺激乳头或者其他方法开始。

注意：你可能会被告知蓖麻油有导致胎儿发生羊水胎粪污染的风险。但实际上，相较于蓖麻油而言，羊水胎粪污染更可能是由于过期产（妊娠41或42周分娩）导致的。妊娠时间越长，胎儿发生羊水胎粪污染的可能性就越大。

茶，酊剂，草药和顺势疗法

一些助产士和医生会使用某些草药茶或酊剂如升麻茶和月见草油，或采用顺势疗法的药物如葳严仙*，促进子宫收缩。这种方法，必须在有经验的药剂科医生指导下使用，且需要掌握具体的剂量和相关副作用。

---

* 编者注：一种美洲土著居民的传统草药。

潜伏期延长

另一项可能出现的异常是潜伏期延长。产妇会在宫口扩张前数小时或数天就出现强烈宫缩。具体原因尚不明确，但以下情况是高危因素：

- 宫缩开始时宫颈仍然长（或厚），坚固，并且有子宫后位。
- 宫颈因手术或受伤史有瘢痕组织，不易变薄，通常需要更长时间且强烈的宫缩才能克服瘢痕组织带来的阻力。
- 子宫以不协调的方式收缩，导致宫颈不能正常扩张。原因尚不明确，但这种现象往往随着时间的推移、产妇的休息或使用诱导分娩的药物而消失。
- 胎方位异常如臀位、枕后位、枕横位等，或头盆不称（参阅第252页）。
- 产妇非常焦虑和紧张。紧张的情绪能增加体内肾上腺素的分泌，干扰分娩的发动。

大多数由于潜伏期延长造成的缓慢启动的分娩，在经过长时间的产前阶段后，最终随着时间的推移、宫缩的逐渐增强而继续进展。你无法预测分娩什么时候会加速，只有时间会慢慢告诉你。疲劳和沮丧可能是产妇遇到的最严重的挑战，需要医疗干预。作为分娩陪伴者，你需要不断鼓励产妇，帮助她在生理和心理上进行自我调节。你还可以和产妇一起充分了解医生将要采取的干预措施（参阅第217页"常见的产科干预措施"）。

潜伏期延长的应对策略

如果产妇经历了漫长的产前阶段后身心俱疲，不妨尝试下列方法，或许会有所帮助：

●让产妇保持耐心和信心，告诉她这种情况不会一直持续下去。你的态度很大程度上会影响产妇的精神状态。

●告诉产妇分娩发动缓慢并不代表她自己和宝宝一定出了问题，可能只是她的宫颈条件尚不成熟。你们需要耐心地等待，不要太担心。

●寻求医生、导乐师或亲戚朋友的帮助和鼓励。远离那些让你更焦虑的人。选择一位有丰富经验且积极乐观的导乐师会有很大帮助。导乐师会开导你们，想办法分散你们的注意力，例如，建议观看莎士比亚的经典戏剧演出，让产妇不要关注自己面临的困境等，直到分娩顺利发动。

●尽量不要让产妇过度专注产程的进展。

●鼓励产妇摄入富含碳水化合物、易消化的食物或饮品，如全麦面包、煎饼、面条、果汁、蜂蜜水等。

●为产妇创造干净整洁、舒适的居住环境，比如听听音乐、点燃壁炉取暖、插一束鲜花，为产妇提供她最爱的香氛等。

此外，你也要转移下注意力，多休息，适当活动来打发时间。以下是一些建议：

1.白天多活动，分散一下注意力。鼓励产妇离开家门，出去拜访朋友，散散步，做做按摩，投入工作中，或者去看电影、逛街、吃顿大餐。你会发现，产妇出门散心会减弱了她对宫缩的过度关注，反而不像一个人呆在家里容易胡思乱想。

2.在家里可以做一些有意思的事情转移对分娩这件事的关注：

比如跳一支舞，打扫卫生，网购，打电子游戏，或者烤个面包、饼干或蛋糕；清洗并整理提前准备的宝宝的小衣服；拍一些好看的照片；准备些食物储存起来；约见志同道合的朋友，等等。

3.帮助产妇晚上睡个好觉或白天小憩一会儿。如果产妇入睡困难，可以做以下尝试：

●池浴：浴缸中装满温水（注意水温不要太热），用充气枕头或毛巾做头枕。有的产妇喜欢多泡一会儿澡，这就需要你不时地往里加热水以保持适宜的水温。温水浴能让产妇得到充分的休息，甚至昏昏欲睡，所以你要随时关注产妇的情况，保证她的头部露在水面外。提醒一下，池浴可以减缓宫缩，所以只有在产妇真正需要休息的时候再进行。

●如果没有池浴的条件，则推荐淋浴。注意淋浴的过程要保证一定的水温。

池浴的注意事项：温暖、舒适的池浴会使宫缩减缓，但有的情况不适宜这么做，例如，产妇过期妊娠、破水、准备接受诱导分娩等。另外，注意水温不要超过37℃，否则也会阻碍产程的进展。

●放舒缓心情的音乐。

●抚摸产妇的背部。

●喝些热饮放松一下，如温牛奶。

●让产妇在宫缩过程中使用放松技巧及进行缓慢有节奏的呼吸（参阅第135页"有节奏的呼吸和呻吟"）。每隔1～2小时尝试一下刺激宫缩的措施，以诱导更强烈、频繁的宫缩。

4.如果产妇不仅失眠还感觉痛苦，沐浴、按摩和慢呼吸会对她有所帮助。

5.尝试不同的姿势和运动。以下姿势或者运动有时可能会帮助刺激分娩的发动，改变产妇骨盆形状或刺激胎儿挪动到更合适的胎方位，同时缓解疼痛。

- 采用膝胸卧位（参阅第147页）。
- 也可以采取手膝位做骨盆摆动运动（参阅正文第17页）。
- 散步或者慢舞（参阅第144页）。
- 腹部托起：产妇站立，宫缩时双手指交叉放在下腹部并向内上方向托起，同时微屈双膝，使骨盆翘起（图5.1a）。你可以站在产妇身后帮助她，将长围巾折叠到宽13厘米，包绕产妇下腹部，宫缩时在产妇身后帮助其托起腹部（图5.1b）。宫缩结束时，松开休息，就这样托起、放松交替进行。如果这些方法不足以促进潜伏期的进展，医生可能会建议使用药物。如果你担心产妇在经历了漫长的潜伏期后没有精力应对接下来的分娩，你就需要提醒自己和产妇，让她打气精神来，对分娩充满信心，等待分

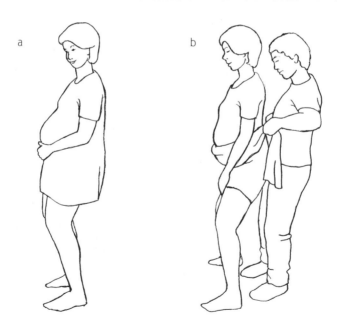

图5.1　a.产妇自己托起腹部；b.陪伴者用长
围巾托起产妇腹部

娩的发动，一切都会顺利的。如果产妇不能耐受疼痛，也可以选择镇痛药。

注意： 少数情况下，产妇托起腹部时会导致胎动强烈，此时就要停下来。如果身边有护士或助产士，请她们在宫缩间歇监测胎心率。使用的围巾一般不会给腹部造成压力。如果怀疑胎儿脐带受压，应立即停止。

活跃期和第二产程进展缓慢——伴或不伴背痛

有时，产程一开始进展得很好，一进入活跃期，进展就减慢了。活跃期延长可能只是暂时的，也可能持续很久，伴或不伴背部疼痛。

约 1/3 的产妇会在活跃期出现背痛。原因可能是胎儿的头部和产妇骨盆不契合。胎头位置至关重要。最理想的胎头位置是枕前位（OA，即胎头枕部对着产妇前面），同时胎儿下巴紧贴胸部。当胎头处于枕后位（OP，即胎头枕部对着产妇后面），或者是枕横位（OT，即枕后位的胎头枕部仅向前旋转，或者胎头向后或向一侧倾斜），胎头进入产妇骨盆的直径就会增大。如果胎儿进入骨盆时手放在脸旁，或者胎儿在骨盆内变换位置，也会导致产妇背痛。上述因素都可能导致产程进展缓慢且伴随产妇疼痛。镇痛和调整胎方位是支持产妇分娩的主要措施。

产妇产程中出现的背痛，无法通过放松和控制呼吸的方式缓解，可尝试第 4 章介绍的缓解背痛的措施：挤压双臀、骶部滚动按压、热敷和冷敷、淋浴和池浴，以及经皮神经电刺激（TENS）等。

活跃期延长和产妇背痛一般可以自发地得到解决，但是如果产妇积极采取措施调整胎头位置，这个问题就会更快地得到解决。

促进胎方位改变

确定胎儿在产妇骨盆中的位置并不总是那么容易，即便是最有经验的护士、助产士或者医生有时都确定不了。然而，即便如此，本章和前一章所描述的措施也值得尝试。

如果出现活跃期延长，无论产妇是否有背痛，都认为此时需要调整胎儿的位置。以下方法不仅能有利于胎方位恢复正常，也能缓解产妇的背痛：

● 摇摆骨盆（参阅第 150 页）。

● 慢舞（参阅第 144 页）。

● 平躺，将臀部抬起（参阅第 199 页）。

● 宫缩期做站立弓箭步（参阅第 144 页）。产妇在宫缩期向多个方向做有节奏性的弓步运动，然后选出最舒适的方向，连续进行 5 ～ 6 次的弓步。帮助产妇保持平衡，避免椅子滑动。这个动作对产妇来说并不容易，但效果很好。

● 侧卧位：产妇侧卧并且两侧膝关节、髋关节屈曲，膝盖之间夹个枕头（图 5.2）。如果护士或者助产士确定胎头枕部对着产妇背部的左侧（枕左后位，LOP），产妇就取左侧卧位；如果胎头枕部对着产妇右侧背部（枕右后位，ROP），产妇就取右侧卧位。如果不确定胎头的位置，就每隔 20 ～ 30 分钟改变一次体位。

● 侧俯卧位：如果护士或者助产士确定胎头位于枕左后位，产妇

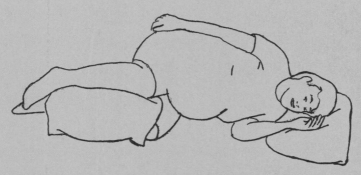

图5.2 采取侧卧位的产妇

就取右侧半俯卧位，右腿伸直，左侧髋部和膝盖屈曲固定于两层高枕头上（参阅第147页），膝盖朝前（图5.3）。

如果胎儿位于枕右后位，产妇以相应的姿势取左侧半俯卧位。如果不确定胎儿的位置，就每隔20～30分钟变换一次体位。

注意：半俯卧位和侧卧位的重力效果完全不同，面对同样胎方位时所取体位的朝向就不同。

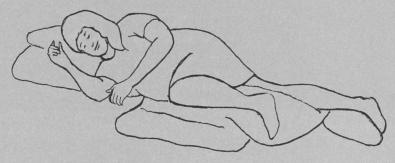

图5.3 采取侧俯卧位的产妇

● 产妇跪着趴在床背上或分娩球上休息，放松上半身（参阅第146页）。一些医院有特殊的分娩床，可以调整位置适应这样的体位。

● 站立和行走：这些姿势可以利用重力作用促进胎儿下降。此外，产妇站立位有利于胎儿调整到合适的位置。散步可以促进骨盆内部关节的运动，促使胎儿体位的改变。

促进胎儿在第二产程下降

如果出现第二产程延长，有效的措施是改变产妇的体位。产妇可以尝试由侧卧转变为蹲位，也可以尝试非常规的姿势，如悬吊位、夸张截石位（参阅第149页）。

注意：如果产妇接受了硬膜外麻醉，则无法进行下床活动。

此外，蹲位和悬吊位也需要提前练习，并且提前和医护人员沟通。

有时，尽管产妇做出努力，胎儿的位置仍未发生改变，特别当胎儿太大时。这种情况，胎儿可能会脸朝前面娩出。此外，药物或者手术干预也可以促进胎儿娩出。方法包括注射镇痛药（硬膜外）、注射催产素刺激宫缩（参阅第226页）、使用产钳或者胎头吸引器助产（参阅第232～235页）。请提前了解这些操作，然后通过以下方法帮助产妇：

- 对她深表理解。
- 保持耐心和乐观。
- 帮助产妇改变体位，以调整胎方位、促进胎儿下降。
- 如果有需要，用第4章描述的方法缓解背痛。
- 积极咨询医生，做出正确的决策。

禁止产妇下床的情况

禁止产妇下床活动的常见原因如下：

- 产妇患妊娠期高血压疾病：左侧卧位有利于血压的下降。
- 使用镇痛药：接受分娩镇痛的产妇只能在床上活动。
- 使用仪器设备：静脉输液装置、电子胎心监护、导尿管等都限制了产妇的活动。
- 医院的规定：很多医院不鼓励产妇离开床，尽管这样做并不具有医学上的依据。

医护人员认为产妇在疲惫的时候，躺在床上是最舒服的。事实恰恰相反，有些产妇不愿意一直卧床，她们会感觉焦躁不安，不能保持精力，适当下床活动反而有利于分娩的发动和产程的进展。

但是，也有这种情况，产妇不卧床的话宫缩痛更明显、产程进展变缓慢、舒适感减弱。

如果产妇没有接受硬膜外麻醉但仍需要卧床休息，你可以做以下事情：

1. 找出原因，咨询医生产妇是否有必须卧床的医学指征。如果有指征，就积极配合医生；如果没有指征，可以试着说服医生允许产妇下床活动。

2. 严格执行医生让产妇卧床的医嘱：产妇可能会被要求必须卧床、必须采取左侧卧位，可以短时间下床去洗手间、沐浴，这对降低血压也有一定效果。你要知道，有些时候医生要求产妇卧床是具有积极意义的。

3. 帮助产妇集中注意力，做一些可以在床上进行的镇痛技巧和舒缓方法。

即使产妇需要卧床，但有你的帮助，压力也会减小。关键是要理解并接受卧床休息的原因，专注于可以使用的舒适技巧，而不是就这样放弃。

胎儿臀位

在妊娠晚期，大约每30个胎儿就有1个是臀先露——头朝上，而臀部、单侧或双侧下肢位于骨盆的下方。很多臀先露的宝宝会在妊娠晚期自行转为头先露，但是越是接近分娩，胎儿越难进行这种转变，因为胎儿在不断地长大，没有足够的空间供其转变体位。

臀先露有三种类型：单臀先露或双臀先露；完全臀先露——

胎儿臀部和双足先露；不完全臀先露——一只脚或双脚先露。

虽然很多臀先露宝宝都能安全出生，但还是会存在一些问题，特别是早产儿或巨大儿。另外就是胎儿头部最后娩出的问题。有时由于胎头是胎儿身体最大的部分，胎头娩出会有延迟。有时，胎儿会误吸羊水或者产妇阴道分泌物，影响胎儿出生后的呼吸。还有一点就是，当胎儿除了头部以外其他部位都娩出时，仍然需要脐带来供氧。

但是，这并不意味着臀先露的宝宝不能安全地经阴道分娩。事实上，当存在以下情况时，臀先露的宝宝阴道分娩是适宜的：产妇身体健康，对阴道分娩有强烈的愿望；胎儿大小合适；医护人员经验丰富；医院设备精良，人员配备充足。

不幸的是，在很多发展中国家、农村地区的医院，并不能满足这样的设备及人员要求，所以在21世纪初，臀先露的胎儿很多都是剖宫产出生的。

另外，产科培训不再教授如何协助胎儿臀位的产妇自然分娩，很多医生不具备相关的技能。然而，如今自然分娩被普遍提倡，所以这方面的培训体系正在逐渐受到重视。

如何帮助胎儿调整为头先露

如今，如果胎儿临近预产期仍然是臀先露，很可能会采取剖宫产。有些产妇要求在产程开始后再进行剖宫产，以避免胎儿过早地出生，但是很多医生并不提倡这么做。所以在北美，很多医院会在产妇临产前提前安排剖宫产手术。如果你和产妇不希望没有临产征兆就施行剖宫产手术，请和医生商讨。

如果产妇想要进行阴道分娩，要在临产前（妊娠32～35周）通过以下方法帮助胎儿调整为头先露。这些方法中只有艾灸法通过科学研究认为有一定的功效，然而其他方法也被认为一般是无害的，并且可能会对调整胎儿体位有帮助。

●将臀部抬起（图5.4）：每天3次。在胎动明显且不是刚吃饱饭的情况下，产妇可以趴着采取开放式膝胸卧位（图5.4a）或者平躺，膝盖弯曲，脚掌着地，将臀部抬起30～40厘米时，可以在下方塞入垫子以支撑身体。保持10～15分钟（感觉不适可以适当缩短时间），同时放松腹部和躯干，想象胎儿的头部正在向下压住子宫底（图5.4b）。如果产妇感觉不适，则不适宜做这个动作。

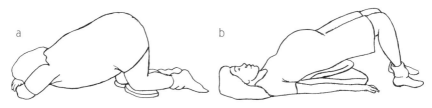

图5.4　调整胎儿为头先露的方法：a.开放式膝胸卧位；b.将臀部
抬起30～40厘米，下方垫软垫

●音乐的刺激，可以是录制的音乐也可以是自己的声音：在产妇下腹部播放立体声音乐或者正常音量的节奏性强的音乐。有的人认为胎儿更喜欢巴洛克式音乐和古典音乐。通过这个方法调整胎方位的原因是胎儿会尝试将他的头靠得更近，便于更好地听音乐。你可以将这种方法和臀部倾斜相结合。你也可以尝试将头放在产妇膝盖上，面向腹部，跟胎儿交流。有人认为，这样胎儿会转过来听你说话。

目前的科学研究尚未证实这个方法有用，但是至少对准父母来说简单、安全，也很有趣，何乐而不为呢？

●艾灸是一种针灸技术，用点燃的艾条或干燥的艾蒿，灸至阴穴（足小趾末节外侧，距趾甲角3毫米），每次15～20分钟，一天

2～3次。产妇和分娩陪伴者还可以在专业人员的指导下自己进行艾灸。这种做法被认为能提高胎儿身体活动力。如果你对艾灸感兴趣，请咨询相关专业人士。

●外转胎方位术，由助产士和产科医生完成。相关信息请参阅以下内容。

外转胎方位术

如果胎儿在妊娠36～38周仍然处于臀位，在美国最常见的处理方法就是进行计划性剖宫产，但是也有医生或产妇决定尝试外转胎方位术。具体采取什么措施不同的医院做法不同：

1.通常分娩陪伴者或导乐师会帮助产妇放松心情或分散注意力，医护人员会定期对胎方位、胎儿的大小、胎盘和脐带的位置、羊水的量以及其他方面进行评估。用电子胎心监护监测胎儿的健康状况。

2.产妇可能会被注射特布他林来减缓宫缩。有的医生会对产妇进行硬膜外麻醉，放松腹部肌肉，避免手术疼痛，然而大多数医生都不会这样做，因为操作费时费力。研究表明，硬膜外麻醉能增加胎位转换成功的概率。另外，分娩陪伴者和导乐师的支持也可以增加成功的概率。

3.产妇平躺放松。

4.护理人员在产妇腹部涂抹润滑油，在超声的引导下按压腹部，一手将胎头沿胎儿腹侧、保持胎头俯屈，轻轻向骨盆入口推移，另一只手将胎臀上推，与推胎头动作配合，直至转为头先露。如果一次不成功可以再尝试，但是一般不会超过2次。

5.产妇要尽可能放松，虽然这个过程并不舒服。你可以引导产妇进行轻微的、有节奏的呼吸（参阅第135页"有节奏的呼吸和呻吟"）来减轻疼痛。

6.操作过程中要注意监测胎儿情况，一旦胎儿状况异常应立刻停止。

7.操作结束后，需要再次进行无应激试验，查看胎儿是否完全耐受。

整个过程只需要5～15分钟的时间，虽然有很多保护措施，但是仍然有一些风险，包括胎儿窘迫和产妇出血。这些并发症通常能早期发现，一旦发生严重的问题，可以立即施行剖宫产手术。

这个方法成功的概率为50%～60%，给予硬膜外麻醉能使成功的概率增加。大多数接受外转胎方位术成功的产妇能通过阴道分娩顺利产下健康的宝宝（还有一些产妇因为分娩过程中的其他原因而转行剖宫产术，具体内容参阅第311页"剖宫产的指征"）。

分娩陪伴者和导乐师如何做？

首先，了解操作的流程，包括实际操作所需的时间、有哪些技巧能帮助到产妇，例如，提前熟悉放松的方法、练习有节奏的轻快呼吸等。产妇最初的不适感，会因为大家的共同努力得到缓解。确保让产妇知道，当她需要停下来喘口气时，及时告诉陪伴者或医生。产妇越放松，忍耐力越强，这项操作就越容易成功。

整个过程中，你要和产妇保持眼神的交流，用手和头部运动为产妇的呼吸打节奏，并鼓励她："做得很好……就像这样……跟着我……好的……"你的亲切的语言、温柔的语调和自信的面部表情，都能给产妇带来积极的作用。

如果这个操作不成功，通常就会安排剖宫产。

如何帮助有过痛苦分娩经历的产妇？

许多有过不好的分娩经历的产妇都对自己是否能再经历一次分娩表示怀疑。之前分娩顺利的产妇，会很自信和乐观。而有过痛苦回忆的经产妇，会再次陷入到恐慌当中，尤其是生过早产儿、先天性疾病患儿、死胎或残疾儿的产妇，这些记忆挥之不去。

这些不好的记忆会让产妇再次感到悲伤、自我怀疑、失去信心，特别是有过剖宫产史或使用产钳、胎头吸引术的经历的产妇，因担心自己和胎儿的安危感到焦虑。作为分娩陪伴者的你，可能会因在前一次分娩中没有帮助到产妇感到惭愧，你希望这次能真正帮助到她。

以下建议将对你们有所帮助：

●找一些关于从分娩创伤中恢复，或者失去一个宝宝后重新怀孕的书籍。供产妇和分娩陪伴者阅读。

●寻找一些支持团体或组织，帮助产妇和陪伴者在经历了先前令人失望的分娩后再次做好分娩准备。他们经常会组织一些活动，产妇可以在其中找到有相同经历的人，获得他们的经验分享。这些组织还教给分娩陪伴者如何在产程中提供特殊的帮助。

●考虑请一位导乐师。她可以在产程中进行现场指导，更能明白产妇所承受的压力，给出合理意见，帮助产妇顺利度过这次分娩。

你们还可以请教与分娩创伤有关的心理咨询师。

●考虑到产妇这次的分娩经历可能与上次的相似，有什么可控的因素可以改变？例如，医生或者出生地点的改变？如果第三产程持续了7小时，是否可以早期介入以防再次发生？是否要制订一个不同的镇痛药使用计划？你们最好提前做到心中有数，并知道有哪些积极应对的方法，这样对分娩的恐惧感会有所减弱，这次的体验也会更好。

● 鼓励产妇积极与医生交流她的压力和期望，以及以前的分娩经历和对此次分娩的担忧。

产妇在分娩过程中会出现一些不良情绪，以下这些建议能帮助她克服这些情绪：

● 在产程刚开始时：随着进入产程，她可能会突然地丧失信心，会自我怀疑。鼓励她表达自己的情感并提醒她这种情感在这样的情况下是正常的。这样做能帮助产妇避免对宫缩的过度反应。

● 鼓励她面对全新的产程：有时，产妇会回忆起之前不好的分娩经历。这时候就需要你多开导她，跟她分析现在的情况已经和之前不同了，这是一次全新的分娩体验。

● 如果这次自然分娩不顺利要转为剖宫产或出现其他困难时：尝试帮助产妇分散注意力和减少压力（参阅第4章），并在克服这些困难后一起庆祝。

面对过往痛苦的回忆，如果能积极应对，对产妇来说将是一次成长。在你、导乐师和其他有爱心的工作人员的支持下，这些分娩的经历肯定会让产妇感觉更满足。

与医护人员相处不和谐

如果先前负责产妇的医生因故无法继续负责产妇的分娩，将会有另外一名医生来替代，而这名医生对产妇来说完全是陌生人，需要花时间去了解产妇，但是有时医护人员工作太忙无法提前了解产妇的详细情况。

大多数时间，产房一般不会发生严重的问题，产妇、分娩陪伴者、医生和护士都能相处融洽。如果你们跟医生或者护士发生冲突应该做些什么？对分娩态度的差异，每个不同角色的人格和认知会在分娩过程中体现，因此不愉快和冲突就产生了。或者是医护人员没有满足产妇的喜好，因为她们需要被支持和鼓励包围。

如果在分娩前你或者产妇有什么要求，请跟医生进行讨论并制订计划。也可以考虑雇佣一名导乐师，参与临产和整个分娩过程，帮助你们和医护工作者维持友好的关系，帮助你们表达看法、维护自身利益。

通常医患关系并不是很严重的问题，都很好解决。以下是一些避免发生冲突或将冲突最小化的建议：

● 不要自己制造矛盾冲突。用你的态度和行为表明你是友好的、尊重别人的、有礼貌的，你期望和医护人员友好合作，并且欣赏他们的经验以及相信他们会想办法让产妇舒适和开心。相反，如果你表现出怀疑、害怕和犹豫，医护人员可能会做出防御性的反应。

● 交流沟通产妇的所有顾虑，包括对自然分娩的渴望、对医疗用针和血液的恐惧等。

● 准备好分娩计划副本给护士阅读。如果时间充足，跟医生或者护士讨论分娩计划，并请求尽可能地按照计划做。如果医护人员对计划有担忧，可进行讨论，解决担忧。通常不同意见会得到解决。

● 直接称呼医生、护士的名字。

如果你或者产妇和护士有不同意见，尝试以下建议：

● 有礼貌地对待护士。例如，可以说"在产妇宫缩期间我不能跟你交流，因为我需要帮助她放松和呼吸"，或者说："我认为这是个误会。我们的主治医生说产妇可以散步也可以沐浴。你可以跟医生核实一下吗？"

● 和护士长谈谈。用尽可能平静和客观的态度，解释和护士存在的矛盾，并请求调换护士或者帮助调解矛盾。

● 直接和医生交流，必要时也可以打电话。一旦护士在产程的处理上存在明显的误解，请求医生解决。

如果问题出在医生或者助产士身上，特别是当这个人不了解你们的时候，要直接交流讨论。如果问题没有得以解决，要进一步沟通。

导乐师如何帮助你？导乐师没有权利干涉医护人员，也不能替你或者产妇发声，然而导乐师可以起到很好的提醒作用，特别是你们在做决策的时候。

产妇往往最关心的不是解决冲突而是避免冲突。换句话说，为了避免紧张的对抗，你可能要做一些妥协。

如果双方僵持不下，你可能会感觉无力和挫败，但是产程不能因为发生问题而暂停。尝试在产程中解决不同意见将可能导致产程进度更困难、产妇压力更大。你可以在宝宝出生后通过和医生、法律顾问进行讨论或者写信给相关负责部门继续解决问题。

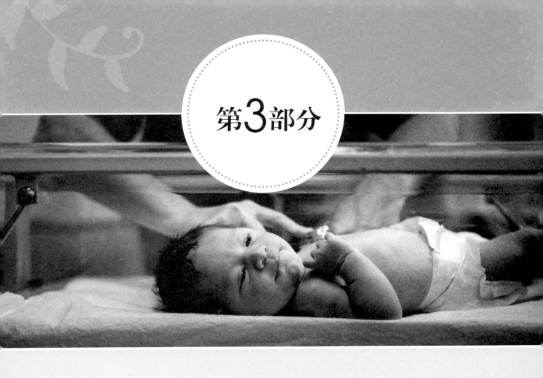

第3部分

分娩的医疗干预

　　医生在分娩过程中的主要作用是保障产妇和胎儿的健康。在整个妊娠期，医生通过各种检查来发现问题并解决问题，这部分提到的一些检查和干预措施在分娩期间也可以用到。

　　关于分娩期间的医疗干预，医学界意见不一。一些医生认为分娩如此无法预测，所以在产程的每个阶段都使用医疗干预是最安全的；另一些医生则认为，分娩是一个正常的生理过程，只需在怀疑有问题或者发生问题的时候才应该使用。产妇对于这一点也反响不一，一些产妇对分娩感到害怕，积极的医疗干预会让她们有安全感；另一些产妇则更愿意顺其自然，比起医疗干预她们更信任自己的身体。

　　研究表明，健康的产妇一般都能顺利分娩。我们应对整个产程给予密切关注，并及时发现问题、处理问题。

避免问题发生的方法，是谨慎使用可选择的医疗干预，因为这些操作有时候会导致问题产生。例如，任何约束产妇行动自由的干预将会减慢产程、增加疼痛，进一步的干预更可能增加发生其他问题的风险。总之，我们认为只有当问题已经存在或即将发生时才有必要给予医疗干预。

产妇的知情决策权

产妇是否接受医疗干预应权衡利弊，如果放弃干预，要知道会产生什么后果；如果考虑接受干预，应提前和医生讨论以下问题。

在考虑是否接受某项检查时，询问医生：

- 进行检查的理由是什么？
- 能检查出什么问题？
- 检查如何进行？
- 结果的准确性或者可靠性如何？误差有多少？换句话说，检查是否会错过可能存在的问题或者查出的问题其实不存在？
- 如果检查中发现问题，接下来该做什么？进一步检查还是立即治疗？
- 如果检查中没有发现问题，接下来该怎么做？例如，近一两天重复这项检查还是做其他检查，或者不再关注这个问题？
- 这项检查会给产妇带来什么？

考虑接受某项治疗时，询问医生：

- 问题是什么？有多严重？
- 问题严重到什么程度才开始解决？
- 治疗措施是什么？如何施行？

- 治疗效果如何？

- 治疗一旦失败，下一步应该怎么做？

- 治疗有没有副作用？

- 有什么替代的治疗方案吗？

如果要使用替代方案，询问如何做、起效的可能性、副作用和治疗失败会出现什么情况。

大多数情况下，产妇和医生有足够的时间讨论这些问题。你、产妇和医生相互交换信息，一起想办法，这叫作"共享决策"。这种方法可以建立彼此的信任和满意度，因为它是建立在相互尊重、具有灵活性和考虑对方观点的基础上的。

然而，在极少数情况下，可能并没有太多的时间进行这样的讨论。医生会告知你情况有多严重、多紧急，并且一旦发生紧急情况，请相信医生并帮助产妇接受干预。待问题解决后医生会有完整的解释。在这种情况下，你只需要问："这种干预是否会提高胎儿和产妇健康的概率？"如果答案是肯定的，就同意，不要再问其他问题了。

这部分内容将在接下来的第6～9章详细展开。

第 6 章

与妊娠有关的诊断和干预措施

> 她现在如同一个插着管道的机器，催产素从静脉滴注，硬膜外麻醉管接在背上，尿管、胎心监护和宫缩监护仪也都连在身上，她还连着一个氧气面罩以便胎儿能有充足的氧气供应。护士检查了她的宫颈，说现在开大 4 厘米了，但是开到 3 厘米已经经历 6 个小时了，"这期间所做的一切就是为了这 1 厘米吗？"
>
> ——第一次当爸爸的凯文

在妊娠的最后一个月，产妇应该一周看一次医生。这段时间发生的问题会直接影响分娩，医生应及时发现这些问题，并提前为产妇做好分娩计划。以下是关于妊娠晚期检查的描述，以及为什么要做这些检查及如何去做。这些内容不能代替你跟医生讨论的关键问题，但是可以作为重要的参考内容。关于早期妊娠、中期妊娠的诊断及每次产检的内容本书不做介绍。

晚期妊娠的诊断

妊娠的最后几周或者几个月，医生的观察与分娩是否顺利密切相关。检查结果会直接影响分娩计划的安排。

B组链球菌（GBS）检测

这种方法用于检测产妇是否存在B组链球菌感染。做法是：对妊娠35～37周的阴道和（或）直肠分泌物进行检测，通常约2天就可以得到结果。快速筛选试验也比较可靠，可以在1小时内出结果。

约有1/4的产妇是GBS的携带者，意思是体内存在这种细菌，但没有任何感染症状。GBS携带者分娩的胎儿每200名就有1名受到感染。GBS感染可以导致新生儿严重的疾病，如肺炎、败血症和脑膜炎。给每一位查出GBS阳性的产妇在破膜后或者分娩后静脉注射抗生素可以避免新生儿感染GBS（抗生素通过胎盘到达胎儿体内），将感染率降低到1/4000～1/2000。

如果GBS携带者在接受足量抗生素治疗前即分娩，需要密切观察新生儿是否存在感染症状或进行B组链球菌试验。细菌可以在血液、尿液甚至脑脊液中繁殖。有的医生会给所有新生儿静脉注射足量抗生素，然后密切观察2～3天，直到检测结果出来。而也有一些医生选择密切观察宝宝，直到有感染迹象时才进行治疗。如果细菌培养发现新生儿感染了B组链球菌，则需要住院接受抗生素治疗，同时密切观察新生儿的感染迹象。

预防性用药的缺点是，感染的产妇不仅要在产前使用抗生素，而且如果胎膜破裂后没有宫缩延长了产程。产妇在待产过程中需要追加抗生素治疗。一般如果产妇没有临产，24小时内最多可以给予4个治疗剂量的抗生素。这种情况下，护理人员和产妇需要更多的耐心。无论是选择大剂量抗生素治疗还是引产，都有各自的弊端。

抗生素通常采用静脉给药，根据药物种类不同，给药时间从每4小时1次到每6小时1次不等。在给药间隔期，静脉输液管可以暂时封闭。

抗生素在分娩过程中使用的利弊尚需大量的研究来证实。预防新生儿感染的方法，如使用益生菌、顺势疗法、产妇阴道冲洗等，尚未有明确研究证明其有效性。

超声检查

这种复杂的技术是运用超声波经手持探头在准妈妈的腹部表面或者阴道内扫描子宫，形成胎儿的详细图像（包括大脑、心脏、面部特征、四肢、生殖器等）以及胎盘、脐带、宫颈等其他结构的图像。这些图像呈现在电子屏幕上，准妈妈可以和技术人员一起观看。虽然没有证据表明胎儿畸形与超声波有关，但在做超声检查的时候建议把时间控制在最短的有效时间内。

在整个妊娠期，超声检查有很多用途。妊娠晚期超声检查主要用于发现胎儿位置或其他可能导致难产的因素，估计胎儿的身长和体重，并测量羊水的体积。羊水量少提示胎盘功能退化，羊水量增加提示准妈妈体液调节或者胎儿肾脏可能有问题。但是，这项检查估计羊水的误差比较大。例如，如果准妈妈在脱水状态下接受超声检查，那么羊水量很可能会比体内水分充足的情况下少。这里建议准妈妈在接受超声测量羊水量的时候，一定要确保体内水分充足。

接受腰部超声检查时，准妈妈需要躺在光线较暗的房间内，检查人员给准妈妈腹部皮肤涂上耦合剂起到润滑作用，然后将探头放在腹部，对准妈妈和胎儿不同深度的组织进行拍照和测量，整个过程大约需要30分钟。

然后，超声科医生会给出报告，产科医生或助产士根据结果为准妈妈提出指导意见，例如，继续妊娠、需要进一步检查、需要引产或剖宫产，或行臀位外倒转术等。

如果分娩过程中怀疑胎方位不正，可以用简易超声扫描来确定胎儿位置。

无应激试验

这项检查主要通过测量胎心来评估胎儿的健康状况。若产妇感到胎动减少（参阅第22页"计数胎动"），或出现胎儿生长发育受限、过期妊娠、妊娠期高血压疾病、妊娠期糖尿病等情况时，都建议进行无应激试验。

该试验使用电子胎心监护仪，准妈妈在胎动时按下按钮，如果胎儿心跳加速，则为"反应型"胎心监测；如果胎心保持不变或减速，则为"无反应型"胎心监测。无反应型胎心监测表明胎儿有宫内缺氧表现，需要进一步监测或治疗。

无应激试验并不是完全准确的，结果为有反应型往往提示胎儿宫内情况良好，但如果胎心监测显示为无反应型，通常需要与羊水量相结合，才能更准确地反映胎儿的健康状况。

产时基本监测内容

　　产时基本监测，即通过在分娩过程中对产妇进行定期监测，有经验的医护人员可以准确评估产妇及胎儿是否健康，是否需要进一步观察或治疗。产时基本监测围绕产妇状况、产程进展情况、羊水、胎儿及新生儿开展。

　　对产妇监测的项目：

● 宫缩期、宫缩间歇及分娩后产妇的行为、活动及情绪变化。

● 基本生理功能：饮食、排尿、排便情况。

● 宫缩的强度、频率、持续时间。

● 宫缩期子宫张力大小。

● 分娩时疼痛的部位及性质（腹部、背部或两者皆有；疼痛是间歇性还是持续性）。

● 对产妇疼痛进行评分（0～10分）。医院对每一位产妇进行疼痛评分，如产妇疼痛评分升高，或产妇难以耐受疼痛，需给予药物治疗。

● 观察阴道分泌物。

● 产程进展情况（取决于宫缩情况、产妇情况及阴道检查情况）。

● 生命体征：体温、脉搏、呼吸、血压。

● 分娩后的子宫形态。

● 分娩后的出血量。

　　羊水流出后监测的项目：

● 颜色：如果颜色清亮，证明胎儿情况良好；如果羊水呈棕色或者绿色，则表示有胎儿宫内缺氧可能。

● 量（喷出还是漏出）：大量羊水突然流出，可能会导致脐带在宫缩期间受压，从而引起胎儿缺氧。

● 气味：恶臭提示有宫内感染。

对胎儿监测的项目：

● 心率，通过超声检查或听诊器来监测。

● 体重。

前文提到的产时基本监测内容通常由陪伴产妇分娩全程的护理人员或助产士来完成，因为她们可以更好地观察到产妇及新生儿的情况。如果观察到产妇或者新生儿出现问题，就需要进行干预。

新生儿出生后，护理人员会对其进行检查，快速评估新生儿的健康状况。最常用的就是出生后1分钟、5分钟、10分钟内的新生儿阿普加（Apgar）评分（表6.1），评估新生儿的体温、呼吸、心率、行为及警觉状态、外形等。

表 6.1 新生儿 Apgar 评分

表现	0分	1分	2分
心率	无	≤ 100次／分	>100次／分
呼吸	无	慢，不规律	顺畅，啼哭
肌张力	软	胳膊、腿可活动	自主活动
弹足底或插鼻管反应	无	弱	哭、打喷嚏
皮肤颜色	青紫或苍白	躯体红，四肢青紫	全身红

Apgar评分中的每一项评分为1～5分，总分7分以上的新生儿是健康的。7分以下的新生儿需进行额外处理，如清理呼吸道、给

予新生儿吸氧或其他治疗；还可以抚摸新生儿皮肤，或者让父母对新生儿说话。如果分数极低则需要医护人员处理。

人工干预的指征

除了上文提到的产时基本监测内容以外，如果发现潜在风险，也会有其他处理方式，利用精密设备、药物及手术，以下为是否给予干预措施时需要考虑的因素：

● 怀孕夫妻的健康状况：如夫妻双方均体健，分娩过程顺利，则不需人工干预。

● 胎儿健康状况：如果胎儿发育成熟，大小正常，且没有缺氧表现，则不需要额外干预。

● 护理人员的观念：一些护理人员倾向于在风险出现之前进行预防，从而导致了很多不必要的治疗或过度治疗，然而她们并不觉得这是不恰当的，反而认为如果没有这些干预，会出现危险。另一些护理人员只有在出现问题时才使用干预措施。研究表明，后一种方法对产妇更有利。

● 护理或医疗习惯：一些习惯的养成受多重因素影响，且各医院之间甚至同一医院的不同科室之间差别也很大。例如，A医院会鼓励产妇尽早下床活动、如厕，而B医院则会禁止产妇这样做。另外，引产率、剖宫率及硬膜外麻醉镇痛的应用率在不同医院之间也有很大差异。

● 准妈妈的要求：在所有的治疗过程中，准妈妈的要求需要得到充分考虑。

常见的产科干预措施

下文提到了多项常见产科手术及其目的、缺点及可替代的措施。当产妇无高危因素时，则无需采取这些措施。但如果产妇有高危因素，那么就需要采取相应的措施，第七章会着重讨论在何种情况下需给予治疗。

助产士是维系产妇与医生之间的纽带，因此需要熟知产科常见干预措施，并了解产妇的需求，从而帮助医生制订合适的治疗方案。而且助产士还需要疏导产妇生理或心理上的不适，并熟知在哪种情况下需要医生进行干预治疗。

静脉输液治疗

静脉输液可以为产妇提供能量或者水分，麻醉医师需要通过静脉通路来维持麻醉过程中的血容量，静脉通路的畅通可以保证医生可以随时对产妇进行药物治疗。

许多护理人员会在产前常规为产妇进行静脉补液并让产妇禁食。这个习惯源于早期全麻下分娩产妇会产生误吸的风险，如今全麻分娩已经显著减少，而且有更好的技术来防止误吸的发生。尽管如此，有许多护理人员仍延续之前的习惯，这种治疗方式是过度的而且是不必要的。

许多护理人员并不主张常规对产妇进行静脉补液，而是鼓励产妇自己进食保证能量及水分供应，静脉输液只在有医生指导或者产妇或胎儿有危险情况的时候使用，比如：

- 产程过长。

- 产妇出现头晕或呕吐。

- 对产妇进行麻醉时。

- 产妇需要特定的药物用于避免早产、催产、控制血压、镇痛或其他情况。

- 产妇处于高危状态，可能需要立即采取治疗措施。

静脉输液的弊端：

- 大量的静脉输液会导致产妇体内液体潴留，特别是腿部和胸部，这种水肿的情况可能持续到产后数天，乳房水肿会导致产后1周产妇哺乳困难。液体潴留导致肺水肿的情况很少出现。

- 静脉输液可能会影响产妇正常下床活动（图6.1）。

- 静脉输液有时会导致液体渗漏（输液针刺穿静脉后会导致液体渗漏到周围组织中，引起组织肿胀）。如果产妇可自主喝水，

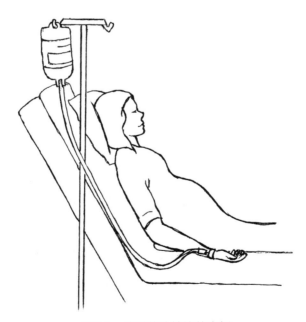

图6.1　接受静脉输液的产妇

且不需要药物治疗，则不必行静脉输液。最好是鼓励她在口渴的时候或宫缩2～3次之后喝水。

你和产妇可以与护理人员讨论以下替代静脉输液的治疗：

● 每进行两次宫缩后，给产妇提供能量饮料，但以产妇口渴或自身需求为主。

● 保留静脉通路的畅通，以便在需要时迅速给产妇注射药物，同时用软的套管针代替之前的输液针，让产妇可以自由活动。

电子胎心监护（EFM）

EFM有3种方式：外监护、内监护以及便携式胎心监护。

进行外监护时，护理人员需要在产妇腹部放置两根弹力带，一根放在较低位置，用来监测胎心；另外一根放在宫底部，用来监测宫缩情况。

内监护则是用一根细螺旋电极放置在胎儿头部，监测胎心；将宫内压导管放置在产妇子宫内，监测宫缩（图6.2）。

宫缩与胎心的反应可以直接在显示器上显示，也可以通过无线电传送到护士站屏幕上，胎心监测记录可连续打印。

便携式胎心监护仪则是通过产妇脖子上佩戴的无线发射器与皮带上的传感器相连接，这些传感器是防水的，在水中也可以进行监测。接受每种胎心监测方式的产妇都可以在护士站60米的范围内自由活动，胎心监测信息在这个范围内均能通过无线电传输至中央监控器。外监护由于方便、无创，比内监护应用更广泛。但如果产妇比较肥胖或存在可疑假性宫缩的情况，内监护比外监护更准确。

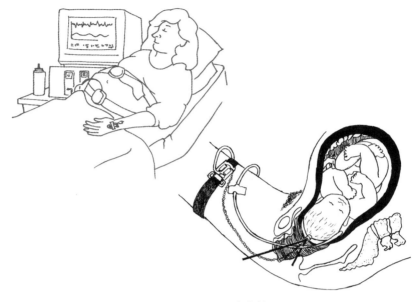

图6.2　EFM内监护

产程中电子胎心监护的作用

EFM可以显示并记录胎心对宫缩的反应，记录宫缩的强度、频率及持续时间，并记录胎心在宫缩时的变化。

EFM在下列情况下具有指导意义：

●产程延长，助产士考虑用催产素加快产程进展时，宫缩的持续时间和频率可以通过外监护来评估，但如需准确知道宫缩强度，则需内监护来评估。

●护士或助产士不能持续看护产妇时。

●产妇行催产治疗时，药物可能会导致强直宫缩。

●分娩过程中，考虑有胎儿缺氧情况存在时，如早产、低体重儿、羊水粪染等。

●产妇合并高危并发症。

EFM的弊端：

● 接受外监护时产妇活动受限；接受便携式胎心监护仪监测的产妇可以自由活动，甚至洗澡或者沐浴；而内监护则是侵入性的。

● 有时产妇自身的症状更需要被关注，不应把注意力全放在胎心监护仪上。

● 对胎心监测结果的意义及所需要的干预尚存在很多争议。

● 进行内监护时需穿破羊膜囊至胎儿头皮，这些操作增加了产妇及胎儿感染的风险，特别是如果产妇本身有阴道炎时，风险会更高。同时，刺破羊膜囊会破坏羊水对胎头的保护。

● EFM只是测量胎心，并不能监测到胎儿是否缺氧。因此仅靠胎心监测的反应就决定行剖宫产是不可靠的，术中发现胎儿往往并没有缺氧的表现。因此，在这种情况下，通常需要进一步检查来判断胎儿是否缺氧（参阅第223页"胎儿头皮刺激试验"）。

可替代方案：分娩前可同产妇充分沟通，讨论下文提到的EFM的替代方案，并记录在分娩计划中：

● 让护士或助产士使用超声听诊器听胎心，每次听诊1～2分钟（图6.3）。许多研究将这种监测方法与EFM进行对比发现，该方法监测下的新生儿评分与EFM无明显差别，且该监测方法可降低剖宫产率。该方法需有经验且接受训练的助产士来完成，产程中每5～15分钟需进行一次听诊，该方法是院外分娩时最常使用的方法。

● 每小时间歇性使用外监护10～15分钟，其余时间不用监护。这种方法可以充分保证产妇活动自由。一些护理人员在产程的潜伏期倾向使用这种监护方式，但在活跃期更倾向于持续监护。

● 使用遥感式EFM设备（图6.4），了解医院是否有该设备。

● 防水监护设备如手持式防水听诊器，可在产妇洗澡时进行监护，但并不是所有的医疗机构都配备，需要询问护理人员。

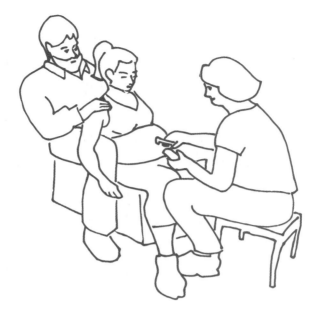

图6.3 医护人员在用超声听诊器听胎心

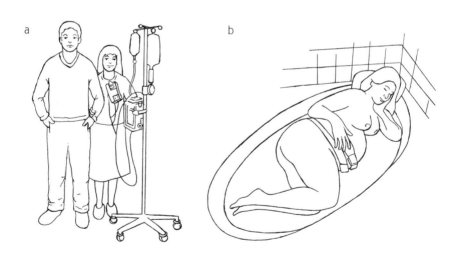

图6.4 遥感式EFM：a.行走时胎心监护；b.浴池中无线遥感监护

胎儿头皮刺激试验

阴道检查时，医护人员通过按压或刺激胎儿头皮完成该项测试。如果胎儿宫内储备能力（胎儿对不利影响所具备的在一定时间内保持自身器官功能正常运转的耐受能力）良好，则头皮受到刺激时心率加快；若胎儿有缺氧表现，则心率不会加快。该试验结果已经被发现与胎儿实际情况有很好的相关性。

这个试验是为了进一步验证胎儿是否能耐受分娩。测试结果可代表产程中任一时段的胎心状况，此法可在同一产程中多次使用。

可替代方案：你可以选择只依靠EFM或者频繁地用超声听诊器听胎心，但可能会增加剖宫产率。

当怀疑胎儿发生宫内窘迫时，你和产妇可以要求进行胎儿头皮刺激试验，但需要提前告知医护人员，将其列入分娩计划中。

人工破膜术（AROM）

人工破膜的方法是由护理人员将一个工具（羊膜钩）插入产妇的阴道，然后通过宫颈，在羊膜囊上划开一道口，让羊水流出（图6.5）。破膜后，大部分产妇宫缩会加强，这也是人工破膜的目的。

过去，破膜后产妇会被告知不要洗澡，但研究发现，AROM后在干净的浴缸里洗澡并不会增加产妇及胎儿感染的风险。

进行AROM的时机：

● 需要加快产程进展时。如果胎方位良好，AROM平均可缩短约40分钟的分娩时间。但如果胎方位不正，该操作可能会延长产程。破膜后，胎儿头部周围的羊水随之流出，导致变形的头部更牢固地插入骨盆，胎方位会更难得到纠正。但是，在临床工作中，往往很难准确评估AROM到底会产生哪种效果，在无更好的干预措施的情况下，可尝试行人工破膜术。

● 已用其他方式如给予前列腺素或氧化霉素诱导分娩时。除非宫颈非常柔软且薄，否则单靠AROM引产效果欠佳。

● 检查羊水性状，判断是否有粪染、血性羊水等。

● 内监护使用电极和导管时（参阅第219页）。

什么时候行AROM干预治疗，目前是有争议的。一些人认为在产程中行AROM是无害的，但另一些人认为AROM弊大于利，如果不是必要情况，建议保持羊膜囊完整性。

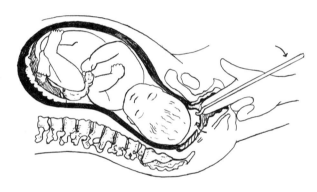

图6.5　人工破膜操作方法

AROM的弊端：

● 通常情况下不会加强或促进宫缩。

● 随着破膜时间及次数的增加，胎儿及产妇感染的概率增加。

● 胎儿头部羊水的流出会导致宫缩时胎头受压，引起胎心波动。

● 如果胎方位不正，胎儿头部周围羊水的流出会导致胎头固定，从而减少了胎头移动到正常位置的机会。

● AROM增加了宫缩时脐带受压的风险，可能会导致胎儿缺氧。

● 如果胎头或者胎臀较高，行AROM后，会增加脐带脱垂的风险。

可替代方案：

● 护理人员可以避免通过人工破膜的方式加速分娩，建议产妇尝试自助方法刺激子宫收缩［参阅第184页"诱导分娩（人工引产的方法）"］。

● 或者，采用其他方式判断胎儿健康状况（参阅第219页"电子胎心监护"、第223页"胎儿头皮刺激试验"）或诱导分娩。

羊膜腔灌注术

该方法是通过一根塑料管（同内监护导管）将盐水注入羊膜腔，从而缓解因羊水流出导致的胎儿脐带受压。

补充的液体起到缓冲作用，可保护脐带不受压迫，同时可以稀释胎粪，减少胎儿吸入的胎粪量，防止胎儿宫内窘迫的发生。因注射的液体会逐渐流出子宫，因此在必要时可以重复操作以保证宫内液体容量。该操作成本低，且有时可避免因胎儿宫内窘迫进行剖宫产。

羊膜腔灌注术的弊端：

● 为有创操作，增加了宫内感染的机会。

● 操作结束后，产妇必须保持平卧位，防止液体流出。

可替代方案：

● 如明确胎儿宫内窘迫，医务人员可直接行剖宫产术。

引产或催产

为了带动宫缩或加强宫缩，常常会用到以下几种方式：

1.自主刺激［参阅第184页"诱导分娩（人工引产）的方法"］。

2."剥离"胎膜，开始引产。

医务人员将手指穿过宫颈，将位于子宫下段的胎膜与子宫分离开。对于产妇来讲，整个过程会比较痛苦，有时该操作会导致胎膜早破。该操作通常不会带动宫缩，但可以促进宫颈成熟。如果宫颈位置靠后或者宫颈口紧闭，则无法进行这项操作。

3.人工破膜有时会加强宫缩，促进产程进展。

4.人工制造的前列腺素凝胶、栓剂或药片，可促进宫颈软化及扩张。

前列腺素制剂有以下几种类型：

●含前列腺素的凝胶可通过注射器涂抹在宫颈外口，6小时后可加药。

●将含前列腺素的棉条放在阴道后穹隆部，药效可持续12小时。

●将含米索前列醇的药片放置在阴道后穹隆处，也可以口服。当胎膜早破时，为防止宫内感染，可采取口服的方式，4～6小时后可加量。服药应从小剂量（阴道用25微克，口服50微克）开始给药，以防突然大剂量给药产生强直宫缩。

这些药物只能在医院使用，以便更好地监测产妇及胎儿情况，防止副作用发生。使用的剂量以及方式需根据产妇宫颈条件及助产士习惯决定，通常从小剂量开始给药，这样会比较安全，但起效会比较慢。

5.通过静脉滴注催产素进行引产或者催产。

催产素滴注过程中，需要有专人看护并进行胎心监护（图6.6），以便根据产妇宫缩情况随时调整剂量，防止发生强直宫缩。如果在催产素点滴前使用前列腺素促宫颈成熟，可大大减少引产失败的发生率。

如果由于医疗原因引产失败，剖宫产是唯一的选择。如果在无引产理由的情况下引产失败，便可能会让产妇继续待产，等待自然临产，但如今这种情况较少，通常直接选择剖宫产。

引产或催产的时机：

● 过期妊娠。目前关于过期妊娠的定义尚存争议。不同的医院可能会在妊娠39周、40周或41周时进行引产。但研究表明，如果不是医学原因，42周前引产的风险远大于继续待产的风险。超过42周或43周分娩则会增加死胎的风险。2016年，美国妇产科学院建议，在没有医疗指征的情况下，待产至孕42周后再考虑引产。

● 有医学指征（如产妇有高血压或糖尿病），继续待产会对孕妇及胎儿造成危害。

● 胎儿畸形。

● 产妇破膜时间较长，还没有临产，或分泌物检查GBS阳性[参阅第211页"B组链球菌（GBS）检测"]。

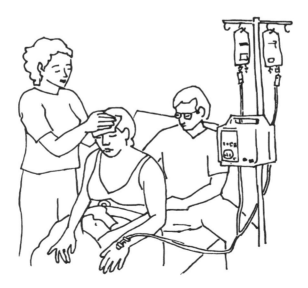

图6.6　接受引产的产妇，电子监护仪正在监测其宫缩和胎心情况

●单纯疱疹病毒感染的产妇如果局部没有疱疹，可以给予引产。如果局部有疱疹，则行剖宫产术。

●潜伏期时间较长，宫颈口较紧，此时可选择应用前列腺素引产。

●活跃期宫缩乏力导致的产程延长，可静脉注射催产素。

人工引产的弊端：

●人工引产的干预措施比自然分娩更多，如胎心监护、静脉输液等。

●产妇住院及宫缩时间较长，导致产妇疲惫或气馁，不配合。

有时引产是为了防止胎儿生长过大进行的，以防止并发症及剖宫产的发生。尽管看起来很有道理，但研究表明：

●准确评估胎儿大小是很困难的，B超预测胎儿大小也会有10%、甚至更大的误差。

●当可疑是巨大儿时进行引产，会增加剖宫产发生率，且对新生儿预后无明显影响。

●胎儿体重超过3.9千克会增加难产风险，引产并不会降低难产及剖宫产的发生率。

●大多数肩难产的婴儿为中等大小。是否肩先露会造成难产无法预测，当发生这个情况时，医生和助产士会解决。

人工引产的非医学因素，通常有以下几个方面：

●为产妇及医务人员提供便利。当医务人员需随时待命或孕妇有家庭帮助时，可能会安排选择性引产。

●惯例：有一些医院会选择在产妇39周或40周引产。

●妊娠期的不适：水肿、背痛、瘙痒或疲劳使一些准妈妈希望在安全的情况下提早终止妊娠。

能够计划孩子的出生时间是非常诱人的，如果知道了分娩日期，就可以提前安排很多事情。如果在宫颈成熟的情况下进行引产，成功率更高。

选择性引产的弊端：

●引产的过程会比较缓慢，特别是对于没有经过促宫颈成熟治疗的产妇。通常会持续1天时间或更长。在此过程中，产妇会感到疲惫，甚至丧失顺产的信心。一部分医护人员在产妇引产12小时未分娩时就会选择剖宫产，此时有可能还没有进入产程。因此，需要慎重考虑是否进行选择性引产。

●选择性引产的时间对胎儿来讲可能不是最合适的，如果自然临产，胎儿会得到更好的发育；如果过早进行引产，可能会导致早产儿。事实上，选择性引产被认为是美国高早产率（10%）的重要影响因素。

●使用促宫颈成熟的前列腺素易导致产妇出现恶心及血压的波动。

●与自然分娩的产妇相比，选择性引产的产妇剖宫产概率更大。

●有时即使计划好了引产日期，医生也可能会因为床位或工作量原因拒绝产妇入院引产，这会导致产妇感觉沮丧。在此之前，她可能会认为自己是因为有医学指征才需要进行引产的。

●引产时宫缩的强度和持续时间可能是不合适的，有时医护人员为了尽快结束分娩，会加强宫缩，这可能导致胎儿缺氧。因此，必须进行持续胎心监护，并严格按照要求逐渐增加宫缩强度及持续时间。

如果产妇出现强直宫缩，则需要停止静脉滴注催产素，或去除阴道内放置的前列腺素；如果产妇已经口服前列腺素，可以用特布他林缓解宫缩。

●在宫口扩张早期就使用镇痛药更可能导致引产的发生，相关因素如下：

——由于静脉输液和持续胎心监护，产妇活动受限，无法通过改变体位、下床活动或按摩来缓解疼痛。

——规律宫缩产生较慢，会加重产妇的疲惫感，降低产妇配合度。而且，因为静脉滴注催产素前后需空腹，产妇可能会感到饥饿，没有体力进行自然分娩。

——如上文提到的，引产过程中需要的催产素的剂量较大，会引起更强烈、频繁的宫缩。潜伏期的宫缩比自然分娩更难处理。

——如果孕妇在无宫缩时住院，从待产开始到分娩时间较长，产妇容易失去信心。

可替代方案：如果没有引产的医学指征，产妇可以：

●等待自然临产，如果产妇选择推迟引产，至少要等超过预产期1~2周，且期间需对产妇及胎儿情况进行严密监测。

●尝试采用非医学方法刺激宫缩。

会阴侧切术

会阴侧切术是用剪刀从阴道向肛门切开的手术（图6.7），可以在术前进行麻醉，但是，即使术前不进行麻醉，产妇也很少感觉到疼痛。医护人员也会在胎儿出生后对切口处进行局部麻醉，以减轻缝合时的疼痛感。侧切伤口一般在产后1~2周内愈合。进行体力活动或性交时，疼痛可能会持续数周甚至数月。如果疼痛时间较长，则需及时就医。

在20世纪90年代初期及中期，会阴侧切术多是由医生操作，现在主要是由助产士来操作。行会阴侧切术的目的主要是为了避免会阴或阴道前部的撕裂。但如今的研究表明，这个理论是不正确的，会阴侧切术的使用率正在逐渐下降。

会阴侧切术的目的：

- 若胎儿出现缺氧的症状，可在5～10分钟内快速结束分娩。
- 可缓解会阴对胎儿头部的压力。
- 扩大较紧的阴道口，以便分娩。
- 方便放置产钳。

会阴侧切术的弊端：会阴侧切术一定程度上破坏了会阴的正常组织结构，需要时间愈合，会带来一定程度的不适感。自然分娩有30%～60%的产妇会有会阴裂伤，但毕竟概率比较小，比侧切术手术切口浅，愈合更快。

除此之外，行会阴侧切术时，由于胎头的压迫，会有侧切伤口延长的风险，发生率约5%。自然分娩时的会阴裂伤很少会像会阴侧切时那么大，换句话说，会阴侧切术更容易导致严重的撕裂。

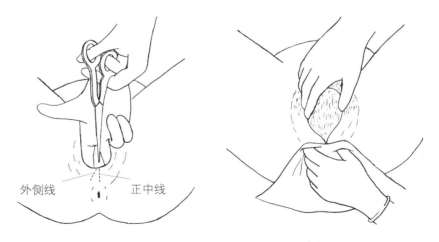

外侧线　　　　　正中线

图6.7　会阴侧切术：美国最常用的是正中切口

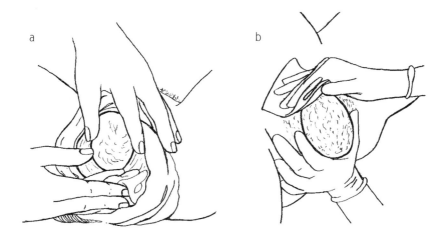

图6.8　未行会阴侧切术的自然分娩：a.助产士热敷会阴，
轻轻撑开会阴组织；b.产妇侧躺，当胎头拨露时，助产士
向反方向轻推胎头

　　替代方案：不行会阴侧切术，让产妇自然分娩。

　　助产士可以通过对会阴部进行热敷，帮助胎头、肩部娩出等
措施来防止会阴撕裂（图6.8）。通过行产前会阴按摩，可以减少
产妇分娩时会阴撕裂的概率。

　　无论产妇分娩时是否行会阴侧切术，产后进行盆底肌肉锻炼对
恢复骨盆张力非常重要，可以做凯格尔运动（参阅正文第18页）。

胎头吸引术

　　胎头吸引术多在第二产程使用，适用于第二产程进展较慢、
胎头下降缓慢的产妇。操作时用一个直径约7.5厘米的塑料吸盘进
入阴道放在胎儿头部，吸盘连接一个手柄和一个泵，可在胎儿头
部形成一个安全的负压水平，固定成功后助产士顺宫缩缓慢牵拉
手柄，当胎头露出阴道口，撤掉吸盘，继续分娩（图6.9）。该装

置有安全保护措施，如果牵拉时用力过猛，吸盘则自动脱落，保护胎儿头部。如果胎头吸引术失败，则必须行剖宫产术。

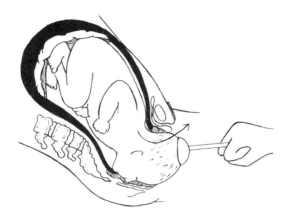

图6.9　胎头吸引术：将吸盘吸于胎头顶部，宫缩时牵拉

当胎头进入产道、发生以下情况时，可以用胎头吸引术帮助或加快分娩：

- 第二产程延长，产妇疲劳或麻醉状态导致分娩进程减慢。
- 因胎儿头部位置偏移导致的产程延长。
- 胎儿发生宫内窘迫。

相较产钳术，胎头吸引术不需行会阴侧切，对产妇会阴损伤更少，且同样可以很好地保护胎儿。

胎头吸引术的弊端：

- 会导致胎儿头部水肿或擦伤，可能需要几天或几周的时间才能愈合。
- 美国FDA和产科专业制定的安全指导方针指出，胎头负压吸引装置可能对新生儿头部产生严重的伤害，虽然概率极低。
- 如果吸盘在操作过程中突然脱落，会造成医务人员的恐慌。需要记住，胎盘脱落是为了保护胎头受到过度的压力。

可替代方案：

●产妇可以通过改变体位来加速分娩（参阅第143页"产妇的体位与运动"）。

●产钳术（详见后述）。

●剖宫产术（参阅第9章）。

产钳术

产钳术一般在第二产程末进行，操作时用两个类似勺子的器械分别放在胎儿头部两侧，然后末端扣死，顺宫缩牵引胎头下降（图6.10）。有时候，产钳术也被用于转动胎头。

产钳术常用于产妇自主分娩困难、宫缩频率降低、巨大儿或者胎方位不正的情况。

产钳术适用于胎头位置较低的分娩情况，如果胎头位置较高，则建议施行剖宫产。

产钳术的弊端：

●施行产钳术同样需要进行会阴侧切和麻醉。

●产钳可能会造成胎儿面部或头部擦伤。

●尽管发生率很低，但如果操作不当，产钳可能会损伤胎儿的颈部或者头部。

●产钳可能会损伤产妇阴道。

可替代方案：

●产妇可通过变换体位来改善骨盆条件（参阅第148～149页）。

●可以对产妇及胎儿进行持续监护，如果产程进展和胎儿均良好，则可以给予充分机会试产。

●可使用胎头吸引术，医务人员需根据专业知识在产钳术和胎头吸引术之间进行选择。

● 如果尝试行产钳术发现胎头无明显下降，则需做好剖宫产准备。

● 如果产妇不适合施行产钳术或胎头吸引术，剖宫产是最好的选择。

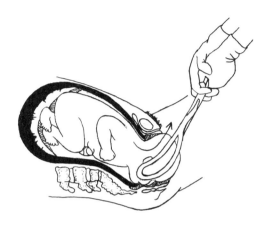

图6.10　产钳术：将产钳放置在胎儿头部两侧，随着宫缩牵拉

综上所述，医疗干预的目的是为了改善产妇及胎儿的状况，但多数干预措施都各有利弊，需在充分评估医学指征及风险的情况下使用。

除了个别紧急的情况，大多数情况都有不止一种措施来处理，此时需要医务人员与产妇充分沟通，拟定一个最佳方案。

第7章

分娩相关并发症的处理

贝斯的分娩进展得很顺利。我为她感到骄傲。但是，当她抱着我们可爱的小托德时，却流血不止。贝斯失了很多血。我们非常感谢医生迅速地处理了这个紧急状况，现在贝斯和小托德状况都很好。

——贝斯的伴侣莫林

这一章将介绍产妇在分娩前、分娩期间以及分娩后可能出现的一系列并发症，以及当这些并发症出现时，如何治疗、帮助产妇。这些并发症比第5章介绍的问题要严重得多，产妇需要住院并接受医疗干预，分为四个主要类别：产妇自身的问题、分娩过程中的问题、胎儿的问题以及新生儿的问题。

不难想象，如果出现严重的问题，产妇会感到沮丧、担心、震惊、不知所措、恐惧、焦虑，甚至怀疑——自己也会这样。尤其是，如果产妇平时感觉良好，当你得知她可能患了妊娠期糖尿病、妊娠期高血压疾病或有可能早产时，你是很难接受这个现实的。这会比分娩本身更难应对，而且她可能会依靠你来决策。

如果情况很严重，必须快速做出决定，需要问医生的一个最重要的问题是：治疗是否会确保分娩后产妇及新生儿的健康？

如果答案是肯定的，那就听从医生的建议进行治疗。如果医生也不能确定治疗是否会对产妇和新生儿造成良好的影响，则需要慎重考虑再做出决定。

作为分娩陪伴者，你可以通过以下方式提供帮助：

● 了解产妇的病情及严重程度，以及将要采取的治疗方法和预期结果。有问题及时咨询医护人员，并将详细情况解释给产妇听。

● 对治疗充满信心并配合医生工作。告知医生产妇的意愿，并学习护理患病产妇的方法。可使用分娩计划（参阅第25页）作为指导。

● 意识到如果出现紧急情况，应听从医生的建议，不要把时间浪费在讨论上——时间就是生命。

● 帮助产妇应对出现的问题，正确面对突发情况，要知道当危险出现时，一切应以产妇和胎儿的安全为准则。这个时候，导乐师可以给予一定的帮助。

● 在整个分娩过程中始终陪伴产妇。当出现问题时，她比以往任何时候都需要你的帮助和支持。

● 之后，给产妇时间平复心情。你也需要时间来恢复。

妊娠期常见并发症

这一部分将介绍妊娠期常见的并发症及治疗方法，产妇会有何感受以及你如何提供帮助。

分娩事项的优先级

即将为人父母的你们，都关心孩子的出生和未来。每个人的关注点也各不相同，例如，有些人更看重婴儿是经阴道分娩还是剖宫产，有些人看重分娩是人为诱发的还是自发的，有些人看重产妇喜欢哪种分娩镇痛方法，等等。尽管这些事项都很重要，但产妇和新生儿的健康是要首先考虑的问题。将所有事项按照优先级进行排序，大部分人的排序依次是：

- 生下足月的健康宝宝。
- 能自己发动分娩。
- 在不需要干预的情况下正常分娩。
- 分娩时药物的使用情况（如果使用药物，不会产生副作用）。
- 胎方位正常，能顺利经阴道分娩。
- 成功进行母乳喂养。
- 经过分娩，产妇和新生儿身体状况良好。

然而，分娩并不总是可控的或可预测的，也不会总依照你希望的方向发展。例如，早产的意外发生；怀孕期间或分娩过程中产妇或胎儿会出现危险因素，需要进行引产、药物治疗、产钳或胎头吸引术等助产，甚至剖宫产。如果产妇需要镇痛药，也可能不会马上给药，特别是当其他产妇出现急产或者麻醉师正在给其他产妇麻醉的时候。产程很长或情况很复杂的情况下，给予产妇镇痛药是很有必要的。另外，你们还可能面临母乳喂养方面的挑战，如宝宝的体重减轻或新手父母无法解决母乳喂养难题时，宝宝就需要配方奶粉喂养了。

所以，一般情况下，不可能所有的事项都令人满意，因为你们首先要把产妇和新生儿的安全和健康放在首位，积极配合医生的医疗措施。

早产

早产即在怀孕37周之前分娩。如果产妇怀疑发生了早产，应立即咨询医护人员进行判断。早产的早发现、早处理非常重要。早产儿存在许多健康问题，如呼吸困难、黄疸、感染、发热和喂养问题。

对早产儿的健康管理取决于胎儿的胎龄、健康状况和发育阶段。具体措施包括以下几方面：

- 通过阴道检查确定子宫口扩张的程度。
- 对宫缩进行评估（持续时间、强度和频率）。
- 尝试让产妇卧床休息并使用药物抑制分娩，如特布他林、利托君、吲哚美辛、萘普生、硝苯地平等。如果宫口扩张未超过2厘米，治疗更有效。
- 施行羊膜腔穿刺术并进行羊水检测，明确胎儿的肺部是否发育成熟，以判断胎儿在出生后是否会发生呼吸困难。这有助于医生做出是否要终止妊娠的决定。
- 如果分娩不可避免且胎儿肺部尚未发育成熟，可以给产妇注射药物（糖皮质激素）促进胎肺成熟并预防胎儿呼吸窘迫综合征的发生。
- 电子胎心监护可以监测出宫缩情况及胎儿对宫缩的反应。
- 对导致早产的感染因素进行评估（包括B组链球菌在内的其他微生物感染）。如果产妇有感染的迹象，应行抗生素治疗。

- 如果不能推迟分娩，特别是婴儿出生得很早（胎龄小于33周），应将产妇送到有重症监护室的医院。

- 在产妇分娩后立即请一名儿科或新生儿科医生照顾新生儿。

- 如果分娩被成功推迟，孕妇可回家行药物保胎，并要求其减少活动或卧床休息至36周左右。

准妈妈会有何感受？

你和准妈妈都希望给宝宝一个健康的人生开端。准妈妈因为出现宫缩需要卧床休息、减少活动，无法分担家务，她可能会因此感到内疚和自责，担心给你带来压力。她会担心长时间的卧床休息会影响体力和健康。因此，可以请护理人员推荐一个理疗师，他可以去你家中教准妈妈一些安全的做法。

你如何提供帮助？

不要增加准妈妈的负罪感；愉快地承担更多的责任，把它们看作是你对宝宝和准妈妈健康和幸福做出的贡献。如果可能的话，寻求其他家人的帮助来减轻你的负担。鼓励准妈妈上网购买婴儿用品，休息时通过互联网与他人交流。这个阶段也可以让她多看看育儿类的书籍和视频。

妊娠期高血压疾病

大约有5%的孕妇会在妊娠期表现为血压的升高，这种情况有的是妊娠前即有高血压病史，有的是妊娠期间才发生的高血压。该病需要在怀孕期间仔细监测血压。必要时给予口服药物治疗。

妊娠期才出现的高血压常发生于妊娠20周以后，5%～8%的孕妇会发病［非同日连续测量2次，收缩压≥140mmHg和（或）舒张压≥90mmHg］，称为妊娠期高血压疾病，通常是轻度的。轻度的妊娠期高血压疾病会伴有腿部、手部、面部水肿以及尿蛋白阳性。医生需仔细观察做出诊断。这种情况通常在分娩后消失，但有时在分娩过程中会更加严重。

严重的妊娠期高血压疾病，除了引起水肿和尿蛋白阳性外，产妇会出现视力模糊、上腹疼痛、头痛、膝跳反射亢进（表现为当敲击膝盖时，小腿做出急速前踢的反应）以及肝脏和肾脏问题（通过血液检测诊断）；胎盘功能受损，胎儿生长速度减缓。重症患者会出现抽搐，甚至母婴死亡。子痫前期、子痫、HELLP综合征（以溶血、肝酶升高和血小板计数减少为特点，身体的凝血功能受到严重干扰）都是妊娠期高血压疾病更严重的表现。

妊娠期高血压疾病患者孕期的健康管理

妊娠期高血压疾病患者孕期的健康管理措施包括：

• 减少或改变活动方式（减少锻炼、停止工作或缩短工作时间）或卧床休息。每天卧床休息的时间取决于疾病的严重程度，以及医护人员的建议。关于这一点目前医学界观点不一，但研究结果表明，很少需要绝对卧床休息。

• 使用降压药、硫酸镁防止抽搐或者两者兼用。可能需要住院治疗。有些用于控制慢性高血压的药物对胎儿不安全，医生会选择对胎儿相对安全的药物。

• 密切监测孕妇的血压变化和其他病情恶化的迹象（通过血液和尿液检测、反射检查、胎儿生长和健康情况的检查以及产妇体重测量进行评估）。

- 如果病情恶化，应经阴道分娩或剖宫产终止妊娠。

分娩过程中的健康管理

妊娠期高血压疾病患者分娩过程中的健康管理措施包括：

- 左侧卧床。产妇在分娩过程中进行温水淋浴或坐浴，也能起到降低血压的效果。
- 给予连续的电子胎心监护和静脉输液。
- 密切监测血压的变化。
- 如果病情严重，给予口服降压药的同时静滴硫酸镁以防止抽搐。
- 接受硫酸镁治疗的孕妇，应静脉滴注催产素，因为硫酸镁会减缓分娩的速度，而催产素可以用来诱导分娩。

准妈妈会有何感受？

患有妊娠期高血压疾病的准妈妈可能表现为：

- 平时自身感觉良好，无不适感，所以当诊断出高血压时难以置信。准妈妈可能不想休息、减少活动或卧床，她会觉得医生过度担心了。
- 辞去工作或减少工作量会让准妈妈如释重负，特别是她因工作疲惫不堪或者压力很大的时候。
- 担心高血压引起的严重后果会危害到自己和胎儿的健康和安全。
- 对所需干预措施如引产（参阅第225页）、卧床休息以及电子胎心监护（参阅第219页）感到无奈。
- 药物尤其是硫酸镁会引起不良反应，如抽搐、流汗、潮热、情绪激动和紧张。降压药也会有副作用，如头痛、恶心、嗜睡、呼吸急促和排尿困难。

你如何提供帮助？

要对患病产妇有同情心，帮助她顺利度过孕期。掌握让产妇感觉舒适的措施。严重的妊娠期高血压疾病危害孕妇和胎儿的健康，需要你们双方的合作应对这种疾病。你要持续掌握孕妇的身体状况、胎儿的健康状况和治疗方法。

妊娠期糖尿病（GDM）

这里提到的妊娠期糖尿病（GDM），也被称为糖耐量减低或单纯的妊娠期糖尿病，孕妇既往没有糖尿病史，是一种潜在的严重疾病，涉及到孕妇身体如何适应妊娠期间增加的葡萄糖负荷以维持胎儿的生长。孕妇高血糖，增加了自身尿路感染，娩出早产、巨大儿以及死产的概率，增加了新生儿患病风险。早发现并适当的干预有助于预防这类问题。

可通过两步测试法来筛查妊娠期糖尿病。在妊娠26～28周，孕妇进行75g口服葡萄糖耐量试验：口服含糖溶液，并抽血检测血糖。筛查结果提示血糖水平高的孕妇要接受诊断测试，即更准确的3小时葡萄糖耐量试验：喝同样的含糖溶液之前，先抽一次血，然后在服糖后的1小时、2小时、3小时各抽一次血检查血糖水平。如果其中有2次或2次以上达到或超过正常值，即可诊断为妊娠期糖尿病。然而，大多数在筛查试验中血糖升高的产妇在3小时的葡萄糖耐量测试中血糖未见升高，故不诊断为妊娠期糖尿病。

主要治疗方法是遵循健康的、个性化的、严格控制饮食（低糖和低碳水化合物饮食）的原则，以及定期适当锻炼。这是妊娠期维持血糖水平正常的主要方式。如果血糖控制不佳，准妈妈可能需要皮下注射胰岛素控制血糖水平。

妊娠期糖尿病患者的健康管理

除了控制饮食和适当锻炼以外，医生会给出以下建议：

● 准妈妈在家中使用医用的血糖仪定期测量血糖，并向医生报告超过正常值的情况。

● 请营养学家给予指导和提供饮食支持。

● 定期计数胎动。

● 通过超声检查、无应激试验或其他方式，密切监测胎儿的生长和健康状况。

● 必要时自行注射胰岛素以控制血糖水平。

对胎儿的影响

如果准妈妈的血糖没有得到很好的控制，会因胰岛素分泌不足影响胎儿各器官和系统的发育，造成不良后果，包括：

● 胎儿是巨大儿（过量的葡萄糖穿过胎盘进入胎儿体内导致的），增加了难产的风险。

● 分娩时产妇体内葡萄糖水平突然下降，可能会导致新生儿低血糖。

● 胎儿出生时肝脏发育不成熟引起病理性黄疸。

● 胎儿肺部发育不成熟引起出生后的呼吸系统疾病。

妊娠期糖尿病的治疗目的是预防上述并发症。新生儿科或儿科医生通常在产妇分娩时在场观察并照顾新生儿。产妇的血糖控制越好，新生儿的预后就越好。

分娩期间及产后的健康管理

包括以下措施：

- 如果血糖控制不佳，须在38～39周引产。
- 剖宫产的可能性较大，特别是预计胎儿较大的情况下。
- 分娩过程中密切监测产妇的血糖。
- 密切监测新生儿的血糖，直到达到正常水平。
- 及时处理产妇及新生儿出现的低血糖。
- 治疗新生儿因妊娠期糖尿病引起的呼吸系统疾病、黄疸以及其他问题。
- 产后定期复查血糖水平，因为患有妊娠期糖尿病的女性随着年龄的增长，2型糖尿病的患病风险也随之增加。

产妇会有何感受？

在分娩过程中，产妇可能会觉得：

- 不相信自己的病情，尤其是身体感觉良好的时候。
- 对增加的干预措施不满。
- 担心宝宝的健康。
- 感觉无助或无法理解治疗的复杂性。

你如何提供帮助？

- 了解妊娠期糖尿病及其治疗原则。
- 鼓励产妇询问关键问题，以便做出正确的决定。
- 帮助产妇了解并适应她的饮食结构的改变，认识到监测血糖的重要性，以及她在分娩过程中将要经历的必要的干预。
- 帮助产妇了解她在分娩过程中应如何做才有益。

生殖器疱疹

生殖器疱疹是由单纯疱疹病毒感染引起的，受感染的准妈妈表现为生殖器部位的皮肤疱疹、溃疡，应如实告知医生。如果在分娩时病毒处于活跃状态，胎儿经阴道分娩可能感染该病毒。虽然很少见，但新生儿疱疹后果严重，能导致脑损伤，病死率高。感染单纯疱疹病毒已经较长时间的准妈妈，分娩过程中传染给新生儿的概率是1%～3%；如果准妈妈临近分娩期感染了单纯疱疹病毒，传染给新生儿的风险更高。

为了预防孕晚期疱疹发作，许多医生会给准妈妈提供抗病毒药物（如阿昔洛韦或伐昔洛韦）治疗。这种治疗可降低新生儿患该病的概率。另外，舒缓心理压力和平衡膳食可以减轻症状。如果准妈妈在妊娠晚期疱疹发作，医生会建议其服用阿昔洛韦，从而缩短疾病持续时间和病情的严重程度，也能保护新生儿。这类药物不会导致新生儿畸形，相对安全。同时，医生可能会考虑提前结束妊娠。

生殖器疱疹患者分娩的健康管理

医护人员会采取以下措施：

- 仔细检查准妈妈会阴部是否有溃疡。
- 对准妈妈阴道分泌物进行培养，防止病毒的潜在感染。
- 如果准妈妈有会阴部溃疡，行剖宫产分娩以防止新生儿接触感染。

如果局部没有明显的溃疡，但是分泌物培养提示单纯疱疹病毒感染，新生儿将接受阿昔洛韦预防性治疗。或者先检测新生儿是否有单纯疱疹病毒感染，只有在检测结果表明新生儿被感染时再给药。

准妈妈会有何感受？

当得知自己感染了单纯疱疹病毒时，准妈妈可能会感到失望、震惊、愤怒或沮丧。她会担心妊娠是否能顺利进行，宝宝健康是否会受到威胁，这时候要及时咨询医生寻求帮助。

你如何提供帮助？

- 让准妈妈把愤怒或失望的情绪发泄出来。
- 让准妈妈认识到药物治疗的必要性。
- 如果是你把病毒传染给了准妈妈，请正视它，不要回避和推卸责任。
- 如果产妇正接受剖宫产手术，照顾好她。

妊娠晚期出血

妊娠晚期出血大部分是由于胎盘从子宫壁剥离造成的。可见的出血量和出血的程度取决于剥离的部位和面积以及是否有隐性出血（有未流出的血液）。

如果胎盘位置较低，且完全或部分覆盖宫颈（胎盘前置），则血液就会从阴道流出。如果胎盘位置较高，当它开始与子宫壁分离（胎盘早剥）时，子宫发生强直收缩，产妇会感到持续性腹痛（与宫缩引起的间歇性腹痛不同）（图7.1）。无论哪种情况，对于产妇和胎儿都是非常危险的。

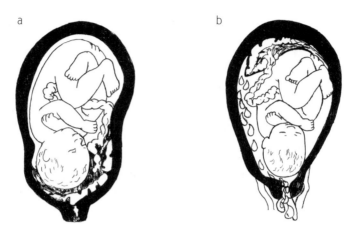

图7.1　a.前置胎盘；b.胎盘早剥

妊娠晚期出血的健康管理

应对妊娠晚期出血的措施是：

●产妇分娩初期阶段或者分娩发动之前发生严重的出血，须行剖宫产。如果失血过快，产妇应行全身麻醉尽快接受剖宫产。如果时间允许，可在腰部麻醉（蛛网膜下腔麻醉）且产妇保持清醒的情况下进行手术。

●如果严重的出血发生在产程后期，或者分娩初期出血但不严重，胎儿无危险，医生或助产士会持续监测胎儿心率。如果胎儿的心率始终保持正常，则考虑经阴道分娩。

准妈妈会有何感受？

妊娠晚期出血的准妈妈会表现为：

●感到措手不及。

●很担心自己和胎儿的健康。

- 在待产的过程中，因为担心胎儿的状况，情绪很紧张。
- 想知道医生是否对她的病情反应过度。

你如何提供帮助？

- 充分了解出血的严重程度和胎儿的状况，告知准妈妈这些信息。
- 准妈妈每次宫缩时陪伴在侧给她支持和鼓励，解除她的担忧。
- 如果胎儿出现宫内窘迫的迹象，帮助准妈妈配合医生的治疗。

产后出血

正常情况下，胎儿娩出后产妇都会有一定程度的出血，这是胎盘与母体剥离造成的。子宫通常在分娩后剧烈收缩减少产后出血的发生。一般认为，胎儿娩出后24小时内失血量在500毫升以内是正常的。

产后出血过多，常见于以下3种原因：宫缩欠佳、胎盘滞留、胎盘部分残留或软产道损伤。失血会导致刚刚分娩的产妇血压下降、皮肤湿冷、头晕等。为了纠正低血压，要求产妇取头低位平躺，给予快速静脉补液，必要时使用升压药。

产妇分娩后的几周内，阴道会有少量血性分泌物，叫作恶露，是由血液和子宫蜕膜组织组成。正常的恶露出血量不会超过月经量。

产后出血的健康管理

- 如果产后宫缩欠佳，胎盘剥离面血窦不能关闭可导致产后出血。随着宫缩的增强，血管被挤压，流血就会停止。

- 产后可能出现宫缩乏力的产妇，医生会给予催产素滴注，预防产后出血。研究发现，接受这项措施的产妇产后出血的发生率显著降低。

- 医护人员会在产妇分娩后用力按摩其下腹部以促进子宫收缩。按摩对产妇来说是很痛苦的，但这是让子宫收缩最快的方法。

- 如果产妇出现大量出血，不管之前是否有预防性地使用催产素，护理人员都会给产妇肌内注射催产素，或者刺激产妇的乳头以增加体内催产素的分泌。

- 胎盘全部或部分残留会导致大量出血。助产士会采取人工剥离胎盘的措施。产妇会感觉非常痛苦，所以可以先给予产妇静脉注射麻醉药或吸入麻醉气体。如果人工剥离胎盘失败，需要进行手术以清理宫腔并关闭大血管，或者在罕见但非常严重的危及生命的情况下，切除子宫。

- 如果有阴道壁或宫颈裂伤，需进行缝合。

- 如果产妇失血过多，则需要接受输血治疗。

产妇会有何感受？

产妇可能会表现为：

- 起初未能意识到失血的严重程度。

- 如果大量失血，会感到虚弱或头晕。

- 如果出血不止，会害怕，迫切希望医生采取紧急措施止血。

臀先露

参阅第197页关于"胎儿臀位"的内容。

异常分娩

助产士或护士定期观察并记录产程进展情况：检查产妇的阴道，以确定宫颈变化和胎头位置；观察产妇的宫缩情况（频率、持续时间和强度）和反应。常见的产程异常表现为产程进展迅速或产程停滞。

产程进展迅速（急产）

当子宫收缩过强、过频时，或者宫颈异常柔软时，产程会加速。急产给临床医生带来挑战，对产妇来说是极其痛苦和可怕的。

医护人员主要关注的问题

- 告知产妇出现急产应及时前往医院。
- 评估胎儿对强大的、频繁的宫缩的耐受程度。
- 评估急产对产妇会阴部造成损害的严重程度。
- 新生儿出生后的紧急处理。急产可能会导致新生儿发生呼吸问题和头部创伤。

急产的健康管理

包括：
- 帮助和安慰产妇。
- 分娩时，让产妇采取侧卧或双手放在膝盖上。
- 监测胎心率以评估胎儿对宫缩的反应，可能的话，使用干预措施（改变产妇的姿势，给予吸氧）改善胎儿血氧饱和度。

● 指导产妇不要向下屏气，并对迅速下降的胎头施加手动压力来控制分娩速度。

你如何提供帮助？

参阅第251页有关"急产"的内容。

产程停滞（难产）

从规律宫缩开始，到宫口扩张6厘米进入活跃期，通常需要数小时，有时甚至要1～2天。随后，宫颈变得很薄且扩张速度加快，此时如果宫口扩张非常缓慢，称为"产程延长"；如果宫口不再扩张达 2 小时以上，称为"产程停滞"。

助产士并不总是能确定产程延长或停滞的原因及严重程度，直到产程结束。

相较于产程进展缓慢，产程停滞是更令人担心的问题。在让产妇尝试过各种方法且效果不佳之后，助产士开始担心产妇会变得筋疲力尽，所以在某些时候，助产士会认为应该加快分娩速度。如第5章所描述的，这种情况下分娩就复杂了许多。

产程停滞的原因

产程停滞可能是一个或多个原因共同作用的结果：

● 胎儿头部和产妇骨盆大小不相称（图7.2）：这种情况被称为头盆不称（CPD），胎头不能通过骨盆下降。一个可能原因是胎头太大不能通过骨盆，另一个更有可能的原因是胎头的位置不适合，如持续性枕后位（参阅第45页），表现为当胎头下降时不能转为枕前位，胎儿的前囟转至前方或侧方时，胎头枕部转至后

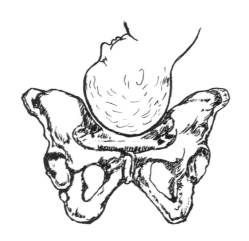

图7.2　头盆不称示意图

方或侧方。

- 子宫收缩乏力，表现为收缩力减弱、持续时间变短、间歇期长且不规律。

- 产妇疲惫、脱水、过度害怕或紧张。

产程停滞的健康管理

医务人员通过评估产妇的宫缩情况、宫颈扩张程度、胎头的大小和位置以及产妇的身体和情绪状态来确定产程停滞的原因。

你和产妇要一起努力加速分娩的进行，另有一些事情交由医务人员去做。

在产程停滞期间，医务人员可以：

- 频繁地或持续监测胎心率，以确定胎儿是否能耐受产程停滞。

- 给予适当的镇静药使产妇放松、充分休息，醒后产妇可能会恢复正常。

- 给予产妇静脉输液，防止脱水并提供一些能量从而增强子宫收缩力。

- 人工破膜以加速产程进展。

- 如果宫缩乏力，不足以使宫口扩张或胎头下降，静脉滴注催产素（缩宫素）来加强宫缩。

- 使用置羊水中压力导管来检测宫缩的强度或者催产素的效果。

- 如果产程停滞发生在第二产程，使用产钳或负压吸引器助产。

- 若经过长时间的努力之后产程仍未进展，建议进行剖宫产术。

产妇会如何应对？

产妇可能会：

- 愿意听从医生的建议加速产程。

- 如果采取的措施没有任何效果，就会感到筋疲力尽和沮丧。

- 想要休息一下并要求接受硬膜外麻醉。

- 承认自己已经付出了很大的努力，并相信分娩不是一件易事。

- 担心自己的身体或胎儿的安危。

- 为接受催产素滴注、剖宫产或其他治疗措施做好准备。

你如何提供帮助？

你可以用以下方法来帮助产程停滞的产妇：

- 向导乐师或助产士咨询如何帮助产妇。

- 建议产妇尝试第5章中提到的措施。沐浴、变换体位或适当活动可能对加速分娩有效。

- 可以考虑请医生给产妇适当使用麻醉镇痛药，使产妇充分休息，以便醒后体力恢复应对宫缩加剧及阴道分娩。

- 分娩是非常辛苦的事情，你要注意和理解产妇的情绪状态。如果她在表达沮丧时感到被忽视了，可能会觉得自己是孤独的，或者是没有受到你或其他人的重视。

● 要照顾好自己的起居、饮食和个人卫生，除非有其他人（导乐师、朋友或亲戚）帮助你，否则不要离开产妇。

导乐师如何提供帮助？

在漫长而疲惫的分娩过程中，导乐师可以提供很大的帮助。导乐师会对你们深表理解，对你和产妇的疲倦和沮丧感同身受，对分娩随时都会发生的各种变化心中有数。导乐师经历丰富，例如，她曾见过胎方位异常的胎儿在分娩过程中变为正常，产程得以顺利进展。导乐师的丰富经验使她能够在帮助产妇的过程中保持耐心和信心，并能给你和产妇动力，教会产妇如何调整姿势或采取舒适的措施，而不是过早放弃自然分娩。

当然，导乐师首先要以产妇的意愿为准。如果出现无法纠正的情况，导乐师会对你和产妇进行解释，同时也让你认识到她已经尽力了。当你和产妇回顾这段经历的时候，你会为自己的付出感到非常满意。

胎儿相关并发症

胎儿对分娩的耐受能力各不相同。自然分娩有利于新生儿保持警觉、呼吸、体温调节和哺乳。然而，有时分娩之前产妇的身体状况会对胎儿或新生儿的健康造成较大影响。医护人员要密切注意胎儿是否有不能很好耐受分娩的迹象，并且迅速采取干预措施。

脐带脱垂

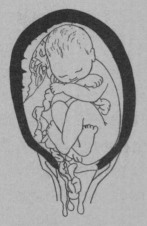

图7.3　胎儿脐带脱垂
且呈臀位

脐带脱垂是指脐带脱出于胎先露部的下方，经宫颈进入阴道内，甚至显露于外阴部（图7.3）。其发生率较低。发生在分娩发动前或分娩期间的脐带脱垂，是真正意义上的产科急症，如果不能及时和正确地处理，会导致胎死宫内。这是因为：如果脐带发生脱垂，就会受到胎头压迫，胎儿的血流供应受阻，氧气供应被剥夺。胎儿在没有氧气的情况下只能存活几分钟。

危险迹象的识别

脐带脱垂较易发生于胎儿臀先露和自然破膜或人工破膜。在这两种情况下，当羊水流出时，脐带可能会滑过胎儿的头部或臀部，然后，"漂浮"的胎儿会压迫脐带，减缓或阻止血液流向胎盘继而影响胎儿的氧气供应。

当胎先露入盆，压迫到宫颈的时候，脐带脱垂就几乎不可能发生了。

胎儿脐带脱垂的健康管理

助产士让产妇采取膝胸卧位，并将一只手伸进产妇阴道里，使胎头远离脐带。要尽快施行剖宫产，通过这种快速的方式结束分娩，胎儿就有可能健康地出生。

注意：妊娠晚期在接受每次产检时，产妇都应该询问医生胎头的入盆情况或是否压迫宫颈。医生一般通过触摸腹部感受胎头的位置，不需要进行阴道检查。

产妇也应该询问医生："如果胎头在这个位置时发生羊膜破裂，我需不需要担心脐带脱垂呢？"如果医生的回答是肯定的，那么当羊膜破裂、羊水流出时，应该采取以下措施：

- 打电话给医生和医院。如果你或其他人不能立即开车送产妇到医院，请致电"120"说明产妇羊膜囊已经破裂的情况。为了确保产妇得到及时处理，你应告知对方产妇可能有脐带脱垂的危险（尽管可能性很小）。

- 产妇在你的帮助下采取胸膝卧位即手和膝盖着地，胸部趴到地板或床上（图7.4）。这个体位可以借用重力将胎头从子宫颈和脐带移开。

- 如果乘车送产妇去医院。产妇上车时为她拉开车门，调整好汽车座椅。

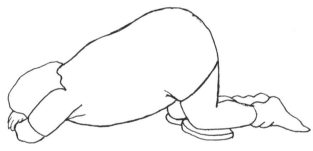

图7.4 产妇采取膝胸卧位

- 产妇应该坐在汽车后座，或者在救护车里保持开放的膝胸位，抬高臀位。小心开车，但不要浪费时间，从医院的紧急入口进入。到达医院后，先让产妇留在车里，陪伴者进去告知值班人员产妇羊膜囊破裂且可能有脐带脱垂的危险。医护人员会让产妇在担架上仍然保持开放的膝胸卧位，直到医生或护士能够听到胎心率。如果胎心率一切正常，你应该感到放松和高兴。如果发生了脐带脱垂，你的紧急应对会挽救胎儿的生命。

产妇会有何反应？

产妇可能会：

- 感到兴奋，因为羊膜破裂了，这是分娩开始的标志。
- 不愿意保持开放的膝胸位去医院，觉得这个体位太夸张了。
- 愿意自己直接去医院，但坚持路上保持坐位。
- 担心胎儿可能处于危险之中，愿意做任何能挽救胎儿的事情。
- 知道如何应对胎膜早破，但很担心会伴发脐带脱垂。

你如何提供帮助？

即使胎儿胎方位很高或者是臀位，羊膜腔破裂后羊水突然涌出的概率也很低，大概在1%左右。发生脐带脱垂时紧急采取措施是最重要的。时间和产妇的体位是胎儿存活的关键。要尽早与医生取得联系。

胎儿窘迫

如果胎儿缺氧严重且持续时间过长，或者存在其他问题降低了身体的代偿能力，大脑就会受到损伤。

胎儿窘迫是指胎儿在子宫内因缺氧和酸中毒出现的危及健康和生命的综合症状。目前，医生们更倾向于用胎心是否异常及胎儿是否耐受分娩来判断病症的严重程度。这其中，胎心异常并不像胎儿不能耐受分娩那样令人担忧。医生会密切监测和关注。

胎儿窘迫的诊断

目前，胎儿窘迫的两个诊断指标是胎心率和羊水胎粪污染。

医生通过以下几方面进行评估：

●听诊：分娩过程中护士或助产士用听诊器或超声多普勒胎心监护仪监听胎心。这就要求护士或助产士大部分时间留在产妇床边。

●观察羊水的特征：如果羊膜腔自发破裂或被医生进行人工破膜（参阅第223页），检查羊水是否被胎粪污染，若有则提示胎儿有缺氧。

●使用电子胎心监护仪（参阅第219页）：可以追踪胎心率以及产妇的宫缩强度。护士或助产士会观察监护仪的描记。

请记住，如果电子胎心监护仪提示异常，并不一定意味着胎儿宫内情况不好，也可能是胎儿通过减缓心率来弥补暂时的缺氧。换句话说，胎儿要么可能有宫内窘迫，要么是为了适应氧气的减少。

为了评估胎儿是否真的发生宫内窘迫，医护人员可以通过简单的胎儿头皮刺激试验来检查胎儿目前的状况（参阅第223页），以确定胎儿是否能耐受分娩。

胎儿窘迫的健康管理

如果监护显示胎儿宫内窘迫，护士或助产士可以采取以下措施：

●让产妇通过面罩吸氧获得额外的氧气以纠正胎儿窘迫。氧气通过血液输送到胎盘，并通过脐带传递给胎儿。

●让产妇改变体位减轻脐带承受的压力。

●停用任何可能引起胎儿窘迫的药物。比如高剂量的催产素，会导致过长时间或过强的宫缩，而宫缩会导致通过胎盘的氧气减少。再比如麻醉药物可能会影响胎心率。

- 使用缓解宫缩的药物。

- 进一步监测宫内情况，如进行胎儿头皮刺激试验。

- 如果有很严重的胎儿窘迫征象，立即采用产钳或负压吸引器（必要时行会阴侧切术）助产，或行剖宫产，立即终止妊娠。分娩方式的选择取决于产程进展情况。

事实上，没有任何一种技术能够清晰准确地显示出胎儿目前的状况以及接下来几个小时内可能出现的情况。在危险的情况下，大多数助产士（和产妇及陪伴者）不太愿意耐心等待，在情况变得更紧急之前，他们更倾向于迅速结束分娩。

产妇会有何反应？

产妇可能会有以下表现：

- 得知出现胎儿窘迫时，感到害怕和震惊。

- 听取助产士的建议。

- 如果胎儿窘迫突然发生且情况紧急，分娩后产妇可能会有非常复杂的感觉：为胎儿的健康感到欣喜；对所发生的一切感到困惑或怀疑。

你如何提供帮助？

- 及时了解正在发生的事情以及护理人员的想法。

- 可以有疑问，但如果胎儿处于危险中，不要阻止助产士做必须做的事情。

- 要求快速进行胎儿头皮刺激试验，以确认胎儿窘迫的诊断。

- 按照本章开头部分的建议进行操作，请记住，如果情况紧急，是没有时间进行讨论的。

导乐师如何提供帮助？

导乐师可以帮助你们保持冷静，向医护人员提出正确的问题，应对分娩过程中出现的问题，做出明确的决定。在危机时刻，导乐师作用很大，不会让你感到孤立无助或困惑。

胎盘娩出期的并发症

在胎儿娩出后，子宫通常会继续收缩，将胎盘与子宫壁分开并将其排出。这通常在30分钟或更短的时间内完成，失血量约475毫升。有时，这个过程并不顺利，具体原因将在接下来的内容中介绍。

产后大出血

产后大出血会导致产妇出现休克症状（脉搏增快、面色苍白、眩晕、寒战或出汗）。这可能是由子宫收缩不佳（宫缩乏力）或子宫停止收缩引起的，宫缩是止血的必要条件。

产妇产后大出血的健康管理

护理人员可以通过静脉滴注或肌内注射催产素，按摩子宫以促进子宫收缩或者让产妇给新生儿喂奶或抚摸乳头以刺激催产素的释放。在极少数情况下，这些方法仍不能控制出血，必要时给予输血治疗。

胎盘残留

宫缩乏力会阻止胎盘排出，残留的胎膜滞留在宫腔，会抑制子宫完全收缩并造成大出血。

产妇胎盘残留的健康管理

产妇发生胎盘残留时，助产士可徒手将胎盘剥离后取出，并进行剧烈的子宫按摩，注射催产素。有时，这项工作会在手术室进行，那里有更好的照明设备和更多的工具便于移除残留胎盘。很少情况下，可能会对产妇进行麻醉并施行宫口扩张和刮宫术。你要陪伴在产妇身边，好好照顾她，并且及时和医生沟通、了解产妇的病情。

软产道损伤

有时，当胎儿从产道下降并从阴道娩出时，会使一些组织撕裂并导致出血。

产妇软产道裂伤的健康管理

助产士用无菌纱布压迫阴道组织以止血，并在局部麻醉下，用可吸收缝线缝合裂伤组织。

产妇有何感觉？

产妇由于不了解该并发症的严重性，可能会对助产士的行为感到惊讶。特别当助产士担心产妇会有休克或威胁生命的情况时，产妇更会感到害怕，这种情绪还会感染你。包括助产士在内的其他人应给产妇支持和安慰，多和她沟通交流。

你如何提供帮助？

把小宝宝抱到产妇的身边，让她保持冷静、平静呼吸，与她多交谈，让护士或助产士向她解释发生了什么。产妇会把注意力集中在新生儿身上而忘记害怕。如果可能的话，鼓励产妇与新生儿进行皮肤接触（在你的帮助下），并与新生儿说话。鼓励产妇给新生儿尽早开奶。陪在产妇身边，不要流露你的担心，这个时候你只需要把注意力集中在产妇和新生儿身上就好。

导乐师如何提供帮助？

导乐师的陪伴会对产妇产生积极的影响：会让产妇尽可能地感觉舒适和安全；照顾产妇的身体健康；观察产妇是否有休克的症状，平复产妇烦躁的心情，稳定产妇的情绪。导乐师总是以产妇的利益为先，尽可能地帮助产妇，且定期向上级领导汇报产妇的情况。

新生儿疾病

新生儿出生后会立即接受评估。评估正常的新生儿会回到妈妈的身边接受哺乳。如果有异常，新生儿可能需要到重症监护室接受特殊护理。

作为分娩陪伴者的你，要掌握新生儿常见并发症的护理原则。当产妇分娩后身体虚弱或在药物的作用下无法做出决策时，你要替她与医生沟通治疗方案。

如果新生儿必须在重症监护室待上几天或更长时间，尽管你很苦恼，也要做好宝宝的监护人。新生儿住院期间，很多科室医务人员都会参与对他的治疗，他们给出的建议或许让人感到困惑、不理解，甚至无助和沮丧，不知道如何采纳医生的建议。这时候，医患之间良好的沟通非常必要。

你应尽可能多地和宝宝待在一起。新生儿需要一个有爱心的人陪伴左右，抱着他（如果条件允许的话），抚摸他并和他说话，唱歌给他听，关注他的日常情况。

当你需要离开的时候，让一位亲戚或朋友陪伴宝宝，关键是你不在的时候这个人能替你跟医生保持联系。此外，你还要做到：

●记录下医护人员每次来查房的情况，包括宝宝的健康状况、评估结果、药物使用等。

●将所有的记录归纳在一个笔记本上，这会帮助你更容易找到想要咨询的问题。

●把要咨询的问题写下来，这样你就不会忘记问医生了。

●最重要的是，要知道哪位医生负责你家宝宝的护理以及他的联系方式；或者负责的医生下班时，如何联系值班人员。

产妇应该尽可能留在新生儿身边。确保母婴都有舒适的椅子或床，并获得营养丰富的食物。如果新生儿不能进行母乳喂养，应该让产妇用吸奶器吸出母乳。吸出的母乳可以通过奶瓶喂给新生儿；如果新生儿还不能用奶瓶，就须使用胃管进食。即使产妇不打算进行母乳喂养，儿科医生也会要求她至少将初乳喂给宝宝，直到新生儿能够很好地接受配方奶粉，因为初乳可以帮助新生儿提高免疫力，保护宝宝免受病原微生物感染。

对所有可能出现的新生儿问题的详细描述超出了本书的范围，以下是一些最常见的新生儿疾病的介绍。

袋鼠式护理

研究表明，产妇把新生儿抱在怀中，与他肌肤相亲，比加热的婴儿床更能带来温暖。新生儿不仅能感受到妈妈的温暖，还能感受到妈妈的呼吸、心跳和触碰，这对新生儿都是有益的。新手父母和孩子每天花几个小时进行袋鼠式护理很有好处。

接受袋鼠式护理的新生儿体重会增加更快、吮吸更好、哭得少而且出院更早。早产儿、需要吸氧或插胃管的新生儿、患病的新生儿，都要进行袋鼠式护理。请咨询新生儿的护理人员关于袋鼠式护理的问题。

呼吸困难

新生儿可能出现呼吸困难，其原因为：肺部积液、合并有胎粪吸入综合征（参阅第335页"清理宝宝的呼吸道"），产妇在分娩过程中使用麻醉药物（参阅第8章），宫内感染，肺发育不成熟或先天性异常。呼吸缓慢或者呼吸急促且气管发出咕噜咕噜声的新生儿，需要放置保温箱中，并酌情给予药物治疗、静脉营养、新生儿复苏、机械辅助呼吸、额外吸氧或其他辅助治疗。

低体温

体温低于正常水平的新生儿会给予氧气和能量来升高体温。给新生儿保温很重要（参阅第265页"袋鼠式护理"、第340页的"保温箱的使用"）。

感染

新生儿有时会在宫内或出生后不久发生感染。引起感染的病原菌不同，病情的严重程度也不同，有的会引起严重表现，比如B组链球菌感染。须及时诊断并使用抗生素或其他药物进行治疗，另外还需要对患儿进行特殊护理如静脉营养、放置保温箱中并密切观察。

由于新生儿的感染一般进展很快，所以必要时需要进行有创干预，包括采集足跟血化验、腰椎穿刺、膀胱穿刺、头皮静脉穿刺、留置鼻胃管等。这一切会让你们感觉困惑和恐惧，所以要随时了解医生进行这些操作的原因，并了解宝宝的病情进展情况。

产伤性疾病

有些新生儿在分娩过程中会受伤，特别是在难产的时候。急产、长时间的分娩或使用产钳、负压吸引术或剖宫产都可能导致新生儿发生淤伤、锁骨骨折或神经损伤。尽管有效的管理会降低这些损伤的可能性，但即使最有经验的助产士也有发生这些情况的可能。

尤其是一些脆弱的新生儿（比如早产儿、有先天缺陷的新生儿等）更容易发生这些损伤，即使分娩过程是正常的。巨大儿在分娩过程中也容易受伤。医生通常会在分娩前评估胎儿的大小，对于有可能出现分娩损伤的新生儿提前制订计划以进行特殊护理。

有些情况即使采取了最佳的措施，也很难避免新生儿出现一些严重的问题，而这些问题需要紧急处理或长期护理。这种可能性困扰着准父母和专业人士，并促使后者不断地进行研究以发现更好的诊断和治疗方法。

药物影响

目前分娩镇痛药的使用已经得到很大改进，副作用显著减少，然而仍不能排除药物会在新生儿体内残留并产生不良影响。根据种类和使用剂量的不同，这类药物可能引起新生儿一定程度的嗜睡、喂养和呼吸困难、无肌张力、易激惹、神经过敏、黄疸或某些反射行为的迟缓以及其他非典型症状。随着药物在体内代谢，这些不良反应会消失。有时候医生会给予其他药物如麻醉拮抗剂来抵消一部分不良反应，以促进新生儿的康复。

低血糖

低血糖易发生于以下情况的新生儿：
- 患有糖尿病的产妇分娩的新生儿。
- 早产儿、巨大儿或极低出生体重新生儿。
- 产妇在分娩过程中被大量静脉注射葡萄糖溶液后分娩的新生儿。
- 经长时间分娩的新生儿。
- 其他特殊情况下出生的新生儿如败血症（感染）、延迟喂养或母婴Rh血型不相容。

　　新生儿低血糖的症状包括抽搐、烦躁、呼吸困难、发热等。低血糖的诊断是通过从新生儿的足后跟抽血并进行化验分析来确定的。治疗通常给予一定量的葡萄糖水或配方奶粉来纠正，然后重新检测血糖水平以判断是否恢复正常。

黄疸

　　新生儿黄疸表现为皮肤或巩膜黄染，是由血液中的胆红素水平升高引起的。胆红素呈橙黄色，新生儿出生后体内红细胞会出现周期性的破裂，导致血清胆红素水平升高。黄疸分为生理性黄疸和病理性黄疸。生理性黄疸比较轻微，通常在几天内就会消失；病理性黄疸持续时间长，危害较大，尤其是一些脆弱的新生儿，超高水平的胆红素可能会导致脑损伤。早产儿、分娩困难的新生儿以及与父母血型不相容的新生儿，更容易发生高胆红素水平所致的脑损伤。

　　黄疸是通过检测新生儿血液中的胆红素含量来诊断的，需要采集足跟血。血型、肝功能和肠道功能的测试有助于进一步确定黄疸的病因。

　　严重的黄疸需要通过光疗法治疗，具体为将新生儿的皮肤暴露在特殊的强光下，当光通过新生儿皮肤的血液循环时，会分解（光氧化）胆红素，并降低体内胆红素水平。治疗通常需要持续几天，黄疸才开始消退。长时间暴露在间接阳光下（通过窗户），及频繁地母乳喂养（每天超过8次）也可以帮助消退黄疸。

　　光疗失败、胆红素水平居高不下，以及有严重溶血的新生儿，可给予换血疗法，但这种情况较少见。

早产儿或低出生体重儿

早产儿（在妊娠37周之前出生）或低出生体重儿（体重不足2.5千克）比正常大小的新生儿更容易患新生儿疾病，因此需要给予密切关注及积极的治疗。经过护理和治疗后，这类新生儿随着体重的增加，抵抗力也会增强。

新生儿死亡

这种情况毕竟是少数。父母失去孩子的痛苦，是语言无法描述的。医生所能做的，就是从这类不幸的案例中总结经验和教训，用于研究，希望未来随着医学的进步，不会再有这些不幸发生。

有时候，判断新生儿死亡的原因并不容易，此时最好的做法是积极地去做一些事情。悲伤的父母在这时很难做出正确的决定，医生应给予一定的建议。

医务工作者都是富有同情心的，他们会尽其所能，为失去孩子的父母提供人文关怀。

新生命的诞生是不易的，作为即将成为父母的你们，要保持内心的平静，对可能发生的事情做到心中有数就好。然后，就请对新生命充满期待吧，毕竟，大多数宝宝都会顺利出生的。

分娩结束

无论是产妇还是新生儿在分娩过程中或产后早期出现的任何并发症，都会给家人、医护人员和导乐师带来挑战。

分娩是复杂的，可能会出现各种突发情况，你需要了解这一点。随着产妇和新生儿恢复健康，当你们回忆起这段特殊经历的时候，仍然会感到震惊，当时一切发生得太快了，还有一些情况是你们不能理解的。

请给自己一些时间，如果结果非你所愿，也要接受它。如果你有问题，可以寻求导乐师的帮助；也可以给亲戚、朋友打电话，向他们倾诉；医护人员也能为你解答一些问题。另外，分娩专家、创伤咨询师或心理治疗师可以帮助你解决一些心理上的问题，帮助你从生理或心理的创伤中走出来。

最后，随着宝宝的出生，希望新妈妈要意识到自己是多么地勇敢，能应对各种复杂的情况和挑战，并对以后的生活充满希望。

第 **8** 章

分娩镇痛

　　我们原本都认为自然分娩是最好的，但是随着产程的进展，妻子的疼痛也逐渐加重，而且我们都很累了。每一次宫缩都是一场巨大的考验。于是妻子要求硬膜外麻醉，结果一切顺利，她也没有那么痛苦了，甚至感受不到宫缩！后来我们都睡着了。我几乎很难相信她正在经历分娩。

　　　　　　　　　　　　　　　　　　——第一次当爸爸的约翰

　　这一次，我的妻子想要一个没有药物干预的分娩，但她也知道生孩子这件事很多都是未知的。在陪伴妻子分娩的过程中，我全情投入。我们就像是一个真正的团队。我喜欢和她一起努力。然而，产程进展并不顺利，这让我们都失去了信心。后来，医生施行了硬膜外麻醉，宝宝顺利诞生了，妻子很赞同医生的处理。

　　　　　　　　　　　　　　　　　　——第二次当爸爸的安迪

在确保产妇和胎儿安全的情况下，相关人员的主要的关注点就会落在产妇在分娩过程中的舒适程度。尽管分娩痛非常强烈，但并不一定带来痛苦。产妇可以做很多事情来控制疼痛；她可以从分娩课程和这本书或其他书籍、互联网上提前学习和练习许多有效的方法。然而，正如你所知道的，产妇仍需要你、导乐师或其他分娩陪伴者的帮助。大多数产妇都能忍受分娩的疼痛。

药物常被用于分娩镇痛。在很大程度上，产妇可以决定是否以及何时使用镇痛药。由于药物种类不同，且具有一定的副作用，因此需要采取一些措施预防不良反应的发生。产妇应该向医生、助产士或分娩班学习有关缓解疼痛的方法，并思考在分娩过程中如何使用这些方法。你也应该考虑这些事情。你对使用镇痛药的想法是否与产妇一致？如果你倾向没有药物的自然分娩，但是产妇和你意见不同怎么办，你能同意吗？事实上，你应该努力满足产妇的愿望。

虽然没有必要提前计划是否使用镇痛药，因为产妇对疼痛的忍耐程度及对药物的反应都是未知的。但是，以下这几点可以帮助产妇做出决定：她是否愿意尽可能少地感受疼痛？或者，她是否想要尽可能地使用非药物方法来缓解疼痛并体验分娩？通过阅读本章内容，你和产妇可以制订一个计划，作为分娩镇痛时的参考。请记住，缓解分娩疼痛的方式没有对与错，你应当尽可能多地支持产妇的选择。

不使用无痛分娩的健康管理

面对正常分娩的疼痛，如果满足以下4个条件，便无须使用镇痛药。

1.产妇想要避免使用镇痛药　产妇对分娩的积极性，以及对自然分娩的强烈渴望很重要，她会决定是否拒绝服用镇痛药。

2.产妇知道非药物的镇痛方法　本书第4章中描述了缓解分娩疼痛的做法。你可以和产妇一起练习，并根据需要进行调整。这些方法包括沐浴、坐摇椅、坐分娩球、热敷、冷敷、蹲在床边和听音乐等。

3.产妇可以得到情感上的支持和帮助　她需要一个爱她、了解她、能与她分享分娩喜悦以及帮助她实现愿望的人，如分娩陪伴者。另外，导乐师的持续帮助也能减少使用镇痛药的概率。

导乐师通过鼓励、安慰、知识指导来帮助产妇在不使用镇痛药的情况下完成分娩。导乐师的经验和信心会影响到产妇，并帮助你了解产妇所经历的一切是否正常。当然，分娩过程中，不管产妇是否使用镇痛药，导乐师都会给予帮助。

产妇也需要医护人员的专业支持。产妇在分娩过程中很容易受到积极和消极建议的影响，特别是来自专业人员——护士、助产士和医生的影响。如果他们相信产妇并给予鼓励，产妇就会更加努力；被护理人员怜悯或忽视会使产妇不愿使用她学到的缓解疼痛的措施，而且更有可能放弃自然分娩。

4.分娩进展顺利　这是关键，并且至少在一定程度上要靠运气。分娩的过程并非短暂，也并非不痛苦，但不会击垮产妇。如果产妇满足前3个条件，是可以在没有镇痛药的情况下应对分娩时更多的挑战的，但是你和导乐师必须意识到并接受这样的事实：

在一些分娩过程中，给予镇痛药是必不可少的。

如果产妇选择不使用镇痛药，那就请你做一个合格的陪伴者，多给她鼓励和支持。

镇痛药的一般常识

你和产妇都需要提前了解一些关于镇痛药的知识，不要等到产妇分娩需要镇痛药时才关注这些信息，那时为时已晚。

● 什么是镇痛药？它是如何发挥作用的？它在缓解疼痛方面效果如何？它对产妇、分娩过程、胎儿和新生儿还有什么其他影响？

● 需要采取哪些措施保证用药安全？

● 如何帮助接受镇痛药治疗的产妇？

请记住，尽管有多种镇痛药可用于分娩镇痛，且效果显著，但使用时仍需权衡利弊：镇痛药可以有效缓解产妇的疼痛，但可能存在一些副作用。

目前，分娩镇痛使用的药物对新生儿长期的有害影响尚未明确。在医学领域，这是一个很有争议的话题，而且在很长一段时间内也不太可能得到解决。

因此，我提倡至少在分娩过程中的某个阶段（参阅第4章）使用非药物方法缓解疼痛。可以采取一些措施或借助一些设施如淋浴、池浴、蹲在床边、使用分娩床或摇椅、适当散步，以增加产妇的舒适感。如果医院里没有的话，你可以带上产妇喜欢听的音乐、热敷包或冷敷包及分娩球。

通过这些非药物缓解疼痛的方法，可以有效推迟产妇使用镇痛药的时间，避免这些药物带来的不良反应。许多产妇发现这些非药物的方法足以使疼痛保持在她们能够耐受的程度。

然而，用非药物镇痛的方法来应对分娩的疼痛是很耗时间的，而且在没有药物的情况下进行分娩是一个挑战。如果产程进展不顺利，且有很多复杂因素影响分娩，使用镇痛药利大于弊。

事实上，许多产妇没有时间或意愿去掌握非药物镇痛的方法，而是计划使用硬膜外麻醉来减轻分娩的痛苦。如今，大约70%的美国妇女会选择使用硬膜外麻醉镇痛。

当你们了解了更多关于镇痛药的知识时，你将能够帮助产妇做出明智的选择。在开始介绍镇痛药之前，有几个概念需要先了解一下：

●镇痛：减轻疼痛。镇痛药是缓解疼痛的药物。

●麻醉：使感觉丧失，包括疼痛感。麻醉药是一种能使感觉丧失的药物。

●全身性用药：指药物从血液被吸收，影响整个身体，并在母婴体内达到相同的药物浓度。

●神经轴：指大脑和脊髓，通过特定神经元支配身体各部位。

●椎管内镇痛：在脊髓神经根附近注射镇痛药，可以阻止或降低这些神经根支配区域的疼痛感。

●阻滞：阻断疼痛冲动的传导，造成感觉丧失。

●局部麻醉：影响特定的组织如宫颈、阴道和会阴，局部麻醉药阻断了这些组织中神经末梢感觉的传导。

●全身麻醉：引起意识丧失，全身无痛觉。

当使用镇痛药时，有几个因素会影响疼痛缓解的区域和产生副作用的严重程度：

●药物的选择——麻醉药、类麻醉药、镇静剂等。

●总剂量——药物浓度、每种药物的给药体积和剂量；如果连续给药，给药的总剂量。

●给药途径——注入肌肉、静脉给药、注入宫颈或阴道壁；吸入肺部；椎管内注射；或吞咽下。

●产妇的个体特征——体重、对药物的敏感性、血液凝固能力、妊娠周数和整体健康状况。

如何通过药物缓解疼痛？

药物通过作用于神经系统的某些通路来减轻疼痛，这些通路负责人体对疼痛的识别、反应和感知。

分娩疼痛源于子宫、阴道或骨盆关节的组织受压、拉伸或压迫。子宫的收缩、子宫颈的扩张，以及胎头的下降也会引起疼痛。这些组织的神经末梢被刺激，通过神经纤维向脊髓和大脑传递疼痛的神经冲动。

疼痛信号的传输可以在传导通路的任何环节被修改——神经末梢、神经根、脊髓或大脑等处。

以下是各种镇痛药的作用机制：

●局部麻醉药阻断了注射部位的末梢神经向脊髓和大脑传导疼痛信号。

●硬膜外麻醉和脊髓麻醉（椎管内）药物要么直接注射到脊髓中，要么注射到脊髓外（进入硬膜外空间），阻断了从神经纤维传入脊髓的疼痛信号的传导。

●全身麻醉（如麻醉药）在大脑皮层起作用，以减少对疼痛的意识或反馈。

本章的其余部分介绍了分娩期间使用的各种药物的具体信息。

你和产妇可能会用这些信息作为你与医生讨论的背景，最终做出决定。

全身麻醉药

影响整个身体的麻醉，称为全身麻醉。药物通过血液循环进入大脑，在那里发挥其镇痛作用。全身麻醉有多种给药方式，如口服、吸入气体、皮下注射、肌内注射或连续静脉注射。

全身麻醉可以提供短暂的麻醉（30分钟～2小时，具体取决于药物的种类和剂量）。在这种麻醉后，可能会给予另一种镇痛药，或者产妇会接受硬膜外麻醉。在全身麻醉的情况下，产妇在宫缩间歇会感觉神志不清。

全身麻醉的药物不仅会被输送到产妇的大脑，还会被输送到全身的各个系统，也会通过胎盘输送给胎儿。因为这类药物对胎儿出生后的影响比较持久，所以必须在分娩时尽早使用，以便有时间在胎儿出生前逐渐代谢完毕（由产妇的肝脏代谢和肾脏排泄药物）。如果全身麻醉药的药效在婴儿出生时还没有完全消耗掉，则要给予另一种药物如麻醉拮抗剂，以抵消原药物的副作用。

即使时机合适，一些药物（或其代谢产物）肯定会在胎儿出生后仍在其血液中继续存在，并可能在随后的几天里影响新生儿。药物对新生儿的影响程度取决于新生儿的健康和成熟程度、药物的类型与剂量以及在分娩时给药的时机。如果新生儿的健康状况良好、药物剂量很小，而且在服药和分娩之间间隔时间很长，对新生儿的影响将是最小的。

产妇接受全身麻醉时，分娩陪伴者应该怎么做？

产妇有时在分娩前会被给予镇静剂或吗啡（一种麻醉药）以减少焦虑或促进睡眠，此时分娩陪伴者要保证产妇不被打扰。

随着产妇进入产程，其他麻醉药或麻醉药类似物被用来帮助产妇消除疼痛。分娩陪伴者或导乐师应给予帮助。麻醉药可以帮助产妇在宫缩间歇放松，以备在下一次宫缩时用力。然而，在宫缩最强烈时，使用麻醉药和不使用麻醉药并没有太大区别。产妇经常在宫缩的最初阶段会放松，然后待宫缩变得强烈时，无法应付。许多接受了麻醉镇痛的产妇，尽管得到了更多的休息，但是在宫缩最强烈时会感觉麻醉药是"无用的"。

在产妇被给予麻醉镇痛后你要尽量保持清醒，密切关注宫缩何时会到来。在宫缩变得强烈之前，产妇会退缩或呻吟。所以一旦宫缩开始，你要提醒她："对，这就是宫缩。睁开你的眼睛，和我一起呼吸。这很好。"在宫缩最强烈的时候，跟产妇说说话，拉住她的手支持她，直到宫缩结束。通过这种方式，你可以让麻醉药发挥最大的镇痛效果。

注意： 我们在这里用的是"麻醉药"这个词。从技术上讲，麻醉药品是从鸦片中提取的药物（如吗啡）。其他药物是合成麻醉药，不是从鸦片中提取的。这些合成麻醉药与麻醉药有相似的特性，但副作用和持续时间有所不同。

区域神经阻滞麻醉

在所有分娩镇痛方法中，这种方式能有效缓解疼痛，且用药剂量最小，对产妇的精神状态和新生儿的健康状况的影响最小。局部或硬膜外麻醉，药物作用于脊髓和周围神经。根据剂量的不同，这些药物会导致不同程度的麻木、肌肉无力、对腿部的控制力下降、尿失禁以及其他影响。正如我们在接下来的内容中所解释的，这类麻醉药种类繁多，你和产妇可能希望向医生或助产士了解具体内容。

区域神经阻滞可用于经阴道分娩或剖宫产。医生通常会把低剂量的镇痛药和低剂量的麻醉药混合使用。这类麻醉对产妇的意识和精神状态的影响要比全身麻醉小得多，因为椎管内镇痛需要的麻醉药量要少得多，而且不会直接进入血管。这种麻醉药可以增强麻醉的效果，如果单独使用的话，两种药物的剂量都比较低。局部镇痛药为所有产妇很好地缓解了疼痛。

实施区域神经阻滞镇痛需要麻醉师或受过专门训练的护理麻醉师来完成。

椎管内和硬膜外麻醉，虽然同属于区域神经阻滞麻醉，但在本质上有一些区别。脊髓可以单次注射镇痛药或麻醉药，也可以两者混合注射。效果会持续几个小时。硬膜外麻醉通常用于更长时间的疼痛缓解。从产妇的背部（图8.1），将导管插入到硬膜外间隙，药物经导管持续滴入。当疼痛加剧时，产妇可以按下一个按钮，给予少量额外剂量的药物，这称为患者自控的硬膜外麻醉。这种设计是为了防止使用过多的药物。

脊髓和硬膜外阻滞都是在腰椎上进行。蛛网膜下腔注射是在硬脑膜下几毫米，进入硬脑膜。硬脑膜是环绕脊髓和脊髓神经的膜，包含了脑脊液；硬脑膜腔是硬脑膜内的空间。硬膜外注射是在硬脑膜外的硬脑膜腔进行注射。这种药物被整个硬脑膜吸收，并且具有类似于椎管内麻醉的效果，但通常对产妇下肢的活动影响较小。

区域神经阻滞的一般特征

用于局部镇痛的麻醉药有时被称为卡因类药物；常见的有甲哌卡因、布比卡因、马卡因、利多卡因、普鲁卡因和罗哌卡因。这些药物对产妇和胎儿的影响非常相似，其生化成分的细微差别，影响了它们在体内的作用以及药效持续的时间。医生或麻醉师通常选择特定的药物使用。产妇要告诉麻醉师自己对什么药物过敏。

用于椎管内麻醉的麻醉药物包括吗啡、芬太尼和舒芬太尼。它们可以在产程早期或剖宫产后单独使用，或者与卡因类麻醉药联合用于经阴道分娩或剖宫产。

吗啡、芬太尼等麻醉药比卡因类药物起效快，而且对产妇的下肢活动影响更小。如果在产程早期单独使用，通常实施是椎管内注射。产妇可以在别人的帮助下站立和行走，但可能会站不稳，甚至摔倒。由于这个原因，大多数医生都不鼓励产妇在接受椎管内麻醉后下地行走。如果产妇非要下地走，当她站立时，要有分娩陪伴者或护士时刻陪伴左右。

由于产程早期的椎管内麻醉在分娩处于活跃期时麻醉效果常常有所欠缺，所以在硬膜外间隙可以增加麻醉药（卡因类药物）。当产妇疼痛变得更剧烈时，这能很好地缓解疼痛。两步方法被称为腰硬联合麻醉。它让产妇在产程早期几乎感受不到疼痛，直到她用力时可能会感到一定程度的会阴部疼痛。

区域神经阻滞麻醉药可能会对产妇产生副作用，也可能影响胎儿。许多产妇会出现头晕（尽管比全身麻醉要少）、瘙痒和恶心。芬太尼和舒芬太尼因为其生化特性，比卡因类药物更容易对胎儿产生影响，而且在胎儿出生2天后，新生儿的血液中仍然存在少量药物。这可能会影响新生儿的呼吸、温度调节和吮吸能力。需要对这些药物的药效进行更多的研究。

硬膜外麻醉或椎管内麻醉通常用于剖宫产术后的疼痛缓解。在产妇离开手术室之前给予一定剂量的麻醉药，会在24小时内提供很好的镇痛效果，之后再酌情给予其他的镇痛药。

一般来说，药物的预期效果是受影响的区域失去疼痛感，在分娩过程中减轻产妇的痛苦，使她放松，特别是在长时间的、筋疲力尽的分娩过程中允许产妇睡一会儿，这可能会导致宫颈更快速地扩张。

可能发生的不良影响取决于注射的部位、总剂量以及选择的药物。

硬膜外麻醉或椎管内麻醉的一般操作

不同类型的椎管内麻醉的操作有许多相似之处。这里描述了一般的过程。关于每一种类型操作的具体信息，参阅299页"镇痛药及其效果"。

椎管内麻醉会使产妇身体大部分——从子宫顶部到脚之间感觉麻木或没有感觉。麻醉的区域很大程度上受到药物剂量和浓度以及注射部位的控制。例如，产妇可能会在躯干麻木的同时移动她的腿。麻醉操作具体过程及主要问题如下：

1.在进行麻醉之前，产妇会接受静脉输液，以减少血压下降的概率。

2.产妇取侧卧位或者坐起来，把身体向前弯曲。麻醉师在注射的部位进行消毒，用局部麻醉药麻醉皮肤，然后在腰背部（腰椎）的椎骨之间进入硬膜外或硬膜外间隙（图8.1、图8.2），注射少量的麻醉药。麻醉师检查并确保针的位置正确。有时，需要不止一次的尝试才能把针放在正确的部位。

3.进行硬膜外麻醉时，硬膜外穿刺针穿过一根细管，在整个

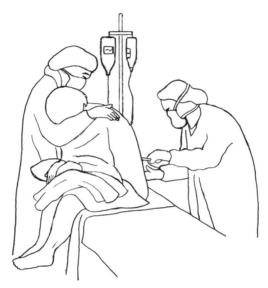

图8.1　椎管内麻醉，当产妇侧躺或坐着的时候，麻醉师注射麻醉药

分娩过程中持续点滴所选药物。几分钟内，产妇就能感觉到麻木的效果。

4.有时，需要一些调整才能起到很好的镇痛效果，例如改变产妇的体位，注射更多剂量的药物。

5.就硬膜外麻醉而言，导管可以保留在原处并贴在背部，以便药物可以不断滴注，如果使用的是病人自控硬膜外麻醉，产妇可以根据自己的需要按下按钮来添加药物。

6.椎管内和硬膜外麻醉后，会在产妇的膀胱中放置导尿管，以便护士排空膀胱，因为产妇在硬膜外麻醉的影响下无法排小便。

7.检测产妇的血压。血压袖带绑在产妇手臂上30到45分钟，它可以每2或3分钟自动测量血压。硬膜外麻醉后血压和胎心率下降并不常见，一旦出现，频繁的血压检查就可以及早发现，并可尽快采取措施。

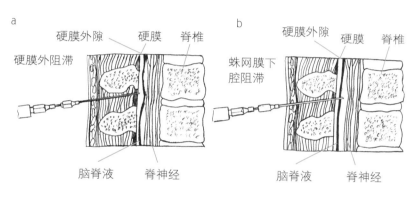

图8.2　a.硬膜外麻醉的针脚插入部位；b.蛛网膜下腔麻醉的针脚插入部位

当产妇进行硬膜外麻醉时，分娩陪伴者应该怎么做？

硬膜外麻醉通常能很有效地缓解分娩痛，也可以使产妇放松和休息。如果产程进展缓慢，硬膜外麻醉可以使产妇在不增加分娩痛的情况下接受更高浓度的催产素引产。然而，硬膜外麻醉并不能缓解所有的痛苦。进行硬膜外麻醉产妇的情感需求往往被她的陪伴者和工作人员所忽视，他们可能认为当产妇不再有疼痛时，就不会感到痛苦，也不再需要帮助。分娩陪伴者经常会休息、吃饭、睡觉、看手机、上网或者看电视。有研究表明，接受此类麻醉的产妇，即使疼痛能够得到缓解，仍然会很紧张，并需要持续的支持和帮助。

以下是进行硬膜外麻醉产妇的一些情感上的变化，以及分娩陪伴者提供帮助的方式：

● 做出进行硬膜外麻醉的决定。想要自然分娩的产妇可能会因为无法承受疼痛而对自己感到失望。而那些事先计划使用硬膜外麻醉的产妇，如果因为等待进行硬膜外麻醉而导致分娩的时间更长，她们可能会感到不安。

● 等待。从决定进行硬膜外麻醉到真正得以实施并完全缓解疼痛所需要的时间是非常令人煎熬的。通常在产妇做好准备、麻醉师到达，给药、药物起效，可能至少需要20分钟。如果麻醉师之前忙于其他病人或者产妇必须接受各种各样的诊疗，如签署入院文件或接受静脉输液，等待的时间可能会更长。即使产妇不想这样做，也要继续面对。

作为陪伴者，如果你发现自己的爱人很痛苦，你可能会感到无助和沮丧，但是你必须说服产妇继续面对，直到麻醉师到来。你要和产妇在分娩前讨论这一可能的情景，并使用第4章中提到的那些应对技巧，尤其是有节奏的动作、呻吟、抚摸和常规程序。这些技巧可以防止产妇变得惊慌失措。

有时候，产程进展非常快，以至于当麻醉药生效的时候，产妇不再需要额外缓解疼痛的方法——到那时宝宝也就快要出生了！

● 实施硬膜外麻醉。硬膜外给药需要15～45分钟，这取决于麻醉师的技能和经验、产妇的脊柱解剖结构以及她能保持哪种体位（蜷缩背部，躺着或坐着，这种姿势会让产妇感觉不是特别舒服，尤其是在有宫缩的时候）。如果你在旁边，你可以帮助产妇保持平静，并给予其鼓励。

● 缓解疼痛。在实施麻醉后的15～30分钟内，宫缩的疼痛开始消退。产妇的情绪应该会得到显著改善。她可能会变得健谈、乐观并且非常感激麻醉师。当然，如果疼痛不能完全缓解，她会感到失望并且没有耐心去进行调整以纠正问题。当产妇感到舒适时，你也会感到宽慰和感激，你也可以休息一会儿并吃点零食。

● 感觉孤单。一旦感到舒适，产妇将不再需要强烈的支持和亲密的身体接触，但是如果你打开电视、离开去吃饭或者打个盹，你可能会突然感到孤独和清闲。除非你有一个导乐师或其他家庭成员留在房间里，否则不要离开。你可以带一些能使产妇感到舒适的物品（温暖的毯子、梳子、牙刷）。你们可以一起看电视或玩游戏。要密切观察监视器上显示的宫缩情况。

如果产妇睡着了，可能睡得比较轻而且是断断续续的。当她醒来的时候，如果你不在房间里或者睡着了，她可能会觉得很孤单。当然，如果你累了，你可能无法保持清醒。如果你要离开一会儿，一定要告诉她。

● 几乎忘记自己正在分娩。由于不再感觉疼痛，产妇很容易分心。你和产妇可以做一些事情来减轻硬膜外麻醉的副作用——减慢产程进展或使胎方位不正。试试让产妇在醒着的时候每20～30分钟就换一个体位（图8.3）。产妇在变换姿势的过程中要时刻与医护人员沟通，如果有哪个姿势会引起不适，就跳过。

● 出现副作用的应对。产程进展缓慢，产妇血压或者胎心率下降或者产妇发热，这些都是硬膜外麻醉常见的副作用。

为了加快分娩速度，可以加大催产素静脉滴注，或进行人工破膜。护士应密切注视监护仪，密切观察产妇血压，胎心率可能会减慢，让产妇改变姿势，戴上氧气面罩，这有助于提高胎心

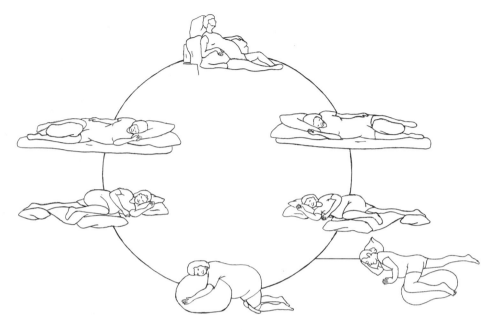

图8.3　试着让产妇经常变换体位

率。如果产妇出现发热，因为无法明确发热是硬膜外麻醉的副作用还是感染引起的，可能会使用抗生素。最终需要通过检测婴儿的血液来明确原因。

●休息和等待。在进行硬膜外麻醉后，产妇几乎不知道该何时用力分娩。在没有任何直接意识的情况下出现宫缩的感觉很奇怪。护士会监测产妇的血压、胎心率、导尿管、尿量，偶尔检查宫颈，并进行记录，产妇则需要继续等待。有的产妇可能会担心分娩时间过长或者胎儿不能耐受分娩。此时你需要分散她的注意力、与她交谈并保证一切都好。这是一个很好的时机，可以慢慢练习"向下用力"（吸气，屏住呼吸，慢慢地用力）的技巧，并和助产士讨论用力的时机。

●关注其他不适。即使宫缩痛得到了良好的控制，一些产妇仍会感到不适，甚至可能会感到不安，尤其是当她没有做好准备的时候。这些不适包括腿部的沉重、麻木的感觉，胃灼热或反流，感觉太热或太冷，背部或肩部的疼痛，身体局部疼痛，口干，皮肤瘙痒，恶心等。护士会按照医院的规定或医生的医嘱，帮助产妇缓解各种不适。你或导乐师可以提供冰块、水或果汁、温暖的毯子或是帮助产妇改变姿势和给她按摩。治疗皮肤瘙痒、恶心、胃灼热或突发性疼痛时药物的使用需要护理人员或麻醉师的允许。

●战胜痛苦。随着产程的进展，产妇的一些痛苦可能会反复出现。如果产妇已经几个小时都没有疼痛了，这对产妇来说可能是可怕的，要让护理人员知道。这样他们就可以通知麻醉师或者调整硬膜外麻醉的剂量来保持适宜的疼痛缓解程度。

●宫颈完全扩张。尽管产妇感觉不到宫口扩张，但当助产士告诉你宫口开全时，你们会有一种成就感和满足感——又过了一道关！然而，不幸的是，进行硬膜外麻醉的产妇通常无法有效地用力，因为她感觉不到自己在做什么，所以很难按照指示做出动作。你们可以选择：停止硬膜外麻醉，找回以前疼痛的感觉，指导产妇尝试向下用力。由助产士指导产妇呼吸并保持长时间向下用力——告诉她什么时候用力，要用力多长时间；用多大的劲呼吸以及什么时候呼吸；也可以延迟用力，直到胎儿着冠或者产妇有向下用力的冲动时再用力。

对于那些希望非药物镇痛分娩的产妇可能想在适当的时机停止硬膜外麻醉，她可能认为这是一个在分娩中恢复积极主动的机会。但是，当硬膜外麻醉药生效时，内啡肽的生成减少，如果减少硬膜外药物，疼痛则比进行硬膜外麻醉之前更剧烈。许多产妇在实施硬膜外麻醉后再停用，第二产程的痛苦是无法忍受的。内啡肽是人体自身的镇痛药，当它减少时，产妇可能需要再次进行硬膜外麻醉。当然，如果产妇能等上一段时间，内啡肽水平可能会上升，以至于在没有硬膜外麻醉的情况下还可以继续忍受分娩痛。

一些医院有针对性的用力指导。护理人员指导产妇屏住呼吸，在护士数到10的时候，让她快速呼吸，重复上述过程，直到宫缩结束。产妇可以休息到下一次宫缩来临。这并不总是有效，而且会增加对产钳或负压吸引术的需求。一个更好的办法是改变向下用力方式：在没有硬膜外麻醉时，指导产妇采取类似于别人在推动的方式用力。

随着用力的延迟，也就是"产程停滞"，产妇需要休息1个小时或更长时间，而护理人员会监护胎儿，直到产妇开始感到有用力的冲动或者胎头着冠。然后，产妇跟随宫缩一起用力。如前所述，护士可以在此时指导用力。最好的情况是，在用力之前让产妇屏住呼吸，每次只用力5～6秒，然后再进行6～8次的短暂呼吸。尽管这种方式可能会延长产程，但对产妇和胎儿来说最容易，而且它可以避免产钳助产和会阴侧切。在出生计划中，你们都应该考虑提出这个方式，并在产前预约时与助产士讨论。

● 你如何帮助产妇用力。你或导乐师可以通过观察监护仪的宫缩来告诉产妇什么时候开始用力并且给她加油。当宫缩强度上升20个点时告诉产妇用力（护士会告诉你在哪里寻找这些数字）。

当产妇屏住呼吸用力的时候，她会让数字上升得又快又高。你可以从监护仪中读出不断增加的强度读数："20、30、40、现在胎头压下来了。60、73、80、96、100，是的！就是这样！现在，为婴儿呼吸……强度再次降下来了。你再次读出73、80、

91、100、120、127！是的！哇！你的宫缩最强！太棒了！再来一次……。现在，在宫缩期间，用你的方法呼吸。好！你是否意识到你的努力使宫缩的强度增加了1倍？太好了！"以这种方式回应产妇的表现，并给她一种以前没有的成就感。一位陪伴者发现让产妇试着屏住呼吸5～6秒很有帮助。

● 直肠和阴道疼痛。当胎头到达会阴部，会压迫产妇的直肠，并扩张阴道口，产妇可能会有灼烧感，没有进行硬膜外麻醉的产妇同样会有这种感觉。你可以告诉她宝宝就要出生了，帮助她忽略这种感受。如果护理人员要求产妇在胎头娩出时停止用力，那在宫缩时，你要帮助产妇学会正确呼吸。

● 使用负压吸引术或产钳助产。进行硬膜外麻醉有时需要器械助娩（使用产钳助娩或负压吸引器）。由于硬膜外麻醉可能会引起骨盆肌肉的深度放松，导致胎儿在不旋转的情况下进入骨盆。这增加了胎儿不能旋转以适应骨盆出口的概率。如果医生认为有必要器械助产，而你们不希望使用，你可以鼓励产妇尽可能地用力来帮助胎儿分娩。这增加了产妇用力的动力，可能会加快分娩速度，从而避免使用催产素器或产钳助产和剖宫产。

如果医生决定继续使用器械，产妇可能会担心这些器械会伤害胎儿。医生应该向产妇讲述保护胎儿不受过度伤害的安全措施，并说明如果胎儿在宫缩时一丝不动，他们就不会继续使用这些器械，而是会进行剖宫产。

● 宝宝出生了。对于产妇来说，宝宝的诞生意味着解脱——已经结束了，再不需要用力了。小宝宝多么可爱。你会感到自己对产妇的钦佩和强烈的爱。

了解了上面的内容，你和产妇一定会有能力和有信心，一起开启你们为人父母的旅程。

局部麻醉

局部麻醉是指在局部区域注射麻醉药，会选取3个主要的部位：在宫颈旁注射麻痹宫颈，这种方法北美很少使用；麻醉阴道神经使阴道丧失感觉；麻醉会阴神经使会阴部丧失感觉。所有的部位都使用卡因类药物。

局部麻醉的技巧

局部麻醉操作更容易、更便于管理。

相较于区域神经阻滞，局部麻醉需要更大剂量的麻醉药，并且比椎管内麻醉镇痛效果要弱。而且，由于局部麻醉有较多的药物进入了血液循环，因此相较于椎管内给药，药物对胎儿和新生儿的影响更大。这就是为什么在北美的许多地区，宫颈旁麻醉几乎已经不再使用，而阴部麻醉现在倾向于在分娩后期的产钳助产时使用，会阴神经阻滞麻醉在分娩前行会阴侧切术或在分娩后进行缝合时使用。

全身麻醉

这种形式的镇痛方法既可以通过面罩或直接吸入给药，也可以静脉注射给药。只需1分钟即可通过减少或消除意识达到迅速减轻疼痛目的，效果可持续1分钟到几小时不等。

吸入一氧化二氮

在许多国家，一氧化二氮（又称笑气）被广泛用于分娩镇痛。在美国，吸入镇痛在医院内和医院外的分娩中心也变得越来越普及。一氧化二氮还有其他用途，比如应用于口腔科，更强的浓度不适合分娩镇痛。

一氧化二氮是由产妇在宫缩开始时通过手持面罩或面罩吸入气体自行给药。大约在15秒内，产妇就会感到昏昏欲睡、头晕眼花或头晕目眩。疼痛并没有消除，但却减轻了。正如一个人所说的，"痛苦在那里，但我并不为此感到困扰。""她在整个宫缩过程中吸入气体，然后当她们变得不那么清醒时，面罩就会远离口鼻。"当下一次宫缩来临的时候，她会完全清醒并再次吸入气体。通常情况下，要求产妇自己手持面罩，所以当她变得不那么清醒时，面罩就会远离口鼻。

一氧化二氮被认为在晚期宫口扩张阶段是最有效的，特别是过渡期和分娩阶段。这种气体在需要快速缓解疼痛的情况下也很有用，例如人工剥离胎盘或其他过程。

在较短时间内间歇性地使用一氧化二氮对产妇和胎儿都是安全的。其副作用较不常见，1%～10%的产妇会出现恶心或呕吐。在今天用于分娩的浓度以及由产妇自己持有面罩这种使用特点，气体很快就会消失，对胎儿的影响很小。

吸入一氧化二氮的最大缺点是：效果非常短暂，仅持续1分钟左右。对于那些想要在数小时内完全缓解疼痛的女性来说，一氧化二氮并不是一个好的选择。但是对于那些在宫缩期间或短暂痛苦的手术中想要快速缓解疼痛的人来说，一氧化二氮则是一个不错的选择。

全麻药物

这些全身性的药物会影响整个身体。以吸入气体或静脉注射的方式给药，药物迅速进入血液循环并作用于大脑，疼痛感会迅速消失并且意识也会丧失。

全身麻醉虽然易于操作，但却具有潜在的风险，即无意识的人可能会呕吐并吸入自己的呕吐物，这可能会导致严重的肺炎。尽管麻醉医师在产妇的气道中放置一根管子来预防这种并发症，但椎管内麻醉更安全，因此通常更受欢迎。全身麻醉适用于下列情况：

● 当出现危及生命的并发症时，例如产后出血或胎儿脐带脱垂，需要在几分钟内进行剖宫产或其他手术时。

● 由于分娩过程中的特定医疗状况或异常的解剖结构而无法进行椎管内麻醉时。

● 如果必须在没有麻醉师值班的医院里进行急诊剖宫产术。在这种情况下，全身麻醉可由手术医生实施。

● 如果产妇表达了对无痛分娩的强烈渴望。

关于各种麻醉性镇痛药的详细介绍，见第299页表8.1。

了解产妇对使用麻醉药的想法

对你来说，了解产妇在分娩时使用镇痛药的想法是很重要的。虽然大多数分娩陪伴者把决定权留给产妇，但你们周围会有其他声音。一些人深信自然的、非药物影响的分娩是可取的；另一些人则认为，自然分娩会造成不必要的痛苦，并鼓励使用镇痛药。最重要的是，你们要提前交流双方的看法。你们的讨论可以参考使用"镇痛药偏好量表"（参阅第294页）。

当了解了相关知识后，就应该制订一个符合产妇意愿的镇痛药使用计划。你们还可以请一位导乐师提供帮助。

镇痛药偏好量表（PMPS）为产妇提供了一个系统和现实的方法来思考她们更喜欢的缓解疼痛的方法，以及需要从你和其他人那里得到的帮助。使用PMPS，产妇不会对镇痛药的使用做出"是"或"否"的选择，而是会评估她们感觉的强度。你也应该通过PMPS来形成你自己的观点，看看你是否对产妇就镇痛药的偏好感到满意。

当然，没有人提前知道分娩的时间或痛苦程度，也没有人知道是否会出现并发症。灵活的方法是唯一明智的方法。PMPS通过考虑各种可能性来保证安全分娩。

在对这些未知因素进行了深思熟虑后，产妇的PMPS评级将能够很好地预测她们是否以及在何种情况下使用镇痛药。

使用镇痛药偏好量表（PMPS）的指南

请花足够的时间仔细学习这个量表，帮助你找出最适合产妇的缓解疼痛的方法。在左栏中，从"+10"到"+3"的数字表明了使用镇痛药的意愿，"+10"是可能（也是不现实的）希望使用药物来最大限度地缓解疼痛或任何其他感觉。"0"表示没有意见。从"−3"到"−10"的数字表明了避免镇痛药的欲望，"−10"是一个不可能的极端，就像"+10"一样。

在产妇选择了反映她们偏好的数字之后，你应该参考右边栏中的内容为产妇提供帮助并准备物品，你能提供吗？如果你们中的任何一个人有疑问，产妇可以重新考虑她们的偏好，使其与你所能提供的帮助相匹配，或者你可以从导乐师或亲人那里得到额外的帮助，他们准备充分吗？确保他们明白这是在为不使用镇痛药做准备。

镇痛药偏好量表

等级	对产妇的意义	如何提供帮助
+10	• 渴望感受不到任何疼痛；分娩开始前对麻醉有渴望。	• 一个不可能的极端；如果产妇者表示"+10"，你要开导她，帮助她应对； • 一起回顾关于镇痛药之前讨论的问题； • 帮助产妇尽快获得镇痛药。
+9	• 害怕疼痛；产妇认为自己无法应付；依赖护理人员彻底缓解疼痛。	• 同"+10"，还有以下内容； • 建议产妇和分娩陪伴者讨论她的恐惧； • 一起练习简单的呼吸和舒适的技巧； • 计划留在产妇身边。
+7	• 希望在允许麻醉或分娩前接受麻醉。	• 同"+9"还有以下内容； • 确保护理人员了解产妇的想法，了解在就诊的医院是否有可能进行早期麻醉； • 及时与护理人员沟通你们的想法。
+5	• 在分娩活跃期对硬膜外麻醉有渴望（宫颈扩张 5 ~ 6 厘米）； • 在此之前，可能会使用麻醉药物来应对。	• 同"+7"，还有以下内容； • 使用 3Rs； • 了解舒适措施（参阅第 4 章）以及如何提供帮助； • 建议产妇在分娩活跃期服用药物。
+3	• 尽可能少用药，保留一些感觉；希望使用自助舒适措施。	• 同"+5"，还有以下内容； • 计划成为一个积极的分娩陪伴者，并帮助产妇减少药物使用； • 在产妇需要的时候，帮助她获得药物； • 建议使用低剂量的麻醉药或轻度硬膜外麻醉（保留一些感觉）。
0	• 没有意见或偏好； • 这种态度在产妇中很少见，在分娩陪伴者或导师中也是如此。	• 确保产妇被告知实情； • 讨论药物的使用； • 回应产妇的需求； • 如果没有偏好，让护理人员来解决产妇的痛苦。

等级	对产妇的意义	如何提供帮助
−3	● 除非无法忍受分娩痛,否认产妇不想使用镇痛药; ● 如果产妇使用镇痛药,希望不会感到失望或内疚。	● 不建议使用镇痛药; ● 强调应对技巧,除非有要求,否则不要和她谈论镇痛药。
−5	● 强烈倾向于避免服用镇痛药物,以减轻药物对婴儿或产妇的影响; ● 在经历长时间的分娩或艰难分娩时才接受镇痛药。	● 准备成为一位积极的分娩陪伴者; ● 如果可能的话,雇一个导乐师来帮助你们; ● 在去医院之前,打电话请一位具有接产经验的护士; ● 学习和实践第 4 章所述的所有的舒适措施,了解 3Rs; ● 选择一个特定词用于产妇表达是否真的需要镇痛药,确保护理人员了解这个特定词的意思; ● 在分娩期间,不要建议产妇使用镇痛药; ● 如果产妇要求使用镇痛药,等待产妇出示特定词或者进行内诊了解产程进展,在做出决定之前再尝试 3 次宫缩。
−7	● 对自然分娩有强烈的渴望; ● 如果需要药物干预会感到很失望。	● 同 "−5",还有以下内容; ● 向产妇解释使用镇痛药的原因; ● 如果产妇不使用特定词,继续鼓励她。
−9	● 希望你和助产士拒绝产妇使用镇痛药,即使情况符合使用的条件。	● 同 "−7",还有以下内容; ● 如果担心,提醒产妇之前约定的特定词; ● 承诺尽你所能提供帮助,但提醒产妇,你或护理人员不会拒绝她的请求。
−10	● 永远都不想使用镇痛药,即使是剖宫产。	● 不可能选择; ● 同 "−9",帮助产妇对镇痛药的风险和益处有一个真实的了解。

产妇的特定词

许多分娩陪伴者会担心，对不使用镇痛药有强烈意愿的产妇（偏好量表中的"-5～-9"）可能会改变她们的想法，特别是分娩过程很长或很艰难的时候。你如何知道鼓励产妇在不使用镇痛药的情况下继续下去是对还是错？答案是，一个特定词。

如果产妇改变主意想要无痛分娩的时候，你和产妇应该设定一个特定词。这个词应该是产妇不太可能在谈话中使用的词（例如，蜥蜴、粗粮面包或者宇宙）。只要产妇没有说这个词，就继续帮助产妇避免使用镇痛药。如果产妇说了这个特定词，你知道她真的想要改变主意，你必须尊重她的决定。

这个协议允许产妇表达她的沮丧（"我不能坚持了""这太痛苦了""我想要麻醉剂"）。一位导乐师曾遇到一个产妇，她的偏好得分是"-7"，但她似乎在分娩时非常痛苦。这位导乐师说："我很担心。我不想建议产妇进行硬膜外麻醉，但我担心她可能已经忘记了她的特定词。所以，我最后说，'你有一个特定词，你知道的。'她从来没用过，所以我继续鼓励她。后来她告诉我，她很高兴我问她，因为这让她问自己：'我在受罪吗？'她觉得自己并没有遭受痛苦，而是继续哭泣和抱怨。她很高兴能尽情地抱怨，且有节奏地抱怨——这是她的应对方式。"

另一位导乐师讲了这样一个故事："我所帮助的产妇强烈要求自然分娩；她的姐姐最近经历了非常痛苦的剖宫产手术，我的客户（指产妇）想要尽量避免剖宫产。在分娩早期，她可以平静地在宫缩期间缓慢地跳舞以及安静地交谈，在宫缩间歇啜饮椰子汁。当她开始在宫缩的时候想向下用力的时候，助产士检查了她的宫颈，说：'开大10厘米！'你可以向下用力了！我的客户说的

第一句话是：'我好害怕！'她的分娩过程突然停止了，尽管她使用了一些姿势和技巧来加强宫缩。

当我们谈到这件事的时候，我的客户透露说，对她的姐姐来说，用力是非常漫长和痛苦的。我的客户不敢用力。她的恐惧是如此强烈，以至于她的宫缩停止了！我们讨论了她的恐惧，她说了她的代码，并决定接受硬膜外麻醉。她的产程恢复了，两个小时后她的孩子出生了！"

何时使用镇痛药?

镇痛药	第一产程			第二产程	第三产程
	宫口扩张 0~3厘米	宫口扩张 4~7厘米	宫口扩张 8~10厘米		
吗啡（S）	▽————				
镇静剂（S）	▽————				
安定类（S）	▽————	▽————			
类麻醉类镇痛药（S）	▽	▽	▽		
麻醉药拮抗剂（S）		▽	▽		▽（针对新生儿）▽
宫颈旁神经阻滞（L）		▽	▽————		
自行吸入镇痛药（S）			▽	▽	
硬膜或脊髓麻醉药（N）	▽	▽	▽	▽	
标准硬膜外麻醉（中途加或不加麻醉药）（N）		▽ ----------			
节段性硬膜外麻醉（N）		▽ ----------			
硬膜外联合麻醉（N）	▽	▽			
阴道神经阻滞（L）				▽	
外阴神经阻滞（L）				▽	▽
脊髓麻醉，仅用于破宫产（N）*	▽		▽	▽	
全身麻醉，仅用于破宫产（S）*	▽ ----------		▽	▽	

* 这些措施可以在计划施行剖宫产时使用。

注释：———— 药物安全有效的时间

---------- 给药的可持续时间

▽ 给药时间（有些药物必须提前使用，以便在婴儿出生前减少副作用）

S 系统性用药　　N 区域神经阻滞　　L 局部麻醉

表 8.1　麻醉性镇痛药及其效果

药物名称及给药方式	药效	副作用	可能的预防措施和提高安全的方式
系统性药物			
吗啡： ● 通过肌内或静脉注射； ● 在分娩早期筋疲力尽时	● 治疗性休息； ● 暂时中断宫缩； ● 使有幸福的感觉； ● 更希望在分娩前使用吗啡以避免对婴儿的影响	产妇：血压下降，头晕，烦躁不安或过度镇静，恶心和呕吐，尿潴留，呼吸抑制； 胎儿：缺氧，胎心率下降，胎动减少； 新生儿：如果时机不合适，心率、呼吸抑制以及吸吮和其他反射弱，需要复苏	绝对卧床，持续的胎心监护，产妇或婴儿吸氧，给予纳洛酮（抑制吗啡的副作用）
巴比妥类： 巴比妥、戊巴比妥、司可巴比妥 ● 通过静脉注射或口服给药； ● 在宫口扩张 4 厘米之前使用，在出生之前减轻对胎儿的影响	● 嗜睡、放松； ● 可能减缓假性宫缩； ● 减少焦虑感和紧张感	产妇：增加对疼痛、眩晕、不安、兴奋、定向障碍、恶心、呼吸抑制的感知； 胎儿：胎心率变化； 新生儿：出生后 2 ~ 4 天哺乳困难、呼吸困难以及反射降低	为产妇或新生儿提供氧气；使用新生儿心肺复苏设备；避免同时使用麻醉药

续表

药物名称及给药方式	药效	副作用	可能的预防措施和提高安全的方式
镇静剂: 异丙嗪、普马嗪、羟基嗪、咪达唑仑、安定 ● 通过静脉注射或口服给药; ● 在第一产程宫口扩张7厘米之前使用; ● 咪达唑仑和安定可以用于剖宫产,以获得较显著的镇静效果	● 嗜睡,放松; ● 减轻紧张、焦虑、恶心和呕吐; ● 减少某些麻药的副作用; ● 用于紧张、疲惫的产妇身上可能会加速产程	产妇:头晕、目眩、口干、血压和心率变化; 胎儿:心率变化; 新生儿:如果用时机不合适,会有呼吸、体温和护理方面的问题;黄疸;肌肉张力和反射弱	在分娩过程中,咪达唑仑和安定对胎儿和新生儿是危险的,它仅用于剖宫产和小剂量使用
麻醉药和麻醉样镇痛药: 哌替啶(杜冷丁)、纳布啡、芬太尼(枸橼酸芬太尼),布托啡诺(酒石酸布托啡诺),喷他佐辛(镇痛新) ● 通过静脉注射以及由患者控制泵注入,尤其是在剖宫产之后; ● 在剖宫产后使用	● 部分疼痛缓解后的放松; ● 停止、减慢或加速子宫收缩,取决于剂量、使用时间和使用的药物	产妇:恶心、产生幻觉、心率和血压降低、眩晕、瘙痒、呼吸抑制,暂时的产程减慢; 胎儿:心率以及胎动减少; 新生儿:如果用时机不合适,心率会发生变化,出生时呼吸抑制,可能需要心肺复苏;吮吸困难、其他反射抑制	为产妇及婴儿提供氧气;纳洛酮(麻醉拮抗剂)用于产妇或新生儿,以减轻副作用;预测分娩时间,避免给药对胎儿产生的最大风险

药物名称及给药方式	药效	副作用	可能的预防措施和提高安全的方式
麻醉拮抗剂： 烯丙羟吗啡酮（纳洛酮） ● 通过肌内注射或静脉注射； ● 在分娩后，如果需要的话，可以给予产妇或婴儿以消除麻醉药的副作用	● 逆转麻醉药对产妇或胎儿的某些影响，如瘙痒、幻觉、呼吸抑制、低血压和心率改变，以及新生儿的反射弱和哺乳困难	产妇：恶心、呕吐、出汗、发抖、坐立不安、心跳加速、疼痛、高血压、心律失常、肺水肿（很少）、震颤； 胎儿：胎动增加，心率加快； 新生儿：当这种药物被用于逆转新生儿的呼吸抑制时，没有明显的副作用	可能在30～45分钟后需要加药或麻醉效果可能会恢复
吸入镇痛： 一氧化二氮气体 ● 由产妇自行管理； ● 在宫颈扩张阶段后期、在分娩阶段或偶尔在胎盘娩出阶段使用	疼痛感和意识大约丧失1分钟，然后迅速恢复	产妇：分娩时的暂时性的头晕和用力困难； 胎儿：由于半衰期很短而产生短暂影响； 新生儿：对新生儿没有任何已知的影响，任分娩浓度没有已知的使用的药物浓度的长期影响	产妇尝试在宫缩开始前就吸入一氧化二氮，以缓解疼痛并在药物浓度高峰时降低意识；如果产妇等到宫缩开始再吸入气体，只有在宫缩达到峰值后疼痛才会缓解

药物名称及给药方式	药效	副作用	可能的预防措施和提高安全的方式
		区域神经阻滞麻醉	
标准硬膜外麻醉： ● 甲哌卡因、普鲁卡因、布比卡因、利多卡因、罗哌卡因，与镇痛剂混合 ● 在椎管内的硬膜外间隙置入导管，连续滴注； ● 在宫颈扩张 8 厘米之前，如果产程缓慢或停滞时使用	● 从腹部到脚趾的疼痛感丧失； ● 疼痛缓解后的放松； ● 筋疲力竭的产妇可以得到休息； ● 通常适用于剖宫产	产妇：无法移动下半身，中毒反应（很罕见），给药 4 小时后，发热随着硬膜外麻醉的时间延长而发生率增加，血压下降，产程减慢，用力的冲动减少；可能会引起头痛，可能延长产程，增加胎位不正的风险； 胎儿：由于产妇的低血压和发热导致的心率变化和缺氧； 新生儿：一些反射出现微妙的短暂的变化，包括吸吮和呼吸的变化；易激惹	产妇：绝对卧床，严密监测血压和血氧，禁饮水，禁饮食，导尿，面罩吸氧，持续的电子抗生素预防发热，持续的电子胎心监护，缩宫素增加宫缩，会阴侧切产钳或催产素助娩，可能增加剖宫产的概率； 新生儿：血液或尿液培养以检测是否有感染，如果产妇在分娩时发热，新生儿要在特殊护理的保温箱中观察 48 小时（排除感染）

药物名称及给药方式	药效	副作用	可能的预防措施和提高安全的方式
分段硬膜外麻醉，包括或不包括PCEA（病人控制的硬膜外麻醉）： 甲哌卡因，普鲁卡因（奈斯卡因），布比卡因、利多卡因、罗哌卡因，混合低剂量的镇痛药（芬太尼或舒芬太尼） ● 在脊髓硬膜外注射的硬膜外麻醉中，麻醉的浓度低于椎管内硬膜外麻醉； ● 作为一种持续滴入的导管内用药，并且可能有患者自控装置（PCEA），它可以在产妇需要时给予少量额外的剂量，一般可以减少药物总量及其副作用； ● 一旦分娩开始，在产程第一阶段使用	● 躯干会失去疼痛感，会阴和腿部没有完全丧失运动和感觉； ● 疼痛缓解后的放松； ● 筋疲力竭的产妇可以得到休息； ● 可以减轻由疼痛导致的高度焦虑，并可能会降低血压和缩素(这可能会减慢分娩速度)水平，从而导致产程加快	产妇：瘙痒，恶心，4小时后随着硬膜外麻醉的延长发热的概率增加，血压下降；产程减慢，减少用力的冲动，如果药物不小心被注射到硬脑膜腔会引起头痛，增加产钳或催产素助娩的机会； 胎儿：由于产妇低血压和发热引起的胎心率变化和缺氧 新生儿：一些反射出现微妙的短暂的变化，包括吸吮和呼吸	产妇：静脉输液，使用催产素增加宫缩，麻醉拮抗剂减少副作用，苯海拉明预防过敏，绝对卧床且严密监测血压和血氧，禁饮食和禁饮水，号尿、面罩吸氧，持续的电子胎心监护，增加产钳或产器助娩和会阴侧切术的机会，控制PCEA给药时间（例如，每10分钟一次）以防止过量用药； 新生儿：血液或尿液培养素以检测是否有感染，以及如果产妇在分娩时发热，新生儿要在特殊护理的保温箱中观察48小时（排除感染）

药物名称及给药方式	药效	副作用	可能的预防措施和提高安全的机会
硬膜外和腰麻（鞘内）麻醉药品：哌替啶（杜冷丁）、吗啡、芬太尼（枸橼酸芬太尼）、舒芬太尼 ● 硬膜外麻醉：通过肌内注射或连续滴注于脊髓的硬膜外的硬膜间隙给药； ● 鞘内麻醉：作为一种注入脊髓的硬膜下腔麻醉剂给药； ● 在产程第一个阶段或在剖宫产后使用	● 视药物使用情况而定，在90分钟至24小时缓解疼痛；精神状态几乎没有影响； ● 保留腿部足够的肌肉功能，使产妇能够站起来并在他人帮助下行走，以及在床上自由活动	产妇：恶心、呕吐、尿潴留、瘙痒、脊髓性头痛（由脑脊液渗漏引起），在宫颈扩张至6～8厘米时出现"突破性"疼痛 胎儿：心率变化（与静脉麻醉相比，使用硬膜外麻醉发生的概率较低）； 新生儿：麻醉药少量吸收，但影响是未知的	产妇：静脉输液；使用催产素增加宫缩；麻醉拮抗剂减少副作用；苯海拉明预防过敏；导尿；持续的电子胎心监护，增加产钳或催产素助娩和会阴侧切术的机会
蛛网膜下腔阻滞（腰麻）：甲哌卡因、普鲁卡因、布比卡因、利多卡因； ● 通常单次注入脊髓的硬膜下腔； ● 在分娩前或分娩晚期间、计划或非计划的剖宫产的任何时间； ● 很少用于经阴道分娩	● 胸腔部以下2～3小时无感觉； ● 比硬膜外麻醉更容易、更迅速地实施； ● 与硬膜外麻醉相比，缓解疼痛的速度更快； ● 在注射后2～3小时，疼痛、其他感觉以及从胸部到脚趾的运动减少，没有任何心理影响； ● 疼痛缓解后的放松	产妇：中毒反应（较罕见）、血压下降，脊髓性头痛（由脑脊液渗漏引起），如果麻醉水平上升到足以影响胸部肌肉活动造成呼吸困难，需要人工通气辅助呼吸； 胎儿：由于产妇血压变化引起的胎心率变化； 新生儿：出现一些短暂的变化，包括吸吮、易激惹	产妇：严密监测血压和血氧、心电图监测，静脉输液、导尿、面罩吸氧，人工通气，持续的胎心监护直到剖宫产开始

药物名称及给药方式	药效	副作用	可能的预防措施和提高安全的方式
腰麻和硬膜外联合麻醉（CSE）： 镇痛药——芬太尼或舒芬太尼加上麻醉药——布比卡因或罗哌卡因 ● 在同一时间使用的两种不同的缓解疼痛的技术； ● 首先，在硬膜外间隙放置硬膜外针；然后，在产程早期用一根非常细的脊髓针穿过硬膜外针进入硬膜下腔，在硬膜下腔给予麻醉药；脊髓针被移除，一根导管通过硬膜外针进入硬膜下腔，稍后，麻醉药就可以持续滴入，只有导管被固定在产妇的背上； ● 在宫颈扩张到2厘米的时候给予镇痛药，在扩张4～6厘米时给予宫颈麻醉药	● 非常快速的缓解疼痛，在整个分娩过程中持续产生作用，产妇具有活动的能力（也许还能在产程早期行走），并且没有精神上的影响。 ● 筋疲力尽的产妇可以得到休息	产妇：镇痛药的作用：瘙痒、恶心和呕吐、尿潴留、腿部肌肉无力；麻醉药的作用：发热、腿部活动障碍、胎头下降减慢、血压下降、向下用力的冲动减少； 胎儿：麻醉药的作用：由于产妇发热和低血压引起的胎心率变化； 新生儿：麻醉药被新生儿吸收、镇痛药被新生儿吸收，但其影响是未知的	产妇：禁饮食、饮水、静脉输液，在产妇试图行走之前检查腿部肌肉力量，导尿，使用其他药物来缓解瘙痒和恶心（这些可能会使产妇昏昏欲睡或干扰疼痛的缓解），使用缩宫素加快分娩； 新生儿：血液或尿液培养以检测感染、抗生素，以及如果产妇在分娩时发热，新生儿要在特殊护理的保温箱中观察48小时

药物名称及给药方式	药效	副作用	可能的预防措施和提高安全的方式
全身麻醉			
吸入气体： 一氧化二氮、异氟烷 **注射药物：** 硫喷妥钠、氯胺酮 ●为了诱发产妇完全无意识和肌肉松弛，应由麻醉师操作； ●将药物注射到血管中，迅速导致产妇无意识并完全失去肌肉活动； ●无论采用哪种方法，麻醉医生都会提供氧气并通过机械辅助呼吸； ●在择期剖宫产术之前或者在分娩期间进行紧急剖宫产手术时使用	立即进行紧急剖宫产术，最快的缓解疼痛和丧失意识的方式	产妇：幻觉，术后兴奋，健忘，呕吐和吸入胃内容物，呼吸抑制，血压和心率下降； 胎儿：无意识，胎动减慢和胎心率加快； 新生儿：中枢神经系统和呼吸系统的抑制，肌肉张力低，Apgar评分低，需要心肺复苏	产妇：在手术前给予抗酸剂以中和胃内容物；气管插管（放置在气管内以防止吸入胃内容物）；静脉注射肌肉松弛剂；封闭眼睑以保护眼睛免受伤害；心电图；监测脉搏、血气水平和血压；辅助呼吸；电子胎心监护 新生儿：熟悉心肺复苏过程和使用辅助呼吸和反射的设备

药物名称及给药方式	药效	副作用	可能的预防措施和提高安全的方式
局部麻醉			
宫颈注射麻醉剂： 甲哌卡因、利多卡因、普鲁卡因 • 对扩张宫颈的两侧进行注射; • 在宫颈扩张至5～9厘米之后给药	• 短期缓解局部疼痛，意识或活动没有影响; • 快速实施，可以由助产士进行，不需要麻醉师	产妇：中毒反应（罕见），血压突然下降; 胎儿：严重和突然胎心率异常，压突然下降; 新生儿：肌肉张力降低，反射减弱，易激惹	严密监测血压和血氧，静脉输液，面罩吸氧，持续的电子胎心监护，如果胎儿有不良反应就可以快速进行剖宫产
阴部神经阻滞： 甲哌卡因、利多卡因、普鲁卡因 • 在阴道两侧阴部神经末梢注射给药; • 在使用产钳或催产素助产的过程中使用	• 使产道和直肠麻木、骨盆底松弛，减少产钳或催产素助娩带来的疼痛	产妇：中毒反应（罕见），血压下降，盆底肌张力减弱; 胎儿：胎心率突然下降; 新生儿：肌肉张力暂时减弱，反射减弱，易激惹	缩宫素，氧气，会阴侧切术，产钳或催产素助产
会阴神经阻滞麻醉： 甲哌卡因、利多卡因、普鲁卡因 • 在会阴和阴道出口处多点注射麻醉; • 分娩过程中，在进行会阴侧切术之前或在分娩后缝合外阴侧切口或撕裂伤口的时候给予	• 会阴部麻木; • 在进行会阴侧切或缝合时减轻疼痛	产妇：注射时疼痛，如果在第二产程注射，会阴则会因为肿胀而撕裂 胎儿和新生儿：不太可能发生危险，因为注射是在胎儿出生前或分娩后进行的	无

第 9 章

剖宫产术和剖宫产术后阴道分娩

她的宫口从 5 厘米至开全共用了不到 2 小时，宝宝的头部已经降得很低了，但是她仍在用力。她试着变换不同的姿势，但是宫缩仍旧不行。我们尝试了催产素、硬膜外麻醉等方法，产程仍未进展，我们只能继续等待，然而，除了剖宫产别无他法。宝宝的头很大，并且倾斜着，她拼了命地用力——甚至在向下用力时都能看到宝宝的头发，但是宝宝的头仍旧无法通过。她是我的女神，我们被这个分娩的场景吓坏了。但我们只是希望……

——第一次当爸爸的保罗

真希望我之前读过这章关于剖宫产的内容！

——第二次当爸爸的凯文

胎儿通过产妇腹部切口娩出，而不是通过阴道，这个过程称作剖宫产。在美国，剖宫产是最常见的手术，据统计，2016年全美剖宫产率是31.8%，相较于2009年的32.8%（历史最高）有小幅下降。

导致这么高的剖宫产率的原因是多方面、复杂的，并且存在很多争议。总的来说，人们对待剖宫产的态度正在发生转变。最新的研究发现，无指征的剖宫产会对母亲和宝宝带来远期的危害。

在美国，个人医生的剖宫产率为10%～60%，医院的剖宫产率为10%～65%。降低剖宫产率虽然充满挑战，但我们信心十足。现在，这个手术的长期和短期危害以及对母亲和宝宝的不利影响正在被大众所熟知。与此同时，我们必须正确地认识到，多年来有指征的选择性剖宫产挽救和改善了数以百万计宝宝的生命，我们将会继续下去。

你和准妈妈必须知道什么情况下的剖宫产有利于母亲和宝宝的健康，什么情况下的剖宫产弊大于利。分娩前与医护人员充分地沟通、了解分娩时可能遇到的关键问题，以及对医护人员的充分信任，都能降低剖宫产率。请一位导乐师可能是避免剖宫产的关键因素，能避免不必要或不明智的剖宫产。大量的研究报告表明：产妇在剖宫产率低的医院分娩，且有导乐师帮助的情况下，剖宫产的可能性较小，产妇和宝宝的结局较好。

导致产妇选择剖宫产的非医学因素

在没有手术指征的情况下仍有很多产妇选择剖宫产，原因如下：

1.相信无指征的剖宫产对宝宝来说是安全的，或者比经阴道分娩更安全，而且对产妇的风险更小。实际上，在无指征的情况下选择剖宫产风险更大。

● 无指征的剖宫产可能带来的风险包括手术风险（任何外科手术都有可能发生的风险），如出血、感染、膀胱或直肠损伤；恢复期的各种并发症；切口愈合问题；腹膜粘连、手术切口和其他脏器的粘连可能会引起慢性疼痛和将来的生育问题（更易发生死胎和胎盘植入）。虽然大多数产妇在剖宫产术后结局较好，但是仍应该考虑这些风险，尤其是在没有手术指征的情况下。

● 宝宝患病（与经阴道分娩的宝宝相比），例如呼吸道感染的风险增加；儿童期更容易发生免疫系统的疾病；更易发生哮喘、过敏和1型糖尿病。

2.产妇对分娩充满恐惧。每一位即将分娩的产妇都应该接受心理疏导，制订合理的分娩计划，克服对分娩的恐惧，对阴道分娩充满信心。如果产妇没有接受过这样的心理疏导和培训，或者无法战胜恐惧，是有权利选择剖宫产的。

3.害怕经阴道分娩造成失禁（尿液或粪便无意识地流出）和盆底组织损伤。其实这些问题在阴道分娩后很少见，尤其是在有分娩练习的人群中。这些并发症容易发生在难产或者阴道组织脆性增加的时候，这些情况更容易导致出血和损伤。据统计，分娩几个月后，阴道分娩和剖宫产人群尿失禁发生率并没有显著差异。产妇平时的健康情况和体型是决定是否发生产后尿失禁的关键因素。另外，剖宫产对盆底组织的损伤确实较小。

4.认为更方便提前做计划。对于繁忙的产妇和医生来说，剖宫产的好处之一是可以提前做计划——尤其是如果他们认为风险在可接受的范围内时。虽然如此，产妇还是要权衡自己和宝宝的潜在风险，因为术后还需要较长时间的恢复。

5.医院设备不足，无法开展剖宫产术后阴道试产（TOLAC）。ACOG（美国妇产科医师学会）2017年指南第184条表明：ACOG建议，剖宫产术后阴道试产应该在宝宝或产妇生命受到威胁时可以立即施行剖宫产的机构进行。基于这一点，很多医院似乎都不达标。

剖宫产的指征

你和产妇应该提前了解哪些情况下需要进行剖宫产，如果施行手术，应做好哪些准备，并调整好心态；还可以咨询导乐师、医护人员或曾经历过剖宫产的产妇。

本书第6章和第7章，介绍了分娩过程中可能出现的问题及如何识别和解决，指出出现这些问题且必要时，应行剖宫产。

以下是剖宫产最常见的原因：

1.大多数的剖宫产是非计划性的，只有进入产程，才能确定是否需要剖宫产。而有一些异常情况需要提前计划剖宫产，例如，产妇患有某些慢性疾病如心脏病、糖尿病、身体残疾；双胞胎或三胞胎；胎儿生长受限；前置胎盘；胎儿臀位；产妇对阴道分娩严重恐惧；产妇之前有过剖宫产史以及其他情况。这些问题增加了阴道分娩的风险和不可预知性。

如果产妇计划接受剖宫产，请阅读本章内容，并提前做好准备和安排，例如术前禁食等。

2.阴道分娩过程中发生突发情况，包括：

● 脐带脱垂。

● 分娩过程中大出血。

发生这些情况时，应立即施行剖宫产。

3.产程停滞，这是首次接受剖宫产的产妇最常见的原因。产程停滞可能是由以下原因导致的：

- 胎方位异常。

- 宫缩乏力。

- 头盆不称。

- 以上情况同时存在。

大量研究发现，很多剖宫产是因为产程停滞导致的。然而这种停滞并不是真的产程不进展，而是没有耐心等待产程的进展。美国妇产科医师学会曾发表了一些文章，为减少初次剖宫产率提供了循证支持。

4.胎儿出现异常，包括：

- 胎儿窘迫，许多专家认为，这是导致剖宫产的另一个主要原因。

- 胎儿臀位。

- 早产儿、过期产儿或其他情况使胎儿阴道分娩时受压过大。通过计数胎动、让产妇保持原有的胎儿下降速度、无应激试验、超声检查等，医护人员可以评估胎儿是否耐受阴道分娩。

5.产妇出现异常，包括：

- 合并严重的疾病（如心脏病、糖尿病、先兆子痫）或外伤。有时候这些情况需要对剖宫产提前安排，另外也可以进行"试产"，但需严密观察产妇情况，如果一切进展顺利，就可以经阴道分娩。如果情况恶化，则应行剖宫产。

- 患生殖器疱疹。

6.产妇之前有过剖宫产史，这是美国和加拿大高剖宫产率的主要原因。如今，有剖宫产史的产妇，约有86%仍会选择剖宫产，尽管这其中大多数人适合剖宫产术后阴道分娩。

有了合适的医生和医院，剖宫产术后阴道分娩就可以进行。另外，我们有充分的理由相信，剖宫产术后阴道分娩将会越来越多。目前，美国妇产科医师学会和其他专业组织强烈建议在保障安全的情况下实施剖宫产术后阴道分娩。

一旦决定施行剖宫产，就要集中精力关注产妇的情况，手术中轻柔地对待宝宝。

剖宫产注意事项

一旦决定施行剖宫产，导乐师、医生、护士、助产士、麻醉师以及你和产妇，会组成高效的团队。

你会为产妇和宝宝担心，而当产妇经历了漫长而痛苦的产程之后决定进行剖宫产时，你会稍稍放心一些，因为宝宝很快就可以出生了。医护人员的团队精神和专业能力会给你留下深刻的印象。他们表面看起来很轻松的态度让你惊讶，他们可能会互相交谈甚至开玩笑，很少注意你和产妇，就好像你们不存在一样。你可能对手术室里面的声音、气味和环境感到不知所措。你也可能对现在所承担的角色感到困惑。你会问自己，这是产妇的意愿吗？我是否应该离开产房，让医护人员按照他们的流程进行？就在几分钟前，当产妇经受宫缩痛时你的角色至关重要，但是现在你可能感到自己不那么重要了。请放心：你仍然是最重要的，只不过你帮助产妇的方式不同了。下面描述的是关于手术的一些事项，以及你该如何帮助接受剖宫产的产妇。

术前准备

剖宫产术前准备包括以下内容：
- 产妇和家属签署知情同意书。
- 护士会在产妇的手臂上扎留置针，并且多次测量血压。
- 一般由麻醉师负责麻醉，极少情况下是由产科医生来完成（参阅第8章）。麻醉方式的选择取决于产妇的情况、麻醉师的专业能力以及麻醉设施。少数情况下，如果必须立即施行手术，全麻是最好的选择。但是如果时间允许，局麻更安全。

● 产妇会通过面罩吸氧或鼻导管吸氧。

● 脉搏血氧仪被夹在产妇的手指或脚趾上，用来监测产妇血液中的氧气含量。

● 心电监护仪的导线被连在产妇的胸部，用来记录手术时产妇的生命体征和心脏功能。

● 产妇的身体被无菌手术单遮盖，只露出腹部的手术区域。手术单的头侧会被一个架子架起来，在头部和腹部之间形成一个屏障。即使产妇意识清醒，也无法看到手术操作。

● 现在有些医院也欢迎手术时产妇的陪伴者（导乐师或者其他人）待在手术室。你可以坐在产妇头侧的凳子上，和麻醉师坐在一起。

● 如果你想要拍摄手术过程，请和产妇、医护人员讨论一下。医护人员很可能会拒绝，但是你可以拍摄宝宝第一次接触母亲或者其他值得纪念的时刻。

● 产妇的腹部术前会接受消毒和备皮（图9.1）。

● 给产妇留置导尿管。

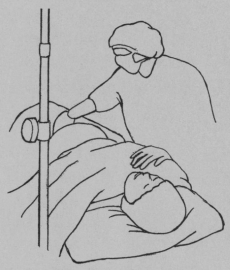

图9.1　术前产妇的腹部会接受消毒和备皮

开始手术

手术的步骤如下：

- 一旦麻醉生效，医生就会用手术刀在产妇的腹部做一个切口。

- 腹部皮肤切口位置的选择通常是水平靠下（也称"比基尼切口"），意思是切口很低，即使以后穿比基尼也看不见。极少数情况下，会选择腹部正中垂直切口（也称"经典切口"）。

- 一般不切断腹部肌肉。在腹中线上有一条结缔组织线（称作"白线"），随着子宫的增大，怀孕后期这条线会自行、无痛地裂开。手术时，医生会沿着这条线进一步分离肌肉而不切断，通过分离肌肉来一步步到达子宫。

- 子宫切口通常选择在子宫下段呈横行或水平状，如果是紧急情况如双胎、早产儿或其他异常情况，那么应选择高一点的切口让胎儿尽快出来。

- 羊水通过负压吸引管抽吸到体外。

- 为了防止出血过多，切开的血管需要高温电凝使血管末端关闭，这个操作产妇是感觉不到的。

- 如果在手术过程中产妇感到疼痛（由于压迫或者牵拉所致），请告诉医生，医生会停止手术，并且让麻醉师再添加适量的麻醉药。这种情况并不常见，一般是由于麻醉药虽然起效，但未作用到手术需要的范围。

宝宝出生了！

宝宝一般在手术开始后 15 分钟内出来。他是怎么出来的呢？

- 助手将宝宝自宫底处向下推压，主刀医生将一只手伸进子宫里抓住宝宝的头部或屁股，或者将胎头吸引器吸附在宝宝的头上（负压吸引装置需要的切口更小）取出宝宝。产妇会感到被按压和牵引，但是不应该感到疼痛，此时需要放松和深呼吸。产妇如果感到疼痛请告诉医生或麻醉师。

●医生或护士清理宝宝的呼吸道并剪断脐带，然后，把宝宝放在婴儿护理台上进行评估和一些治疗。此时，宝宝会哇哇大哭。你可能希望看宝宝一眼，尤其是当导乐师在场时。

●医生给产妇取下吸氧装置。

在某些医院，医护人员会延迟夹紧或剪断脐带，让一部分胎盘血液反流到宝宝体内。

有的医院会让宝宝尽快与妈妈进行肌肤接触（图9.2），一般在剖宫产后或者是在婴儿护理台上短暂观察后立即开始接触。他们主张将宝宝裸身放在妈妈的胸部，然后用毯子轻轻盖住。

产妇可能会发抖和感到虚弱，所以应协助她把宝宝放在胸前，然后你们可以给宝宝唱歌或跟他说话。鼓励产妇产后及早亲子接触有利于使宝宝保持温暖、促进宝宝自主寻乳及产妇催产素与催乳素的分泌。

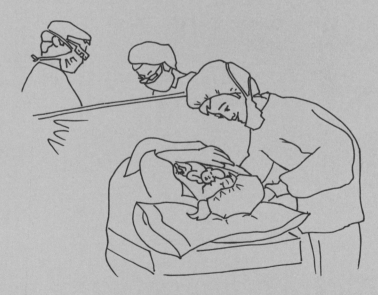

图9.2　让产妇和新生儿及早接触

取出胎盘

宝宝出生以后，医生将手伸进产妇子宫内，从子宫壁上剥离胎盘并取出。

有的医生在关腹之前，会把子宫取出来仔细检查一遍。此时，产妇可能会觉得不舒服，或者感到恶心、呕吐。把产妇的头转向一边，然后你、导乐师或者麻醉师拿着盆接在产妇的嘴巴下面。拿出子宫究竟能带来多大的益处值得怀疑，因为这样会给产妇带来很大的不适（即便是在麻醉情况下），许多医生已经不这么做了。有的人认为这是促进子宫收缩的非常有效的办法，你可以提前和医生商量，说产妇不愿意这么做。

开始缝合

缝合需要 30 ~ 45 分钟，涉及以下步骤：

● 子宫和其他内层组织需要用可吸收缝线缝合。你可以提前问一下医生子宫切口是单层缝合还是双层缝合。但是，研究表明单层缝合不牢固，将来再次怀孕或分娩会导致瘢痕容易裂开，所以你可以要求双层缝合。

● 腹部切口的皮肤用缝线缝合或者用吻合器间断固定。

● 用绷带包扎手术切口。

● 产妇可能出现肩膀疼痛，这是一种"牵涉痛"——疼痛与原发病灶有一定的距离，肩膀疼痛通常是由于气体进入腹部或盆腔所致。麻醉师可以通过操作手术台来使产妇头部抬高，这样会使腹部气体移动。其他方法如搓揉肩膀则作用不大。实际上，这种情况并不是坏事，且不久就会消失，不要让产妇因此而焦虑。

● 产妇可能会出现头晕、浑身发抖或者恶心，这些都是术后的正常反应，医护人员可以通过静脉注射镇静催眠药来使产妇放松。如果产妇术后想保持清醒，和宝宝一起感受这一切，是否用药应和医生商量。恶心和发抖通常会在术后半小时内缓解，如果未缓解，产妇可以随时改变主意，要求使用药物，这些药物一般在 2 分钟之内起效。

有一种药物叫咪达唑仑，产妇应该慎用，它既是一种镇静剂，同时也会造成失忆。它会使产妇丧失对分娩和相关事情的记忆。昂丹司琼是一种有效的止吐药，它不会使人嗜睡和丧失记忆。应该给产妇使用不会引起嗜睡的药物。

- 对产妇进行清洁，然后带到观察室。

产后留观阶段

产妇分娩完后需要留观一段时间：

- 产妇会在观察室待几个小时，周围有护士看护，直到各方面情况好转、麻醉药的麻醉作用消失。
- 护士会多次测量产妇的脉搏、体温、血压、子宫收缩情况和麻醉状态。
- 宝宝可能会和父母待在一起，或者被送到新生儿科接受观察或治疗，这取决于宝宝的情况和医院的规定；你可以和宝宝一起去，如果你离开了，最好产妇身边要留人，如朋友、亲戚、导乐师等。
- 产妇术后可以被给予镇痛药物。
- 如果产妇术后没有用药，就可以给宝宝哺乳了。
- 有的产妇为了能尽早给宝宝哺乳，宁愿忍受术后的不适而拒绝用药。
- 如果产妇无法给宝宝喂奶或抱宝宝，那就由你来抱起宝宝，对他说话或唱歌。
- 护士会经常检查宝宝的呼吸、皮肤颜色、体温和心率。
- 产妇一旦麻醉药药效消失、情况稳定，就可以被送去产后病房，待在那儿直至出院。了解有关产后最初几天应该做的内容，请参阅第10 章。

产妇的角色定位

对于计划经阴道分娩的产妇来说，剖宫产是出乎意料的、令人失望的，即使产妇知道剖宫产是最佳选择。有些产妇很快就接受了这个事实，有些则没有。产妇往往需要一段时间来调整情绪，尤其是当她有非常强烈的经阴道分娩意愿时。这个时候，产妇是多么需要来自亲人、导乐师、医护人员的耐心和理解，然而并非尽如人意。产妇如果掌握了决定分娩方式的主动权、明白为什么必须选择剖宫产，或许就不会感到沮丧、愤怒了。

无论是在分娩时还是产后，你对产妇的担忧和感受的反应，会对她能否很好地调整状态产生很大的影响。下面是一些建议：

● 你对所发生的事情的看法对产妇来说非常重要。手术期间尽量和产妇待在一起，握住她的手，和她说说话。她可能想让你帮忙拍照，尤其是宝宝出生的时候，在拍照之前，请询问一下医护人员。术中拍摄的这些照片都是弥足珍贵的。

然而，很多医院不允许在术中拍照，那就把宝宝出生后早期的照片和第一次喂奶的照片珍藏下来吧。

● 产妇会因为术中的牵拉或压迫感觉疼痛，可以要求再给予一些麻醉药。你应该帮助她放松和深呼吸来缓解焦虑和不适。

● 宝宝出生后，你可以靠近他，好好看看他，轻轻地抚摸他，对着他说话或唱歌。如果你是宝宝的爸爸，当他听到你的声音时会有反应的。

对于宝宝来说，突然从温暖、熟悉的子宫离开，到了一个明亮、寒冷、吵闹的地方，听到的都是陌生人的声音，此时，你走近他并且说道："嗨，宝贝！很高兴见到你。一切都好，我来照顾你。"或者，你可以唱一首歌，也许是你在产妇怀孕期间经常大声唱的歌。你抚摸宝宝的手臂并把手指放在他的掌心。宝宝会凝视着你的眼睛，紧抓住你的手指。你会很珍惜这个时刻。尽早把宝宝带到产妇的身边，这样她就可以看到、触摸和亲吻宝宝了。

我们曾经遇到这样的一家人，为了迎接剖宫产出生的宝宝，他们的欢迎方式很美妙：在妻子怀孕早期得知将有一个男孩时，他们便每天给宝宝唱歌："太阳来了！"宝宝出生后，看到自己的儿子，这位爸爸又激动得大喊："我有儿子了！"刚刚接受手术的妻子虽然很虚弱，但也被这激动人心的氛围感染。就在当下，宝宝停止了哭泣，看着他的父亲，手术室里的每个人都很感动，导乐师也感动得哭了。这是一个多么幸运的孩子啊！

● 在观察室帮助产妇哺乳。她可能需要你帮忙把宝宝放在她的怀里。

如果宝宝必须去新生儿科接受特殊治疗，你需要一同前往，然后将情况及时告诉产妇。

● 产妇术后身体各系统恢复到孕前状态需要几周或几个月的时间。起初，产妇会明显感到疼痛、疲劳和虚弱，需要镇痛药来维持几天。你要鼓励产妇多休息并专心喂养宝宝，家务活让别人去做。许多新手父母需要寻求朋友和家人的帮助，例如做饭、跑腿和做家务等。

产妇的情绪恢复要比身体恢复花费更长的时间。要保持耐心。给她一些时间，倾听她的心声。每个人对剖宫产的体验不同。对某些产妇来说，剖宫产是一种积极的体验；而对另一些产妇则相反。如果产妇感到失望，你要明白这都是正常的。通常情况下，产妇的亲人要用"最重要的是宝宝很健康"来转移她的注意力，同时，要对产妇充满耐心和关心，这也有助于产妇的恢复。

- 如果分娩经历对产妇造成非常负面的影响或创伤，则需要进行专业的咨询和治疗。你可以给医护人员或导乐师打电话咨询。

- 当产妇产后出现各种问题时，请参阅第7章关于分娩陪伴者应该承担什么角色的建议。

经历剖宫产的产妇，尽管对分娩体验和产后恢复太慢感到失望，但是通常情况下不太可能将这种情绪发泄在宝宝身上。毕竟，剖宫产也是一种分娩，所有的情绪都是因为分娩而起。分娩方式并不会影响新妈妈对宝宝付出爱和母乳喂养，以及享受照顾宝宝的幸福。

剖宫产后阴道试产（TOLAC）或经阴道分娩（VBAC）

之前有剖宫产史的产妇，再次分娩尝试阴道分娩，称为剖宫产后阴道试产（TOLAC）。成功者称为剖宫产术后经阴道分娩（VBAC）。

在过去，如果一个产妇既往有一次或多次剖宫产史，那么后续的分娩也必须选择剖宫产。这也是有道理的，因为当时的外科手术具有很大的创伤，会在子宫上留下一个非常大的瘢痕，将来再次怀孕很有可能造成瘢痕裂开。然而，多年来，剖宫产手术方式得到了很大改进。现在，美国妇产科医师学会（ACOG）指出，对于之前有过剖宫产的女性来说，第二次怀孕经阴道分娩不仅是可行的，而且更安全。因为对于正常人来说，多次剖宫产的风险要大于经阴道分娩。ACOG2017年的指南支持TOLAC、VBAC。它为产科医生提供了安全指南，详细介绍了TOLAC、VBAC的方法。

有过剖宫产的产妇是否适合TOLAC，应提前进行评估。参考标准包括以下几个方面：

- 产妇分娩时的身体状况。
- 第一次剖宫产的原因。
- 这些原因是否还存在（例如：某些慢性病或骨盆、子宫、脊柱等解剖方面的异常）。
- 剖宫产后产妇的恢复情况。
- 有医院和医护人员的支持，并且有能力随时施行剖宫产。
- 医院距离产妇家的距离合适。

如果没有达到上述标准，ACOG还是建议再次行剖宫产。如果这些条件都满足了，那么VBAC成功的概率就很高。尽管有一些保障措施，但不可能保证每个符合这些标准的人都能行VBAC。需要医护人员和产妇以及家属全面讨论、权衡利弊之后，再决定是否应该行VBAC。

VBAC有许多好处，包括：

- 避免了腹部手术带来的短期和长期的并发症。
- 经阴道分娩比剖宫产更容易施行，且恢复更快，新妈妈能有更多精力投入到照顾新生儿中来。
- 如果剖宫产对产妇造成很大的精神创伤，那么VBAC能够促进其情绪恢复。

在美国，接受TOLAC的产妇中（约占所有产妇的12%），最终有60%～80%的产妇能够行VBAC。尽管VBAC更安全和能带来长远好处，但是美国的产妇很少有机会或选择TOLAC。然而在许多欧洲国家，尝试（TOLAC）的比例更高，施行VBAC概率为29%～55%。

与其他工业化国家相比，美国VBAC概率低的原因是多方面的，但事实上，这一概率很可能会增加，部分原因是ACOG多年来发表的指南都表明了对VBAC和TOLAC的支持态度。

在权威指南的支持下，更多医生认为VBAC是安全的。换句话说，如果产妇想要行VBAC，她可能会找到支持VBAC的医护人员，至少在大多数城市地区是这样。随着现代外科技术的发展，已经有越来越多的医护人员支持VBAC，选择这类分娩方式的产妇人数也大幅增加。

提高经阴道分娩率

尽管越来越多的专业平台支持VBAC，但每个医院情况不同，再次选择剖宫产和VBAC的比例也不同。一个不支持VBAC的医生会有很高的重复剖宫产率，并可能告诉产妇不要抱太大希望，或者强调潜在的并发症。这种态度会打击产妇的自信心。

建议孕妇了解哪些医院的剖宫产率相对较低，并提前咨询专业人士的建议。

产妇也可以加入一些论坛，给予其他人精神支持的同时提一些问题，并且找到最支持你接受VBAC的人。例如：你支持VBAC吗？有过剖宫产史的产妇有多大比例打算接受VBAC？成功率是多少？VBAC试图代替再次剖宫产的原因是什么？有什么方法可以提高VBAC的概率？你的亲友是否支持你对VBAC的看法？

得到周围人的尊重和支持对产妇至关重要。作为分娩陪伴者，你、其他家人和朋友、医护人员都应该对产妇有信心。导乐师可以提供情感上的支持和具体的建议。有经验的导乐师对VBAC的支持将会增加你们的信心。

你们有必要参加一些分娩课程，特别是专门针对于VBAC的课程，了解如何应对VBAC中出现的挑战，增加对VBAC的信心。另外，也可以从书籍、网络资源中获取相关信息。

最后要强调的是，如果产妇在之前的分娩中遭遇过身体或精神上的创伤，建议寻求心理医生、经验丰富的导乐师的帮助，他们可以提出解决办法，防止不良情绪破坏产妇的自信心。

关于VBAC的担忧

虽然大部分的VBAC分娩过程都是顺利的，但由于之前剖宫产在子宫上留下了瘢痕，所以也会有一些风险。VBAC最大的风险就是瘢痕裂开（子宫破裂）。子宫破裂的风险约为0.5%，即200个VBAC患者中有1个，在有不止一次剖宫产史的产妇中，这一风险更高。然而，通过严密监测胎心和产妇的变化，通常可以及时发现瘢痕裂开，进而转行剖宫产。虽然出现疼痛会使产妇感到紧张，但是因为得到积极处理，大多数结局还是好的。非常罕见的情况下，瘢痕裂开会导致胎儿出现危险（甚至死亡）或产妇大出血。提前对产妇进行仔细筛查，可以帮助医护人员识别出更容易出现并发症的产妇。子宫瘢痕有时会在分娩过程中变得很薄但没有裂开，这种情况待子宫恢复到未孕状态时会自行愈合。

围绕VBAC的情感问题

有过剖宫产经历的产妇再次分娩，自信心会减少很多，也做好了可能会再次接受剖宫产的准备。产妇要正视自己情绪的变化，提前做准备，尽可能增大VBAC成功的概率。你可以通过下面的方法帮助产妇做好VBAC前的准备：

● 回顾前一次剖宫产产妇经历的情绪变化：有必要担心吗？感觉痛苦吗？产妇得到了很好的照顾吗？有没有担心过肚子里的宝宝？

● 找出产妇对于这次分娩的任何恐惧的情绪：对疼痛或疲惫的恐惧，或对宝宝及自身可能出现问题的担忧（例如：瘢痕可能会裂开，可能会再次接受剖宫产，或者缺少来自医护人员和你的支持）。

● 帮助产妇回忆第一次分娩时对医护人员和医院的感受：还想去那里吗？这是造成问题的一部分吗？可以碰上信任的医护人员吗？

● 判断产妇对VBAC的愿望有多强烈：是否愿意通过自主学习来使产程更顺利？是否愿意谨慎地使用药物和其他干预措施？能得到周围亲戚和朋友支持吗？

有一些产妇，曾经历过漫长而疲惫的经阴道分娩，再次分娩时尝试VBAC的想法会让她感觉恐惧。她可能会说："我再也受不了了"或者"我宁愿选择剖宫产"，尽管她也会担心术后是否能尽快恢复。出现这种情况时，你就要建议产妇仔细想想是否还愿意经历之前剖宫产的痛苦经历，很多产妇回想过去，就会发现除非必需，此次分娩她还是更愿意尝试VBAC。产妇还可以向医护人员了解可能会导致VBAC失败的情况，并提前做好准备。

当产妇了解到这次分娩不会发生像第一次那样的情况，她就可以放松心情，积极为分娩做准备。如果产程中出现了产妇和医护人员意料之外的情况，就可以转为剖宫产。

所以，让产妇为即将到来的分娩提前做规划，并以积极的心态面对，即使是需要再次接受剖宫产，最起码是在预料之中，而不会感到特别无助，也避免精神上的创伤。下面就是一个很典型的例子：

曾经有一位产妇，非常想自然分娩，并且做好了充分的准备——合理的饮食，每周坚持按摩，参加孕期健身班，上分娩课程，和伴侣一起练习怎样才能放松，列出分娩计划，聘请导乐师——尽一切所能地准备着。然而，当分娩发动、宫口开大7厘米时出现了产程停滞，医护人员尽一切努力也不见任何好转。当时这位产妇已经精疲力尽、失去信心，即使医生给予了硬膜外麻醉和催产素，也没有加速产程进展。最终，在历经了几个小时的努力以后，她转而接受了剖宫产。后来，她感到非常后悔，认为自己不够坚强，认为自己是一个失败者。她觉得之前没有人说过会发生这种事，她感到"被欺骗了"，并在孩子出生后患上了抑郁症。

3年后，这位产妇再次怀孕，最初我以为她会直接选择剖宫产，以避免重复前一次的经历。

但是，她遇到了一位睿智的专家，他知道自然分娩有多重要，于是让她考虑一下，为这次分娩设定一个界限。如果超过了这些限制就施行剖宫产，如果没有，就进行剖宫产术后阴道试产。

结果是，这次分娩仍然出现了产程停滞，但是产妇的表现大不相同，她掌握了主动权，决定如果超过了设定的限制，就再接受一次剖宫产。虽然最后仍施行了剖宫产，但是产妇并未感到精神上受到创伤。经医生检查，原因是她在童年时期遭遇过异常严重的交通事故，改变了骨盆的活动性，影响了后来的分娩。

作为分娩陪伴者，当目睹了产妇第一次分娩的痛苦之后，面对她再次分娩选择VBAC，你的感觉是复杂的。那么，就请阅读这一章内容吧，同时寻求医护人员的帮助，参加VBAC支持小组或课程，和助产士说明你的担忧，这将有助于你做好VBAC的充分准备并支持产妇。

VBAC的特殊挑战

除了大多数产妇都会出现的情绪问题（参阅第3章），接受VBAC的产妇可能不仅要面临失望，还要面临其他的挑战比如创伤后压力。

如果在产妇分娩过程中，你感到焦虑或者想起之前的一些不愉快的事情，最好和别人谈谈，不要把你的焦虑传递给产妇。如果有导乐师，你可以和她谈谈；如果没有，可以和护士说一说，要注意避开产妇。

如今我们所处的时代，剖宫产率仍然很高，这并不是因为剖宫产比自然分娩更安全，除非在某些特殊情况下。如果你和产妇想提高剖宫产术后阴道分娩的概率，请寻找有这方面丰富经验的医院，并提前做好准备。

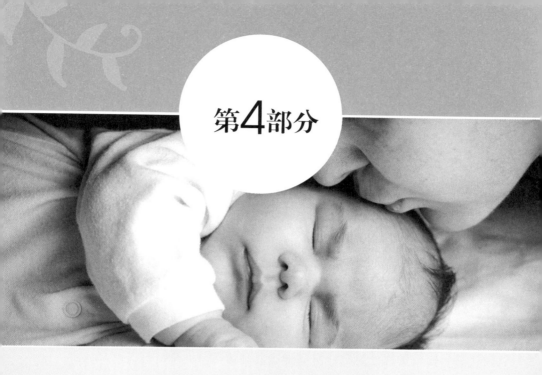

第4部分

宝宝出生后

宝宝和胎盘娩出后，分娩节奏就会慢下来。医护人员忙着进行剩余的医疗操作和清洁工作，而你们和宝宝之间，已经开始彼此熟悉了。导乐师会为你们拍照、帮助新妈妈哺乳、准备食物，让整个家庭适应小宝宝的到来。

婴儿发出的咯咯声、做的鬼脸及动作都会使你们感到惊叹。有些宝宝很安宁且机敏，会被你的脸和声音所吸引。另有一些宝宝在适应新环境时，会哭闹。照顾宝宝的日子就像你们在度蜜月一样：从繁琐的日常生活中撤离出来，专注和迷恋着彼此，对彼此产生强烈的爱恋，不想睡去，有深深的满足感。

第 **10** 章

产后前几天

妻子正在分娩，一想到马上就能看到我的孩子了，我的心情抑制不住地兴奋和激动。在这之前，我做了许多关于孩子提前出生以及将为人父母的准备，然而生命的诞生如此之迅速仍然令人惊讶。后来我才意识到，我仿佛希望有人按下暂停键，让我们放松下来，互相检查一下是否准备好了，睡个好觉，然后开始投入养育孩子的这项事业中。显然情况并非如此。

——第一次做爸爸的马特

宝宝出生后最初的日子，无论是在生理上、医学上，还是在情感上，新手父母和婴儿都将面临很多变化。本章内容介绍了你该有哪些期待、宝宝的照料者需要做什么、如何做出一些重要的选择，以及你将担任怎样的角色。当然，你的首要任务是和家人待在一起，给予他们尽可能多的情感支持和实际的帮助。

宝宝出生后的前几个小时

宝宝出生后不久，就需要接受健康状况评估。医护人员会通过Apgar评分来评估宝宝的体温、脉搏和呼吸、反射及皮肤颜色。如果评分良好，医护人员就会擦干宝宝身体并用小毯子抱起来放进妈妈的怀抱。妈妈和宝宝都盖着温暖的毯子，这种母婴之间皮肤的接触是婴儿保持适宜体温的最好方式——远胜于把宝宝包裹或放置在暖光灯下。这也为新生命在子宫外开始生活提供了最佳环境。母亲的气味、声音、体温、触碰和心跳会帮助宝宝逐渐适应外界的生活。同样的，宝宝也给予了父母重要的礼物——他会凝视着父母的眼睛，不愿意移开，他已经爱上爸爸妈妈了！宝宝蠕动的四肢对妈妈的腹部起到按摩的作用，能刺激子宫收缩，这是促进产妇产后恢复的第一步。

宝宝用小鼻子磨蹭妈妈的乳头、用嘴巴吸吮乳汁，都有利于新妈妈子宫收缩。作为父母，你会把全部的注意力放在宝宝身上——除非医护人员来做一些必要的检查，以确保产妇和婴儿的健康。

产妇会阴护理

阴道分娩后，医护人员会仔细检查产妇阴道和会阴，看是否需要缝合。会阴切开或较大的撕裂伤需要缝合。会阴处需要缝合的产妇，如果之前未接受过麻醉，医护人员将在局部注射麻醉药。缝线会随着切口愈合而逐渐吸收，所以一般不必拆线。用冰袋冷敷会减轻局部疼痛。

剖宫产术后护理

接受剖宫产的产妇（参阅第9章），术后要在恢复室或者产房呆上几个小时等待麻醉药的药效消退。麻醉药种类不同，产妇的反应也会不同。期间会有医护人员看护。

你可以跟产妇待在一起，除非宝宝有问题需要去婴儿室接受治疗，否则宝宝也会和你们待在一起。

产妇和宝宝的生命体征

护理人员会经常测量产妇的生命体征（体温、脉搏、呼吸和血压）并且进行其他的常规评估。如果产妇和宝宝在怀孕或分娩期间曾经出现过问题，医护人员将会更加密切地观察。他们也会检查产妇的恶露情况。

产妇的子宫

医护人员会频繁地检查产妇的子宫以确保其收缩良好。如果子宫摸上去松软，则容易发生产后出血。通常情况下，子宫自身就会很好地收缩，如若不能，下面有三种方法可以促进子宫收缩：

1.刺激乳头　当宝宝吸吮乳房时会促进催产素的释放，使子宫收缩。如果宝宝还没有准备好吸吮乳头，你或产妇可以按摩乳头以产生相同的作用。

2.按摩宫底　医护人员可以做，产妇和家属也可以学着做。做法是用力按揉产妇的小腹，直到感到子宫变得很紧，就像一个葡萄柚的大小和硬度。按摩宫底会让产妇感觉痛苦，很多产妇会选择自己做，这样虽然力度较轻，也能有一定的效果。

3.静脉点滴或静脉推注催产素或其他子宫兴奋剂　这是收缩子宫最可靠的方法，通常在产后常规使用，如果有必要，以后也可重复使用。此方法也可以与前面描述的方法一起应用，虽然在大多数情况下并不需要这么做。

脐带血的清理与储存

脐带血中含有干细胞，和骨髓造血干细胞一样具有医用价值，可以用于治疗各种疾病，例如各种癌症和其他严重疾病如血液病、免疫系统疾病和各种代谢性疾病。有的父母会把孩子的脐带血捐赠给公共血库，在那里脐带血被储存起来用于医学研究和治疗。得益于这些父母们的慷慨，脐带血已经挽救了很多人的生命。如果你对此感兴趣，请咨询医护人员或网络查找相关资源以获取更多关于脐带血捐献的信息。如果顺利的话，怀孕34周就应该开始着手安排了。

你也可以选择将宝宝的脐带血进行私人储存以供宝宝或其他家庭成员使用。目前关于储存或捐赠脐带血仍存在许多问题，比如成本、实际需要使用干细胞的可能性、私营企业的可靠性和伦理标准，以及血库中干细胞的公共可用性等。

另一个问题是剪断脐带和提取脐带血的时机：通常，胎儿娩出后需立即剪断脐带以提取脐带血，然而现在有的研究发现延迟剪断脐带对宝宝有益，因此延迟剪断脐带后提取脐带血的办法就问世了。

胎盘存放

现在，越来越多的家庭选择在产妇产后把胎盘存放起来，这已经成为一种趋势。胎盘的处理方法很多，最常见的是蒸熟、脱水，然后研成粉末，并将粉末装入胶囊中服用。很多人认为胎盘富含铁和激素，服用上述方法处理得到的胎盘胶囊对健康有益，如可以减少产后抑郁症的发生、为母体补充额外的营养、促进泌乳等。实际上，这种做法目前并没有足够的科学依据，尽管已经尝试过的父母认为好处很大。目前有研究人员正在研究干燥的胎盘粉末的成分，以及进行多次严密的科学试验，来比较产后食用胎盘和食用安慰剂是否有显著差异，评估食用胎盘的益处和风险。

如果你对此感兴趣的话，可以在网上搜索或者请一个专门处理胎盘的人来帮你。你需要提前了解处理胎盘的人在这方面的经验及是否专业，是否签署安全协议，胎盘将在哪里制作（在你家或他们公司），所用的制备方法及其设备的清洁程度。

在某些情况下，处理胎盘是不安全的：如果胎盘娩出后没有冷藏，或者冷藏时间超过4天，就不应该使用了；如果产妇被诊断患有绒毛膜羊膜炎（胎膜感染）或胎盘需要接受病理检测，那么这个胎盘就被认为是不安全的，就不能用了；另外，如果产妇有血源性传染病如病毒性肝炎或HIV感染，医院一般不会将胎盘留给产妇；其他禁忌证包括β-溶血性链球菌感染或胎粪污染羊水。需要再次强调的是，目前还没有科学依据支持服用胎盘有功效的说法，在本书的写作过程中，有关这方面的研究正在进行。

新生儿护理的一般程序

宝宝在出生后的最初几分钟或几小时内，会接受很多检查，其中一部分是常规检查，一部分是有选择性的，还有一部分是法律要求必须检测或预防某些疾病的检查。由于产妇产后已经精疲力尽或者仍旧需要接受一些检查，所以需要你密切关注宝宝的情况，与医护人员进行沟通。

清理宝宝的呼吸道

宝宝的呼吸道内可能有黏液、羊水，羊水中会掺杂胎粪或血液。医护人员观察宝宝，如果他无法呼吸或者呼吸不畅时要及时清理他的呼吸道，可将吸耳球的头反复多次插入新生儿的鼻孔和嘴巴吸出分泌物。如果羊水中的胎粪过多，需要用一根长的鼻导管穿过鼻孔并沿着婴儿的气管向深处吸引。

目的：当宝宝不能咳嗽、打喷嚏，或无法自主呼吸的时候，就需要医务人员将呼吸道中的分泌物抽吸出来。

近年来医学界普遍认为，如果胎儿在子宫内已经排便导致羊水污染，建议出生后立即将其呼吸道分泌物抽吸出来。为了防止胎粪污染的羊水被宝宝吸入气管，医务人员会尽量在新生儿第一次呼吸之前把分泌物吸出来，随后尽快重复抽吸。目前有一项大规模的研究，是将头部娩出时就接受早期吸痰的新生儿与没有吸痰的新生儿进行对比，发现两者并没有显著的差异。吸入胎粪的新生儿数量也没有差异。这一发现对医护人员来说是好事情，因为有时候新生儿娩出得太快，根本无法在第一次呼吸之前完成这项操作。

缺点：宝宝会经历短暂的不适，他会感到恶心且挣扎。当导管的头端蹭到宝宝的鼻子和喉咙时，可能损伤局部黏膜。通常来说，这种操作不是必需的，因为健康的宝宝完全有能力通过咳嗽或打喷嚏把分泌物排出去。美国儿科学会建议，呼吸道抽吸分泌物仅适用于那些有明显呼吸障碍的宝宝或者需要正压通气（机械辅助呼吸）的宝宝。

父母的选择：父母可以拒绝医护人员抽吸宝宝的嘴、鼻子和喉咙，除非宝宝不能自己清除呼吸道分泌物。如果必须抽吸，医护人员还可以使用注射器轻轻抽吸。

剪断脐带

宝宝出生后，就要夹闭其脐带的两端并从中间剪断。你可能想亲自剪断脐带。这时候护士会给你一把剪刀并告诉你确切的剪断位置。

剪断脐带早晚的利与弊：一直以来，产科习惯上都是在宝宝娩出后立即剪断脐带，这样做一是为了帮助产程尽快结束，二是要尽早对宝宝进行新生儿评分和一些出生后的流程（在上述内容中都有描述）。一般认为，早期剪断脐带可预防新生儿黄疸，但是现在这个说法受到质疑。研究发现，脐带剪断时间早还是晚对黄疸的发生率并没有显著影响。

研究同时还发现，延迟剪断脐带在很多方面对宝宝是有益的：

1.随着血液经过脐带流向新生儿体内，胎盘的体积会变小，从而加速胎盘的娩出。

2.新生儿可以持续地从脐带的血液中接收氧气，直到脐带停止搏动，这是非常有益的，特别是对于那些呼吸延迟的新生儿。

3.促进新生儿肺部的血液循环，利于自主呼吸的建立。

4.婴儿体内铁的储存量增加了45%，而且至少在生后6个月内贫血的发生率显著降低。

5.降低了早产儿输血率。

上面提到的这些好处，都是因为脐带可以把胎盘中约150毫升（大概是新生儿总血容量的1/3）的血液输送到宝宝体内。直到脐带被剪断或脐带内动脉不再跳动，这种血液输送才会停止。所以，要想增加新生儿体内的血容量，最好的方法是把宝宝放在产妇的肚子上，直到脐动脉停止跳动。

但是也有例外，如果宝宝情况很严重需要立即采取措施（例如早产、吸入大量胎粪或Apgar评分较低），必须立即剪断脐带，及时治疗宝宝。

注意：现在医学界的专家们已经认识到，让新生儿接受充足的血氧供应的重要性，如今在美国北部一些地区的医院，尽早剪断脐带的做法正在慢慢改变。有一些（欧洲）医院开始安装床旁复苏设备，允许新生儿留在产妇身旁并保持脐带完好无损。通过这种做法，新生儿仍然可以通过脐带获得含氧充足的血液，复苏也可以同时进行（有趣的是，许多家庭助产士通常在脐带没有剪断的前提下，对宝宝进行复苏，通过便携式呼吸设备帮助宝宝呼吸。虽然没有医院床旁复苏设备那么复杂，但他们没有切断宝宝唯一的氧气来源——胎盘，从而挽救了许多宝宝的生命）。

眼部用药

眼部用药指的是医护人员会在宝宝出生后1小时内在其眼部应用抗生素（通常是红霉素软膏）。

目的：抗生素可以预防由细菌引起的严重眼部感染甚至是失明，常见的是淋球菌和衣原体感染——性传播疾病的两种常见病原体。这些病原体存在于产妇的阴道内，通过阴道分娩感染宝宝。

如果产妇的衣原体和淋球菌检测显示阳性，或者夫妻双方有一方已经患病（可以通过性接触传播），所生宝宝就符合眼部用药的指征。考虑到实验室检测并不是完全可靠，并且夫妻之间的性接触可能发生在实验室检测之后，所以，在美国所有的州出生的新生儿都会给予眼科用药。

缺点：药膏会造成宝宝视力模糊，直到眼睛的温度将药膏融化。

父母的选择：衣原体和淋球菌感染会对新生儿造成不良影响，甚至严重后果。即使产妇怀孕早期接受过相关检查未发现感染，有时在分娩时也会表现出感染的迹象，因为其症状常不明显，甚至不需要治疗，容易被忽视。所以，如果你拒绝给新生儿进行眼部用药，医护人员会不建议这么做。如果你和伴侣检测结果均为阴性，且两人都洁身自好，那么感染这类病原体的可能性很低。

如果想让宝宝出生后先好好看看爸爸妈妈的脸，可以让护士或助产士推迟眼睛用药时间，待宝宝出生后1～2小时再把药膏挤到宝宝的眼睛里。

给予维生素K预防新生儿出血症

维生素K是人体所需的重要维生素，当维生素K缺乏时，体内一些维生素K依赖的凝血因子活性降低，易导致出血性疾病。新生儿在出生后1周内，体内维生素K含量少，凝血功能不完善，所以应常规给予维生素K肌内注射来减少出血风险。

最近有一种可以口服的维生素K问世，但是研究发现口服维生素K并不能预防新生儿出血症的发生，所以美国儿科学会仍然只推荐肌肉注射维生素 K。一般是在出生后 1 小时内注射。

目的：给药快速、操作简便、价格合理，对于预防新生儿出血症有显著效果。有较高出血风险的宝宝，给予肌注维生素 K 至关重要，例如，难产或器械助产的宝宝、早产的宝宝、计划在1周之内接受包皮环切术的宝宝。

缺点：注射会给宝宝带来短暂的痛苦。低剂量注射的安全性是公认的。

父母的选择：因为无法预测哪些宝宝会出现新生儿出血症，所以父母如果拒绝让医生给孩子注射维生素 K 是冒险的。一般在新生儿出院前都应当接受注射。

血液检测

新生儿血液样品通过以下两种方式获得：

1.少量的血可以通过采集足跟血或抽静脉血获得，用于：

● 检测胆红素水平。胆红素是人胆汁中的主要色素，呈橙黄色，升高时会导致黄疸（参阅第268页）。

● 检测血糖水平。

● 检测是否有感染，用于产妇在分娩时发热或者新生儿出现发热的情况。

● 排除多种遗传或先天性疾病。

2.新生儿出生后收集脐带血，用于：

● ABO血型测定。

● Rh血型测定。

● 储存或捐献给血库。

目的：新生儿血液检测的常见目的是检测宝宝的血型和一些罕见的、潜在的疾病，从而能早发现、早治疗，避免对宝宝的健康造成影响。先天性疾病筛查是法律规定的、强制性的。许多先天性疾病如果能早发现、早治疗，大部分能被治愈，否则会耽误疾病最佳治疗时机，导致宝宝各种伤残的发生。

缺点：采足跟血会给宝宝带来痛苦，而且有些检测（比如针对胆红素和血糖的检测）可能需要重复很多次。

另外，有一些血液检测的结果未必是临床治疗的标准，并且可能导致过度治疗，例如，当宝宝体内胆红素和血糖水平异常时，医护人员就何时给予治疗存在争议。

父母的选择：家长可以询问医护人员是否有其他途径也可以达到和抽血同样的效果，而不至于让宝宝太痛苦。例如，观察宝宝的皮肤和巩膜，只有当它们变黄的时候才做黄疸检测；或者如果宝宝发生低血糖的风险很小（足月出生且父母没有糖尿病史），询问护士是否能在验血之前及早发现宝宝低血糖的症状（如烦躁、低热），并且让新妈妈尽早给婴儿喂奶。

如果医护人员更倾向于给宝宝进行血液检测，他们应该说明原因。有些方法可以减小抽血给宝宝带来的伤害，例如，在扎足跟血之前暖暖宝宝的足跟，这样就更容易获得血液；把宝宝直着抱起来，重力使血液到达足跟；在操作过程中给宝宝喂奶。你需要了解检测的项目和目的、权衡检测的利与弊，以及是否有其他办法可以达到和血液检测相同的目的。

保温箱的使用

保温箱是一个配有加热装置的特殊的床。在保温箱中的宝宝腹部会贴一个小的恒温器，如果宝宝体温偏低，这个恒温器就会自动加热。低出生体重儿或早产儿更容易出现体温低下。

目的：防止宝宝出现体温下降，减少低体温造成的潜在影响

（如发育迟缓、血糖水平异常、肺部疾病等）；对体温低下的宝宝进行体温复苏。

缺点：保温箱将宝宝与父母隔离开来。此外，保温箱也存在一定的风险，可能会通过皮肤蒸发和呼吸造成宝宝体液的丢失。早产儿这种风险更大，所以必须严密观察其脱水的情况。可以通过多次母乳喂养、给予补充水或奶粉，或者静脉输注液体以及调节保温箱的温度来解决。但是，让宝宝与母亲皮肤接触，是保持体温的最佳办法。

父母的选择：分娩后立刻用毛巾擦干宝宝防止宝宝受凉，保护宝宝免受冷空气的刺激。通过与母亲皮肤的接触可以使婴儿保暖（参阅第265页"袋鼠式护理"），给宝宝戴个小帽子，将产妇和宝宝用一个温暖的毯子裹起来。要用一个便携式体温计多次测量宝宝的体温。如果这些办法都不能使宝宝体温恢复正常，就必须使用保温箱了。如果产妇还没有准备好抱宝宝，你就需要用毯子裹住宝宝，和他进行皮肤接触来保暖。

清洁工作

产妇的床单要换成干净的，护理人员会帮助产妇清洗完毕并换上干净的衣服。产妇在喂奶的时候衣服要从胸前方便解开。产妇要垫卫生巾防止阴道恶露流出（恶露将存在几天或几周的时间）。

尽早开奶

下面的内容适用于计划母乳喂养的人，并且将会在下一章中详细讨论。产妇应该斜躺在靠背上，枕头放在胳膊下面，把宝宝抱在胸前，这样就可以随时哺乳。这就是所谓的半卧位哺乳。宝宝完全能够凭借感觉自己找到妈妈的乳房。在这个过程中，他会先用鼻子蹭、嘴巴舔乳房，流口水，然后把头探过来，张大嘴巴含住乳头，然后开始吸吮。护士、导乐师或助产士可以帮助宝宝"衔接"（让宝宝的嘴巴顺利吸吮到妈妈的乳头），妈妈的一只手扶住乳房，另一只手扶住宝宝的头部，让其嘴巴对着乳房，宝宝会主动张开嘴迎向乳头，并正确衔住乳头。这个过程需要耐心和自信心，而不能急于求成，这是帮助母乳喂养的最好办法。关于母乳喂养的更多知识请参考第11章的内容。

对产妇的护理

产妇分娩后需要及时接受的护理结束后，医护人员将给你们和宝宝留下独处的时光。此时，调暗灯光，鼓励宝宝睁开眼睛，享受这安静美好的时刻吧。宝宝可能想要继续吃奶或者睡觉。这个时候，你和新妈妈就可以准备吃饭了。

剖宫产的新妈妈，若未排气，应全流质饮食，待排气后再逐渐过渡到半流质、普通饮食。

剖宫产术后第一天仍要给予静脉输液。

宝宝出生后的前几天

一旦产妇和宝宝安定下来，你们就可以享受在一起的幸福时光了，你可以和新妈妈聊聊天，一起探讨如何抱宝宝、如何给宝宝喂奶等，甚至是简单地睡一觉也是很幸福的事情。一般不会有什么事情让你们分开，除非宝宝的健康状况出现问题，宝宝就必须被送到新生儿重症监护室或保温箱中接受治疗和护理。

如果新妈妈由于身体原因还无法抱宝宝，就由你来抱一抱他吧。小生命诞生的那一刻，你把他拥在怀里，你们凝视彼此，皮肤贴着皮肤，你对他说说话、唱唱歌，这是多么神奇的事情啊，你也会对宝宝产生更强烈的情感。我们曾无意中听到一位父亲抱着他的孩子说："等你6岁了，我们会带你去蒙大拿（译者注：蒙大拿州，位于美国西北部）骑马！"宝宝似乎听懂了并表示赞同，他们正在一起规划着未来的生活。

体格检查与评估

医生或助产士会对宝宝进行全面身体检查，观看整个检查过程是件有趣的事情，你可以学习很多育儿常识。在接下来的几天里，医护人员会经常观察宝宝大便的次数和颜色、小便的次数、喂奶的次数和时间间隔，以及呼吸、体温、脉搏等，且教会父母观察的方法，因为出院后这些都是需要父母做的。

排便

宝宝出生后几小时内就会排便。前几次排出的是胎便，这和以后的大便不同。胎便呈黑色、黏稠，不易清洗。你可以在宝宝的臀部和生殖器附近涂抹植物油或按摩油，这样会使胎便更容易清洗。

在接下来的几天里，随着母乳从初乳过渡到成熟乳，宝宝的大便将从黑色变为棕色，然后是绿色再到黄色，并且变得较稀，几乎无臭或略带甜味。随后，新生宝宝排便逐渐变得规律，几乎每一次吃奶后都可能会排大便并且每天应该至少4次。一天中的排便次数是反映宝宝是否吃饱的重要信号。

给宝宝洗澡

宝宝在出生后的最初几天就可以洗澡了。正如我们了解到的，宝宝出生时皮肤上的胎脂、羊水，以及经产道分娩时黏附的阴道分泌物，都为宝宝提供了天然的屏障，能够抵御一些潜在的有害细菌，如B组链球菌、大肠杆菌等。胎脂还能对宝宝的皮肤起到保护和保湿的作用，因此现在许多人会在宝宝出生24小时以后再给他洗澡。

给新生儿第一次洗澡，一般由护士或助产士完成，有条件的话你们可以旁观学习。抱宝宝的安全方法是，成人用一只胳膊环抱住宝宝，然后用手抓住宝宝的胳膊，用另一只手从宝宝的头开始往下清洗（图10.1）。

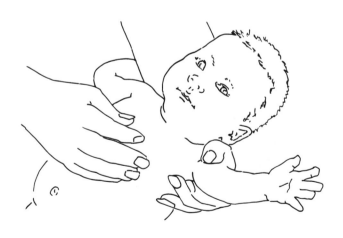

图10.1 洗澡时抱宝宝的安全方法

脐带的护理

医护人员在剪断宝宝的脐带之前，会在距离肚脐两三厘米处进行结扎，剩下的脐带残端需要保持清洁干燥。要确保尿布不会蹭到脐带残端。通常用碘伏来消毒脐带。医护人员会告诉你怎么做。护士或助产士会在产后第二天取下脐带夹，脐带残端会慢慢干燥、结痂，一两周后自然脱落。脐带残端可能会有轻微的气味，如果有脓性或血性渗出物，请及时告知医护人员。

给宝宝喂奶

出生后6个月以内的宝宝只需要摄入乳类，不需要添加辅食。母乳喂养的宝宝会从初乳（指产后2～3天分泌的乳汁）以及后来的成熟乳中获得足够的营养，也不需要摄入额外的水。如果宝宝患有母乳喂养无法纠正的低血糖，则需要额外摄入葡萄糖水。宝宝出生后尽快开奶是非常有好处的。

对于那些需要配方奶喂养的宝宝，当他们情况稳定且准备好吸吮的时候就开始喂奶。

有关乳类喂养方面的更多信息，请参阅第11章的内容。

新生儿筛查

新生儿筛查是常规都需要做的。通过针刺足跟采血，可检测出许多罕见的内分泌系统以及血液系统疾病，其中的一大部分疾病如果早期被筛查出来，可以通过治疗来预防新生儿智力、体格发育的缺陷以及其他严重的残疾甚至死亡。新生儿筛查所需要的血液样本量很少，因此只需要进行一次足跟采血就够了。

新生儿筛查的疾病包括苯丙酮尿症、先天性甲状腺功能减低症、先天性肾上腺增生症、生物素酰胺酶缺乏症、枫糖尿病、半乳糖血症、高胱氨酸尿症、镰状细胞病和中链酰基辅酶A脱氢酶缺乏症。

听力筛查

每1000个新生儿中有2～4个患耳聋或听力困难。出生后，宝宝会接受听力筛查以识别是否有听力障碍，这比家长自己发现要早得多（如果没有筛查，鉴别听力问题的平均时间为14月龄，这时孩子的语言发育已经落后了）。早期识别听力问题可以早期治疗。大多数医院会常规对宝宝进行听力测试。测试是在宝宝睡着的时候进行的。宝宝会戴着耳机，几个电极贴在头上，记录声音在宝宝的耳朵或头骨传递呈现的脑电波活动和中耳活动。

如果测试结果未通过，就会进一步测试，如果重复测试提示婴儿确实存在听力障碍，你可以参考听力专家和语言治疗师的建议。对于听力障碍的早发现和早治疗会显著改善宝宝未来的听力和沟通问题。

包皮环切术

在这一部分，我们将讨论男宝宝的包皮环切术。大多数的主流医学团体，包括美国儿科学会（AAP）和加拿大儿科学会，建议父母了解其利弊，根据他们自己的看法，做出正确的选择。以下内容概述了AAP关于包皮环切术的阐述。

益处

● 减少了以后患性传播疾病的概率。非洲一些发展中国家研究发现：接受过包皮环切术的异性恋男性的性传播疾病发生率较低，其中包括HIV感染。在北美国家这些研究的适用性存在争议。

● 可以降低成年后患阴茎癌的风险。虽然这种癌症非常罕见，十万男性中仅有1～2名患病，但是有过包皮环切术的男性几乎不患病。长期不良的卫生习惯和老龄是阴茎癌发病的其他重要因素。美国癌症协会不推荐新生儿行包皮环切来预防阴茎癌。

出生后第一年发生尿路感染的风险较低，但未行包皮环切术的男宝宝会经常发生。这就要求我们要对未行包皮环切术的宝宝的阴茎进行护理和保持卫生，这样才能降低尿路感染的风险。

缺点

包皮环切术同所有的手术一样有感染、出血、粘连、疼痛和人为失误引起损伤等风险。

● 手术是非常痛苦的，除非使用局部麻醉。局部麻醉药通常在阴茎根部的几个部位进行注射来减轻疼痛。有时也采用非注射的方法，将膏状麻醉药涂抹在阴茎上，但乳膏发挥作用之前需要等待20分钟，因此麻醉乳膏在医院中没有得到广泛应用。

● 每200例包皮环切术中大约会有1例发生感染或出血。这些情况在医院里通常可以用药物得到很好的控制。

● 有一种非常少见的情况是，医生可能由于缺乏经验导致手术操作失误——包皮割得太多或太少。

● 包皮环切术的手术切口通常需要7～10天才能痊愈。在此期间，父母要学会如何护理宝宝的阴茎，避免接触潮湿的尿布和其他刺激物，可以给阴茎涂上润肤膏并且要细心观察愈合情况。

- 如果宝宝患有其他疾病或阴茎结构异常，这项手术可能是有害的。

父母的选择

父母可以这么做：

- 对于未接受包皮环切术的男宝宝，你要学会如何护理他的阴茎。不要强行拉扯宝宝的包皮。大多数男宝宝出生的时候，包皮是附着在龟头上的。几个月或几年以后，它会逐渐松动并且变得易于伸缩。许多未行手术的阴茎出现问题都是由于父母和其他人人为拉扯引起的。随着孩子慢慢长大，你要教会他如何保持阴茎部位的清洁卫生。
- 对于要接受包皮环切术的男宝宝，尽量为他选择有经验的医生，向医生学习如何做好术后护理工作。

不管你的孩子是否接受过包皮环切术，将来你都要教给他正确的性知识以及如何保护自己免受性传播疾病的危害。

学习育儿知识

医护人员、已经为人父母的朋友和亲人，可以教给你很多实用的婴儿护理技巧，比如安全措施、如何给宝宝换尿布或洗澡等。学习这方面的书籍、视频和课程也是有用的。

产妇在产后前几天要注意什么

产妇产后早期常表现为疲劳、情绪起伏、对婴儿关注并好奇、感到焦虑，以及身体发生一系列生理变化。这些变化使产妇需要得到更多的关注。

子宫收缩情况

医护人员和产妇在最初几天内应该频繁地检查子宫以确保其收缩良好。这种检查一般持续2～3天，直到确认子宫收缩良好为止。

产后痛

产后痛是由子宫收缩引起的，尤其易发生于经产妇。宝宝吸吮母乳时产后痛会更强烈，这提示子宫收缩良好。要让产妇放松并且运用一些呼吸技巧来减轻疼痛。如果疼痛特别严重，可以在医生指导下使用镇痛药，一般几天后疼痛就会消失。

恶露

产后阴道的分泌物，俗称恶露，类似于月经。最开始恶露呈暗红色，为血性恶露，且夹杂坏死蜕膜组织，随后颜色逐渐变浅，这个过程会持续2天到6周的时间。

产后的最初几天，产妇可能会注意到从仰卧位到站立位时，阴道血流量增加，这是因为随着体位的改变，积聚在阴道内的血液流出来的缘故。如果阴道大量出血持续超过几分钟，或者产妇感到头晕，应及时呼叫医护人员。

恶露明显减少后突然增加或者产妇流出大量的高尔夫球大小的凝血块，应立即呼叫医护人员，因为很可能是胎盘附着子宫的部位出血。有时，剧烈的体力劳动会导致恶露减少后突然大量流血。休息后大量流血通常会停止，但如果你很担心，请及时呼叫医护人员。

会阴的护理

经阴道分娩的产妇会感到会阴处疼痛，尤其是缝合以后。即使会阴处没有缝合，也可能发生水肿和瘀血。

产妇可以尝试以下方法缓解不适：

● 使用冰袋冰敷局部，尤其是产后24小时内。可以用湿毛巾折叠起来放入保鲜袋里，放进冰箱冷冻1小时以上，做成冰袋。一次可以做好几个，保证来回替换。

● 温水坐浴20分钟，一天2～3次。不要与其他人混用浴缸，坐浴的水要干净。

● 上完厕所后，轻轻擦干会阴（从前向后朝肛门方向擦）或用装有温水的喷壶冲洗干净，这比用厕纸擦拭更温和。

● 用金缕梅浸泡过的卫生垫垫到会阴和痔疮部位，可以缓解局部肿胀或疼痛。关于痔疮其他治疗方法，请咨询医护人员。

● 每天做10次盆底收缩锻炼（凯格尔运动），每次持续10秒，以促进伤口愈合，减少水肿，恢复盆底肌力。这个锻炼可以在坐位时进行，能缓解缝线处的压力和疼痛。要领是就像憋尿一样收紧阴道和尿道周围的肌肉（参阅正文第18页"凯格尔运动"）。令人惊喜的是，这项锻炼效果显著。

大小便

产妇由于会阴部疼痛，腹肌暂时性无力，大小便要比平常困难得多，另外如果产妇对食物和水摄入不足可能出现便秘。

如果产妇无法小便，试试这些小窍门：解小便时打开水龙头；淋浴的时候解小便；鼓励她按压耻骨联合上方的腹部，给膀胱施加压力——剖宫产的产妇千万不要这么做。这些措施一般会有明显的效果，但如果产妇在产后一天内都无法小便，应告知医护人员，他们可能会给产妇留置导尿管。

积极的一面是，产妇的膀胱不再受到胎儿的压迫，相比于妊娠期有了更大的容量，所以产妇需要小便的次数变少。

为了避免或减少分娩后排便的痛苦，产妇可以适当摄入富含纤维的食物，如李子汁、新鲜水果和蔬菜、麸皮面包或谷物等。粪便软化剂或泻药也会有帮助。此外，产妇可以在排便时用卫生纸按压会阴伤口处来缓解疼痛。这些措施对患痔疮的产妇也是有效的。

产妇一般需要1～2周的时间才能恢复正常排便。如果尝试上述方法后仍感到不舒服或有便秘的情况，应咨询医护人员。

剖宫产术后疼痛

剖宫产术后疼痛主要是由手术切口引起的，术后腹部胀气也会引起疼痛。翻身、下床、走路、哺乳等会使疼痛加重。你应该帮助产妇缓解疼痛；帮她从床的一边轻轻挪到另一边；她起床或走路的时候扶一下；她给宝宝喂奶的时候垫一个枕头。

术后第 2 天或者第 3 天，手术切口应该换一次药，术后切口痛也会慢慢缓解。如果切口是用可吸收线缝合，那么随着时间推移，缝线会慢慢溶解吸收；如果是不可吸收线，要在1周后拆线。手术切口可能会出现瘙痒和疼痛，除了医生建议使用的药膏外，不要自行涂抹任何药膏。

应当严密观察切口愈合情况，如果发现切口有炎症、化脓或皮温升高，请立即告知医生。

另外，为了减少术后腹痛，鼓励产妇采取以下措施：

● 当从平躺转向侧卧位时，首先弯曲膝盖，把脚平放在床上。然后，抬起臀部，转向一侧，然后再把肩膀转过去（图10.2）。这种做法简单易行且痛苦较少。产妇要从侧卧位坐起来，可以借助手的支撑力量，以避免对手术切口的牵拉。

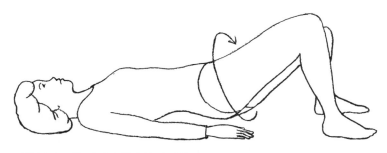

图10.2　为了减少侧身滚动时的疼痛，术后翻身应该先抬起臀部，
将臀部和腿部旋转到一侧，然后再转动肩膀

● 产妇应该避免摄入产气食物如豆类、卷心菜、碳酸饮料等。

● 为了避免产后最初起床时出现晕眩，产妇起床之前应该先转动一下踝关节，将手臂举过头顶几次，然后坐起来，再重复举胳膊的动作几次。当她站起来时，你应该站在旁边，在她需要时给予搀扶。

● 产妇应该请护士或哺乳专家示范正确的抱宝宝的方法，以避免对切口造成压力；抱宝宝时也可以在腹部垫一个枕头以保护切口。

出院回家

正常顺产住院时间是24～48小时；剖宫产是48～72小时。医护人员应该确保你们都知道如何照顾产妇和宝宝，产妇和宝宝会有哪些特殊需求，以及如果有疑问可以随时打电话咨询，所以你要确保自己知道咨询的医生的名字和电话。医生会在出院前检查母乳喂养情况，以及产妇和宝宝的健康状况。

产妇和宝宝就要回家了。这个时候，看看你们的家，房间乱吗？水槽里满是盘子吗？被子叠了吗？宝宝住的地方（摇篮或婴儿床）准备好了吗？对于产后的父母来说，没有什么比回到乱糟糟的家更令人沮丧的了。如果你希望为宝宝和产妇提供舒适和令人愉快的环境，请提前做好准备，最好让朋友或家人来帮忙，下面这些是他们可以帮你做的：

● 给床铺上干净整洁的床单。

● 收拾房间，把所有脏盘、脏碗洗干净。

● 准备营养丰富、可口的食物。

● 准备干净的尿布或纸尿裤。

● 在家里插上鲜花，营造温馨的氛围。同时，要安排好产妇和宝宝回家的路程。

- 在车上安装宝宝专用安全座椅。
- 把车里面清理干净。
- 提前给车加满油，这样你就不需要在回家的时候中途停车加油了。
- 提前准备好产妇和宝宝在家里穿的衣服和一两个毯子。

终于，产妇和宝宝回家了，这是多么值得庆祝的时刻！你迫不及待想让宝宝熟悉这个新世界。产妇回到了熟悉的环境，放松了下来，疲倦感随之而来。这个时候，让她躺下来休息一会儿吧，和爱的人依偎在一起，享受温暖的感觉。如果有访客要来访，请他们推迟两天再来吧。

获得帮助和建议

你和产妇将忙得不可开交，既要熟悉和照顾新生儿，又要忙家里的事情，产妇还要保证一定的睡眠及产后恢复。为了宝宝，一切都值得，但有什么办法可以使事情更容易一些吗？答案是肯定的，那就是寻求帮助！

你可以接受家人和朋友的任何帮助，跑腿、做饭、打电话、做家务等都可以由别人来做。然而，最好的帮助是雪中送炭，无论白天或晚上。然而得到这样的帮助几乎是不可能的，除非你足够幸运，有一个亲戚或亲密的朋友可以心甘情愿地帮助你，例如宝宝的祖父母或你的姐妹。他们的到来能让你的家庭生活运转顺利。你要确保帮忙的人能让产妇有足够的信心，满足宝宝的各种需求。

为了能彼此相处融洽，可以邀请产妇喜欢的人来帮忙，在产妇真正需要的时候来到她的身边——也许是宝宝刚出生时，或者是出生一两周以后。你可以跟帮忙的人明确提出你们的需求："我们需要有人帮忙打理家务和做饭，因为这个地方太乱了，让人心烦意乱"或者"我们没有照顾宝宝的经验，需要有人给予我们指导"。

请一位产后导乐师是解决刚有宝宝的家庭问题的好办法。这位训练有素的助手可以每天或隔一天来几个小时，持续1周或几周的时间。有的还会提供夜间服务。

要想了解更多关于如何顺利适应父母角色的内容，参阅本书第1章。

产妇的情绪变化

产后早期，产妇的情绪变化无常，难以预料。某一刻，她可能会欣喜若狂，充满活力；另一刻，她就会疲倦、沮丧、流泪。激素分泌和身体机能的突然变化——从支持胎儿在怀孕期间的生长到分娩，再到哺乳，最后恢复到正常——这些都会对情绪造成影响。此外，分娩期间和产后数周内睡眠不足导致的疲劳，以及角色变化带来的巨大压力，都会导致产妇出现情绪的起伏变化。

如果你既是产妇的生活伴侣又是分娩陪伴者，那么你也会经历情绪的调整和变化——为人父母的角色改变，疲劳以及生活方式的彻底改变。即使你只是产妇的亲戚或朋友，你也可能因为经历分娩和照顾产妇而感到疲劳。

你和产妇同样都身心疲惫，彼此的情感支持以及拥有孩子后的喜悦会帮你们度过这段充满压力的时间。你要知道一切都会好起来的。以下的建议可以帮助你在宝宝出生后的最初几天应对情绪的起伏变化。

产后抑郁

如果产妇感到很悲伤，哭得很厉害，或者出现无明显原因的情绪波动（从抑郁到高兴或易怒），你可能会措手不及，会感到无助或内疚，认为都是你的责任，你应该让事情好转起来。你会为产妇感到担心，对她的情绪变化感到愤怒，害怕这种情况会一直持续下去。

如果产妇在产后第1周或2个月内经历情绪波动，我们首先应该想到"产后抑郁症"，常发生于产后早期，产妇会出现一系列躯体症状、情绪的波动，以及体内激素水平的变化。产妇要面对新妈妈要承担的责任，又极度缺乏睡眠，小宝宝还需要喂养和照顾，你该如何提供帮助呢？这里有一些建议：

●首先，想想你能提供什么帮助。产妇也可能没有答案，她甚至不知道自己为什么哭泣。她只是需要一个温暖的拥抱，需要你耐心、温柔地对待她，对她表示同情，满足她的需求，仅此而已。

●如果你什么都没做，也不要自责。

●要明白几乎每一个产妇都会哭泣，并在分娩后的几天里经历情感上的巨大波动。此时她的情绪不易控制，可能是由于分娩时体内激素水平的突然变化导致的。

●要明白这一切都是暂时的，要有耐心。

●鼓励产妇经常小睡和休息。睡眠不足会影响人的情绪和信心。

● 咨询那些生过孩子的亲戚和朋友，问问他们是否也有同样的情感体验。

● 如果你感到担心，可以打电话给医护人员和分娩或哺乳方面的专家进行咨询。

● 寻求产后导乐师等资深人士的帮助，多听取他人的意见。

● 加入新手父母群或学习产后课程。你可以从中获取别人的支持，一起分享和讨论你的感受，同时获得一些实用的技巧。

如果产妇的不良情绪超过一周，或者你感到压力巨大，担心产妇患了产后抑郁症、出现焦虑或其他情绪紊乱的情况，请尝试上面的方法。

新手父母可以进行自我评估（参阅第358页"产后情绪不佳的自我评估"），以此作为一种情感的表达方式。该方法应用广泛，能帮助卫生保健专业人员诊断产妇是否有情绪障碍。我们在这里把它介绍给大家，以帮助产妇进行自我思考，认识到现在不是真正的"自己"，她应该寻求帮助来克服不良情绪。护理人员、社会工作者、心理咨询师或精神病专家可以给予一定的咨询或治疗。产妇还需要接受全面的身体检查，通过血液检测检查各种激素的水平，包括甲状腺激素水平，可以提示导致抑郁的原因。另外，有一些支持小组也能帮助产妇从抑郁中恢复过来。

你感觉如何？

为人父母，充满乐趣和挑战，身心的疲劳以及小宝宝不断的需求会让你们情绪波动很大，生活方式也随之改变。有的人会感到兴奋和满足，而有的人会感到沮丧或有压力。你应该给自己一些时间好好睡一觉、跟朋友约个会休息一下。当有人来帮忙的时候，你和产妇要抓紧时间休息几个小时，或者自己独处一会儿，做一些喜欢的事情。这会让你精神焕发，重新投入到照顾宝宝的事情中来。

产后情绪不佳的自我评估

选出最接近你过去7天的感受的答案。

1. 当看到有趣的事情时我能笑出来。

A. 我总是能做到　　　　　　　B. 不像以前那么多了

C. 肯定没有以前那么多了　　　D. 一点也笑不出来

2. 我怀着喜悦的心情期待着一切。

A. 我总是能做到　　　　　　　B. 不像以前那么多了

C. 肯定没有以前那么多了　　　D. 一点也不期待

3. 当事情出了差错时，总是过分自责。

A. 一点也不　　B. 偶尔　　C. 有时候　　D. 大多数时候

4. 我毫无缘由地感到焦虑或担心。

A. 一点也不　　B. 偶尔　　C. 有时候　　D. 大多数时候

5. 我毫无缘由地感到害怕或恐慌。

A. 一点也不　　B. 偶尔　　C. 有时候　　D. 大多数时候

6. 我一直感到不知所措。

A. 一点也不，我能很好地应对

B. 很少会这样，我能很好地应对

C. 有时候，我不能像以前一样应对自如

D. 大部分时间是，我根本无法应付

7. 我一直很不开心以至于睡不着，甚至当宝宝睡着后房间里很安静的时候。

A.一点也不　　　B.偶尔　　　C.有时候　　　D.大多数时候

8.我感到悲伤或痛苦。

A.一点也不　　　B.偶尔　　　C.有时候　　　D.大多数时候

9.我一直很不开心并且经常会哭泣。

A.一点也不　　　B.偶尔　　　C.有时候　　　D.大多数时候

10.我有伤害自己和孩子的想法。

A.一点也不　　　B.偶尔　　　C.有时候　　　D.大多数时候

对照这份表格，如果发现自己存在情绪方面的问题，请联系医护人员、分娩专家、助产士或心理医生，或联系"国际产后支持组织"（登陆www.postpartum.net或拨打1-800-944-4773）。

此表改编自Cox，J.L.等人于1987年发表在英国精神病学杂志上的：爱丁堡产后抑郁量表。

有时候，作为分娩陪伴者的伴侣需要的不仅仅是一些时间来放松和恢复。据统计，在美国，大约有10%的父亲会经历产后抑郁症。如果你觉得自己遭受了很多痛苦，可以对照上面的表格进行自我评估，发现情绪问题时及时寻求帮助。

一些实际问题的解决办法

如果你事先做好了准备，将生活上的一些事情简化，可以在一定程度上避免产后焦虑。下面有一些建议将帮助你们度过产后最初的日子，直到家庭生活回归正轨。

疲劳与缺乏睡眠

产妇总感觉很累，你也是如此。如果你既是产妇的分娩陪伴者，又是家里的支柱，此时也已经精疲力尽了。睡眠不足是新手父母面临的一个严重的问题，经常被忽视，可导致产妇乳汁分泌不足、严重的情绪波动（包括产后情绪紊乱）以及无法应对宝宝哭闹。像吃饭这种简单的事情都会成为烦恼。疲劳使一切变得更糟，充分的休息使一切变得更好——新手父母的食欲得到改善，对宝宝的需求能及时觉察，情绪变得好起来，有足够的耐心，以及乳汁分泌充足等。

然而，人们会认为新手父母没有足够的睡眠很正常。事实并非如此。新手父母要把睡眠放在非常重要的位置上（前提是要确保宝宝吃饱喝足），并且调整生活方式，保证睡眠充足。

当你想要睡觉的时候，不妨拔掉电话插头，在门前贴一个"请勿打扰"的牌子。孩子出生后的最初几周内，尽量不要在中午之前安排任何约会！"拥有充足睡眠的秘诀"（请参阅下文）对于保证父母双方都有足够的睡眠是非常有效的，可以让你在清晨不需要提前起床，直到睡够觉。

拥有充足睡眠的秘诀

这条建议适用于新手父母，直到需要工作的一方重返职场。遵循这个秘诀，可以让你在晚上休息好，这样在白天没有时间睡觉的情况下才有精力照顾宝宝。在你们回家的第一个晚上就开始尝试这个做法吧。

问问自己每天需要多少小时的睡眠才能正常工作。是6个小时、

8个小时，还是9个小时？这就是你每天应该有的睡眠时间。这里介绍的秘诀将帮助你获得应有的睡眠时间。

因为要照顾宝宝，你无法一次就睡够，所以你需要更多的时间躺在床上才能得到充足的睡眠。如果你在床上待了8个小时，你可能只睡了4~5个小时。

记住你每次的睡眠时间，以及要想睡够需要躺在床上多久。直到睡够了规定的时间你再起床，这可能需要12小时甚至更多的时间！这意味着，除了吃饭和上厕所，你不会在清晨起床。

然后，刷牙、洗脸、穿衣，迎接新的一天！你甚至在产后的头几天里想整天躺在床上。好消息是，随着时间的推移，产妇和宝宝在哺乳和睡眠上的效率会提高，所以获得必要的睡眠时间会缩短。

许多父母发现，如果宝宝和他们睡在一起更容易满足这个条件。

乍一看，要遵循这个秘诀似乎是不可能的。这需要你把睡眠放在非常重要的位置。请记住，疲劳或睡眠不足会导致乳汁分泌不足、情绪波动、焦虑、紧张，也会减少育儿的乐趣。

有2个或2个以上孩子时如何保证睡眠

如果家里还有其他孩子，你就不可避免地必须早起。你们两个要调整状态，适应这种情况（比如，督促产妇晚上早点睡觉，以保证在第2天起床前能有11或12个小时的睡眠）。此外，如果有亲戚、朋友或产后导乐师能在早晨帮你们照顾大一点的孩子也是很好的。

你也可以把这个秘诀和"轮班睡觉"（参阅下文）结合起来，夫妻双方有一方要早睡早起。例如，如果你们还有年龄大的孩子，其中一人就要负责照顾他，另一人和宝宝一起睡觉。

轮班睡觉

这种安排是增加你们俩睡眠的最好方式。具体做法是：傍晚喂饱小宝宝后，一方负责照顾婴儿（醒着或睡着）和其他孩子；另一方则睡觉休息，然后第二天早起，这样前一天晚上负责照顾孩子的一方就可以在早上睡个觉了。

当轮到你熬夜的时候，只要宝宝还醒着，你就可以尽情地与宝宝互动。如果宝宝睡着了，你也可以打个瞌睡、看会儿电视，或者做点其他事情。尽量让早睡的一方多睡一些。如果宝宝饿了、尿了，就给他喂奶、换尿布。你需要一直这样做，直到早睡的一方睡够了，然后他（她）会负责起床照顾孩子，让你再睡几个小时。

如何面对烦躁、哭闹的宝宝

关于应对宝宝哭闹的书籍有很多，你可以阅读学习。在最初的日子里，你通常可以用以下方法来安抚爱哭闹的宝宝：

- 给宝宝喂奶或拍嗝。

- 勤换尿布。

- 让宝宝吸吮你干净的小指：将手指放在宝宝嘴里，指甲触碰宝宝的舌头，手指的指腹触碰宝宝的嘴巴上方。如果你把手指弄湿，宝宝可能会更急切地吸吮你的手指（如果宝宝在过去一小时内已经吃过奶，他哭闹的时候可以用手指安抚他。其他时候如果宝宝哭闹，多半是因为饿了）。

- 将宝宝裹在毯子里。

- 把宝宝抱起来，摇一摇或者走一走。用婴儿背带或吊带把宝宝托在胸前。

- 抱着宝宝坐在接生球上弹跳（参阅第155页图4.28d）。这个做法有很神奇的效果。

- 将宝宝斜抱着，将他的腹部靠在你的胸前，轻轻给他唱歌。

- 创造"白噪声"——洗碗机或洗衣机的声音，发出"嘘—嘘"的声音（即在靠近宝宝耳朵的地方发出声音）。

请不要让小宝宝一直哭，他刚刚来到这个世界，需要适应的过程。他需要舒适感和安全感，想要感受你温暖的身体、倾听你的声音。不要担心这么做会宠坏宝宝，这只是对他基本需求的满足罢了。

安排好宝宝的饮食和睡眠

在宝宝出生后最初的几周，你会发现，一切事情不会按照最开始计划的那样进行。宝宝有自己的时间表和生活模式，你要关注宝宝的需求，据此安排他的生活日常。弄清楚宝宝是如何表达饿、好奇、兴趣、无聊、不舒服或受刺激过度的。应该顺应宝宝的需求，你们适应宝宝比让宝宝适应你们容易得多。你要做的，就是满足宝宝的各种需求。如果你能做到这一点，你会更快乐。

父母如何保证自己的饮食

宝宝到来的日子是忙碌的，你们可能连做饭的时间都没有，要想快速吃到营养丰富的健康食物，可以试试下面的方法：

- 提前准备好食物。在宝宝出生之前，提前准备一些食物，例如营养汤、砂锅菜和炖菜。要保证这些食物可以方便储存，如可以冷冻起来。

- 购买营养、美味的速食。在宝宝出生后的最初几周，不需要自己加工的食物是不错的选择。这些食物包括酸奶、水果、麦片和坚果、奶酪、可以生吃的蔬菜、熟肉、全麦面包和饼干等。提前准备好这些食物，省去了宝宝出生后购物的时间。一般超市的熟食柜台和冷冻食品区都可以找到营养丰富、美味的速食。

- 准备一些可以储存一段时间的食物。例如，烤一只火鸡，然后把生蔬菜洗净、切好、冷藏起来，以便随时取用。

- 接受朋友和亲戚的食物。如果别人问他们能帮什么忙，告诉他们你需要有人帮忙做饭。可以请你的朋友隔一天为你们带一次食物，通常他们都会多带一些，你会发现冰箱越来越满。你还可以请亲戚朋友提供做饭以外的帮助，比如遛狗、跑腿、洗衣服等。

- 记住产妇的饮食喜好。产后饮食应该和怀孕时饮食一样好。母乳喂养的产妇，每天需要比正常人多摄入0.8～1.3千焦的热量，以及至少1.9升水。

如何处理烦琐的家务

最初的几天你会手忙脚乱，适应新的生活。如果没有帮手，那就尽量少做家务。如果你在宝宝出生之前已经对家里进行了"彻底清洁"，这时候可能会更容易些；如果没有，请闭上眼睛，让事情缓一缓。简化你的生活，这样你才能更好地照顾宝宝并且得到足够的休息。

如果你确实需要帮助，不要羞于启齿。产后导乐师可以帮你做很多事情。还有你的伴侣，他会很乐意参与一起照顾宝宝，甚至不介意用吊带托着宝宝做家务或做饭，从而让你有机会能打个盹儿!

总之，产后第1天和几周内是一个调整的阶段：对于产妇来说，她的身体要恢复到未孕时的状态，开始分泌乳汁和哺乳；对于新手父母来说，要了解宝宝，掌握照顾宝宝的技巧，调整睡眠模式，学习承担父母的角色，接受一种新的生活方式，并探索你们和宝宝之间的关系；对于小宝宝来说，他必须学着了解新世界，认识他的父母，以及适应子宫以外的景象和声音。人生就是如此，你永远不可能一成不变——你也不愿意一成不变。

第11章

母乳喂养 *

在埃利奥特出生之前，我们永远无法理解为什么有的人不能母乳喂养。希瑟的乳头疼得厉害，对哺乳的恐惧和担心让她抱怨连连。尽管如此，我们还是坚持下来了，并且希瑟的母乳质量一直非常好。我们的孩子获取到了最珍贵的母乳，这让人倍感欣慰。

——第一次当爸爸的马特

当我第一次抱起儿子的那一刻，我们之间似乎本能地知道接下来该做什么。儿子扭动着身体寻找乳头并开始吸吮。母亲的乳汁是孩子生命最初几个月的唯一营养来源，2年半以后，吃奶仍然是我儿子烦躁时寻求安慰的源泉，也是他疲倦时唯一要寻找的东西。我们之间如此密不可分，我为自己的毅力感到吃惊。

——第一次当妈妈的阿莉

---

* 在本章中，我们使用母乳喂养这个词来描述用乳房喂养婴儿的行为。我们也会使用其他的相关称呼，包括"哺乳"。

对于母乳喂养的家庭，陪伴者可能不是很清楚自己的角色。你不是简单地当新妈妈累的时候替她给宝宝喂奶，更重要的是支持母乳喂养并且帮助新妈妈尽量简化生活。如果你对母乳喂养的优势有一定的了解和信心，这真的很有帮助。

选择母乳喂养的原因

选择母乳喂养的家庭原因包括：

● 母乳喂养比奶粉喂养花费少。

● 节省了准备配方奶和清洗奶瓶的时间。

对于新妈妈而言，推荐母乳喂养的原因有：

● 母乳喂养能促进产后子宫收缩、帮助子宫复旧。

● 哺乳时分泌的激素会给新妈妈带来放松和满足感。

● 母乳喂养可以降低母亲2型糖尿病、某些类型的乳腺癌和卵巢癌的发病率。

● 通过关于母乳喂养知识的学习之后，新妈妈会发现哺乳是连接自己和孩子之间最好的纽带。

● 母乳喂养快捷方便，新妈妈不必手忙脚乱地准备奶瓶，宝宝也不会因为饿得哭闹。

母乳喂养对婴儿的好处：

● 母乳成分完全符合婴儿的营养需求。

● 母乳成分随着婴儿的成长和营养需求的变化而改变。

● 母乳温度适宜，可以随时喂养。

母乳喂养是婴儿建立正常肠道菌群的重要方式，研究发现，婴儿肠道中30%的有益细菌直接来自母亲的乳汁，另外的10%来自母亲的乳房或胸部的皮肤。

● 母乳中含有的物质（人乳寡糖）能滋养有益菌并抵御疾病（提供免疫球蛋白和抗体）。

● 减少过敏、呼吸道感染、耳部感染、湿疹、消化不良、腹泻、呕吐、过度喂养、坏死性小肠结肠炎、婴儿猝死综合征、儿童白血病、儿童肥胖症和2型糖尿病的发生。

● 其他长期的健康益处，如促进下颚发育、减少哮喘发生以及提高消化脂肪的能力。

基于以上的这些优势，如今，大多数的新妈妈都会选择母乳喂养。

对于大多数家庭而言，母乳喂养简单、快捷、方便，但是在最初的几天或几周内可能会遇到一些挑战。新手父母会担心宝宝是否吃饱了，或者担心护理不好宝宝。为了使母乳喂养有一个良好的开端，你们可以在宝宝出生前搜寻有用的资料，例如：

● 阅读关于母乳喂养的书籍，浏览这方面的网站。

● 哺乳顾问会提供长期的帮助。儿科医生或育儿专家会为你推荐一个哺乳顾问，你也可以在网上搜索当地的哺乳或喂养方面的顾问或咨询师。

● 加入关注母乳喂养方面的团体或社群。

● 儿科医生可以帮助新妈妈了解宝宝是否喂养充足、生长发育是否良好。

● 咨询有同样母乳喂养经历的朋友，她们会为你推荐有用的产品和资源，了解你的感受，帮你解决母乳喂养的难题。

● 浏览网络资源和新闻媒体的相关信息。

● 可以观看介绍母乳喂养方法的视频。

把这些有用资源的信息放在随处可见的地方，例如贴在冰箱上，供新妈妈参考。

如果可能，在孩子出生前，你应该报一个培训班以便于了解母乳喂养的基本常识。大多数机构和医院提供分娩学习班的同时也提供母乳喂养培训。

即使你对母乳喂养不太了解，也一样能发挥很大作用。新妈妈需要你的鼓励，让她有信心进行母乳喂养。你可以提供很多帮助：当她给宝宝哺乳时，你可以把宝宝抱到妈妈怀里；让新妈妈吃饱喝足；让新妈妈能尽量多休息一会儿；给宝宝换尿布、洗澡；宝宝哭闹时抚慰他；带宝宝散步或到户外活动；尽早调整好自己的心态，充满耐心和爱心。

总而言之，你要知道，母乳喂养为宝宝提供最好的食物，是宝宝喂养最佳的开端。

告诉哺乳的新妈妈你是多么感激她，当她遇到困难时，应尽可能提供帮助和给予鼓励。如果需要，可以请专业人士来帮助你。

要有一个好的开端

母乳喂养要有一个好的开端与以下几方面息息相关：

● 一旦宝宝出生后会吸吮了就要尽早开奶，当宝宝发出饿了的信号时应及时回应。一般新生儿每天吃奶应达8次以上。

● 识别宝宝饥饿时的表现。例如，把手放到嘴巴里吸吮、张开嘴巴并且把头转向一边来回地蹭脸颊、用嘴巴和舌头发出吸吮声音和动作，很多时候宝宝是通过哭闹表达饥饿。

● 宝宝的嘴巴会很好地吸吮乳头，在不吃奶时能停止吸吮。

- 新妈妈哺乳时应采取舒服的姿势，可以用枕头来支撑，这样她就可以在整个哺乳过程中保持放松。
- 从哺乳顾问和其他专业人士那里得到建议。
- 你要给予积极的帮助和支持。
- 帮助新妈妈渡过母乳喂养的难关。

这里要解释一下最后一点，在较少数情况下，即使有哺乳顾问的帮助，母乳喂养过程中也会遇到一个又一个难题。如果因为一些困难就决定停止母乳喂养，会让人感到失望、沮丧，新妈妈甚至会不自信和羞愧。但是，每个家庭都有自己的实际情况，要权衡利弊，决定是否要母乳喂养。获得最好的支持和建议是母乳喂养成功的第一步。如果母乳喂养有无法克服的困难，就需要寻找替代品如给宝宝喝配方奶。

新妈妈在这个过程中获得支持会使母乳喂养的经验和能力大大提升，并且很有自信地继续喂养宝宝。你对新妈妈的理解和支持会有很大帮助。最重要的是，你应该保持理智，不要被那些极端推崇母乳喂养的人影响，他们不理解你的家庭和处境，会影响你做出正确的决定。

如何提供支持

研究表明，如果伴侣给予支持、鼓励以及积极的帮助，新妈妈对母乳喂养的会更有信心。

你对新妈妈的鼓励应是真诚的、发自肺腑的；花时间好好想想你为什么感谢她如此地付出。然后将你心里所想都表达出来。多反思、多沟通，对你们大有益处。

给予新妈妈全力地支持，不一定需要直接参与哺乳，你还可以通过以下方式提供帮助：

- 关注宝宝的需求，包括及时更换尿布、给宝宝拍嗝、抱抱宝宝、给宝宝穿衣服，在新妈妈喂奶之余照顾好宝宝。

- 关注新妈妈的需求，把水、食物和其他需要的物品放在她随手可及的地方。

- 帮助新妈妈和宝宝找到舒适的哺乳姿势；旁边放上枕头和椅子等以备使用。

- 给新妈妈和宝宝创造舒适的生活环境，保持房间干净整洁、温度适宜，接替新妈妈做一些家务事。

早期应关注的问题

首先，对于大多数父母而言，照顾宝宝并非易事。要想让宝宝学会正确衔接乳头、顺利完成母乳喂养，通常需要2～4周的时间。同时，新妈妈早期还需要应对一些挑战，如乳头的短暂疼痛、睡眠缺乏及怀疑乳汁是否充足等。你和伴侣都需要知道如何解决这些问题。下面就这些问题给出解决办法。

判断乳汁是否充足

如何判断宝宝是否吃饱了？如果宝宝一直要吃奶，是否意味着他总是吃不饱？以下几点将帮助你做出判断：

- 产后的最初2～4天，有少量初乳分泌。只要能频繁哺乳，足以满足新生儿这几天的营养需求。

●产后2～7天，初乳被过渡乳取代。哺乳的频率及每次哺乳所耗的时间，对乳汁分泌有影响。

●新生儿需要频繁喂奶，每24小时需喂奶8～10次或更多。预计母乳喂养每天要花费的时间，并据此做出计划。一般来说，婴儿吸吮的次数越多，乳汁分泌就越多。

●小宝宝不是定时哺乳的；有时候他会连着吃好几次奶，然后在较长时间内不吃奶。例如，新生儿在6小时内吃4次奶，然后3～4小时再吃奶都是正常的。

●新妈妈可以通过一些体征来判断乳汁是否充足：乳房感觉如何（哺乳之前比哺乳后更"饱满"）；乳汁是否能从乳头滴下来；婴儿排尿、排便情况（宝宝出生后的最初4周，每天6～8次小便、4次或以上的大便，是乳汁摄入充足的表现）；宝宝每次吸吮是否能听到非常明显的吞咽声。体重增加情况也是判断宝宝是否吃饱的重要指标。

如果宝宝表现出没有吃饱，尝试"24小时解决方案"（参阅第377页），或者咨询儿科医生或者哺乳顾问。

应对疲劳与睡眠不足

因为宝宝在夜间需要频繁吃奶并且有时会哭闹，所以新妈妈通常会睡眠不足，她只能在喂奶间隔小睡2～3小时。如果新手父母都能在白天小睡一会儿，那么不会有太大的睡眠方面的困扰。睡眠不足、疲劳会影响哺乳和日常生活的方方面面。参阅第360页关于"拥有充足睡眠的秘诀"以获取更多信息。

如果夜里新妈妈哺乳完后让宝宝睡在大人的床上，可能会获得更多的睡眠且宝宝的哭闹也会减少。詹姆士·麦肯纳写的《与宝宝同睡》这本书里讨论了这个问题。但是，如果你的伴侣对与宝宝同床睡觉感到不舒服，那么这个办法就行不通。

一些专家非常反对和宝宝共睡一张床，但是根据詹姆士·麦肯纳博士的研究，在某些情况下，在确保绝对安全的前提下，同睡可能是安全有益的。他提出来以下几点建议确保宝宝能安全入睡：

- 父母双方不可以吸烟，准妈妈也不可以在孕期吸烟。
- 父母双方不能超重。
- 室温不宜过高。
- 父母双方不要贪玩成性，不要嗑药、酗酒。
- 不要让宠物和其他孩子跑到宝宝睡觉的床上，确保床上没有毛绒玩具。
- 床垫不能太软，宝宝睡觉适合仰卧位，不要枕头，不要盖厚重的被子或羊毛毯等。

如果以上这些条件不能满足，宝宝就不能与父母共睡一张床，而需要单独地睡在安全的婴儿床里。

解决乳房及乳头问题

下面是母乳喂养的最初几天可能会导致乳房疼痛的原因：

- 乳胀：产妇一般在产后8～12小时内开奶，初乳向成熟乳过度通常发生在产后2～4天。大量的乳汁分泌会使乳房变得充盈、肿胀，导致宝宝无法含住乳头。

频繁的母乳喂养可以预防乳房胀痛，但导致乳胀的首要原因是乳汁分泌和婴儿摄入量不平衡。如果乳头太硬，宝宝无法很好地含住，可以在喂奶前软化乳头：用手或者吸奶器先吸出少量的乳汁，用温毛巾热敷，或者用喷头在乳房上来回淋浴以促进乳汁分泌。以上所有的方法都是为了使乳头变软以便于宝宝可以含住。

新妈妈可以在哺乳后用冷敷的方式减缓乳房胀痛，也可以在医生指导下适当服用镇痛药如布洛芬减缓疼痛。几天后乳房胀痛逐渐缓解，宝宝的需要量和乳汁的分泌量就会达到平衡。

不哺乳的新妈妈也会出现乳房胀痛，缺乏婴儿的吸吮、乳汁的供需平衡被破坏，以及内衣的束缚都会引起乳汁分泌不畅而胀乳。

新妈妈出现乳头疼痛可能是由以下原因引起的：

● 宝宝吸吮持续而有力，但是衔乳姿势不正确：有些宝宝比其他宝宝吸吮乳头更有力、持续时间更长。这种情况下，新妈妈出现早期乳头疼痛的可能性会更大，但是如果衔乳姿势正确，乳头疼痛会在乳汁分泌后一周内好转。请注意，如果乳头在哺乳前的一分钟疼痛，然后逐渐缓解，这种情况是正常的，但是如果乳头疼痛贯穿整个哺乳过程，那可能是衔乳不正确造成的（参阅下文描述的衔乳技巧）。

限制哺乳时间不但不会减轻妈妈乳头的疼痛，反而很可能会减少宝宝的吃奶量。如果宝宝在一侧乳房吸吮了15钟，就换到另一侧乳房。

要注意不要让一侧乳房一直处于休息状态，除非疼痛难忍。在乳头极度疼痛、皲裂、出血的情况下，要及时寻求专业哺乳顾问以及有过哺乳经验的人的帮助，或者参阅介绍哺乳内容的书籍。

● 衔乳：正确衔乳是保证哺乳过程舒适、有效的关键，不适当的吸吮是导致乳头疼痛的首要原因。如果宝宝咬乳头或者吸吮乳头时被打断，就会引起乳头疼痛，致使宝宝的吸吮时间缩短、泌乳减少。你可以从护士、助产士、哺乳顾问、分娩专家，或一本关于母乳喂养的好书那里获取关于如何让宝宝正确衔乳的内容。

乳头正确的衔接方法是：宝宝张开嘴巴含住大部分乳晕（乳头周围皮肤色素沉着的环形区域）。如果哺乳时新妈妈把胳膊放在枕头上，让宝宝舒适地躺在胸前，这样他们两个都可以放松，同时宝宝可以轻松地找到乳头并衔接。起初，宝宝要学会如何有效地衔接，这可能会花费一定的时间，当宝宝熟悉了衔乳之后就不会引起乳头疼痛了。

这时候最舒适的哺乳姿势，是宝宝腹部与妈妈腹部相贴的姿势（图11.1）。其他的哺乳姿势有半躺式、侧躺式、橄榄球式、摇篮式哺乳（妈妈呈半坐位，将宝宝面朝乳房抱起来，同时扶住宝宝的头部）。在所有的姿势中，普通枕头或现在流行的马蹄形哺乳枕有助于支撑新妈妈的手臂，同时让宝宝感觉舒适。哺乳时宝宝的脸必须贴在妈妈的乳房上，以确保吸吮可以连续进行。你可以参考母乳喂养的书籍，里面会介绍哺乳的正确姿势和方法。

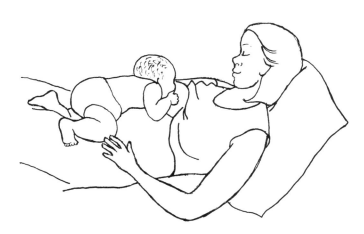

图11.1　采取最舒适的哺乳姿势

有时候，尽管尽了最大努力，宝宝仍然无法正确衔接，这会让人感到痛苦和挫败。一个可能的原因是宝宝脖子歪斜（斜颈），如果宝宝的头部扭转到一边且很难自由地活动头部，可能提示斜颈。斜颈多与宝宝胎儿时期在子宫中的位置有关。另一个可能的原因是舌系带（从宝宝的舌根部延伸到嘴巴底部的一个膜）过短，这种情况下的舌系带通常会又短又厚并且紧绷，从而限制舌头的活动。如果怀疑以上两种情况，须请哺乳专家或医生诊断并解决问题。

●宝宝患鹅口疮：是由白色念珠菌感染引起的，这种菌可存在于宝宝的口腔和哺乳妈妈的乳晕上，并引起疼痛。如果哺乳期的妈妈或宝宝近期服用抗生素或抵抗力降低易受到白色念珠菌感染，就有可能发生鹅口疮。鹅口疮一般易发生于患儿的口腔颊黏膜、牙龈、舌头表面、上颚或妈妈的乳晕上，呈白色片状斑块。如果你怀疑宝宝得了鹅口疮，请及时咨询医生和哺乳专家，是可以治愈的。

乳头疼痛的治疗方法。下面有一些应对乳头疼痛的办法：

●在乳头和乳晕上抹一点乳汁。

●在乳头和乳晕上擦一点润肤乳，如乳头霜或未经纯化的羊毛脂（或者由专业护理人员推荐的其他乳膏）。

●用相对不痛的那一侧乳房哺乳。

●尝试不同的哺乳姿势，找到最舒适的哺乳姿势。

●如果乳头非常疼痛或者出现乳头皲裂、出血，可能是宝宝的衔乳姿势不对，请立即寻求专业人士的帮助。减少或停止哺乳且没有及时吸空乳房会使乳房充血和泌乳减少。如果你需要暂停母乳喂养，则应该将乳汁抽吸出来并用奶瓶喂给宝宝。

●尝试使用乳头保护罩——用医用硅胶制成，模拟乳头的外形设计，与乳房贴合，在妈妈哺乳的时候保护乳头。如果你考虑使用乳头保护罩请咨询哺乳专家。

- 关于镇痛药的服用请咨询医生。

除了咨询哺乳、分娩方面的专家和儿科医生以外，你还可以参考与哺乳有关的书籍。

24 小时解决方案

在宝宝出生后的前几周，新生儿父母正在逐渐掌握喂养宝宝的技巧。24小时解决方案将帮你解决以下的一些问题，例如：

- 怀疑乳汁是否充足。
- 出现疲劳、睡眠不足或焦虑。
- 缺乏食欲、营养不良或液体摄入不足。
- 宝宝体重增加缓慢。
- "乳头混淆"，即宝宝更喜欢奶瓶的奶嘴而不喜欢吸吮妈妈的乳头。

这个解决方案专门针对哺乳期的宝宝及其父母，以促进母乳喂养的有效进行及妈妈的乳汁供应充足；帮助父母获得完整的休息时间，有充裕的时间吃饭、喝水，对照顾宝宝这件事游刃有余；宝宝可以有较长时间和父母进行肌肤接触，不断地吸吮妈妈的乳头并吃奶。

在开始实践这个方案之前，确保宝宝的体重在逐渐增加，至少要比较几天内体重的变化趋势。如果宝宝的体重没有增加，那么首先要咨询儿科医生或者哺乳专家。同时，要确保妈妈的乳头没有疼痛、水泡、破裂，如果有应先进行治疗。

24小时解决方案该如何做

● 首先你要预留出完整的24小时，可以利用休息日，让亲戚、朋友或者导乐师来帮助你们。

● 宝宝和妈妈都待在床上盖好被子，尽量少穿衣服，以便于宝宝可以通过肌肤接触获得温暖，从而刺激吸吮反射和对吃奶的兴趣，一定要遵守宝宝睡觉的安全指南。

● 哺乳的妈妈可以读书、看电视，或与其他支持母乳喂养的人聊天（但不是访客），最重要的是，还可以睡一会儿，额外的休息至关重要。即使需要很长的时间入睡，哺乳的妈妈也应该卧床休息，睡眠不足的人有时候反而需要花费很长时间放松和入睡。我们的目标应该是，哺乳的妈妈不吃饭、不接电话、不做家务，不做其他任何事情，只有去厕所时才起床。

● 保证充足的液体供应，将水或果汁放在伸手可及的地方，以保证哺乳的妈妈在24小时内能摄入1.9~2.8升的液体。

● 为哺乳的妈妈提供美味、可口的家常菜，尽量不要选择速食或冷冻食物。

● 宝宝应该和哺乳妈妈一起待在床上，除非是必须换尿布或者宝宝哭闹（不愿意吃奶）时，你可以抱着他下地走一走或者轻轻摇一摇。

● 每当宝宝醒来或者有吃奶的意愿时，首先应该用乳头喂养，不要用奶瓶喂母乳或者喂配方奶，除非宝宝体重过轻、儿科医生或者哺乳专家建议你这样做。

哺乳期的妈妈应该充分注意休息和营养摄入，与宝宝多进行皮肤接触以及宝宝频繁的吸吮都会促进乳汁的分泌。这个方案可以使宝宝吸吮能力得到改善、父母拥有充足的睡眠，你们会是一个更加幸福的家庭。

如果你的家庭无法严格遵守24小时"解决方案"，或者有其他无法解决的问题，请咨询儿科医生、哺乳专家或专业医疗机构。

开始使用奶瓶的时间

大多数的父母希望最终可以用奶瓶给宝宝喂奶，尤其是哺乳的妈妈经常不在宝宝身边时。你可能听过有的宝宝不接受奶瓶的事情，或者有时候确实需要用奶瓶喂奶时父母是多么地抓狂。所以，为了让宝宝顺利使用奶瓶吃奶，时机至关重要。奶瓶喂奶过早会影响宝宝的母乳喂养，但是如果太晚，宝宝可能会不容易接受。正确的做法是，不要急于给母乳喂养的宝宝突然改成奶瓶喂养，原因有以下两个方面：

首先，当宝宝习惯于从妈妈的乳头中感受乳汁的流动时，来回的变换吃奶方法可能会使他感到困惑。不同的吸吮方法需要不同的嘴型和下颌运动，人的乳头和奶嘴的吸吮方法是不同的。如果小宝宝因为某些原因只能用奶瓶喂奶，可以咨询哺乳专家。

其次，如果宝宝未经过母乳喂养阶段而直接使用奶瓶吃奶，他则不愿意花费时间和力气吸吮乳头。由于吸吮会刺激乳汁的分泌，如果吸吮时间减少，乳汁分泌也会减少。在这期间，可以常用吸奶器吸奶来维持乳汁的正常分泌。

如果你打算在某个阶段给宝宝换成奶瓶喂奶，最好的办法就是等待，直到乳汁充足并且宝宝能够轻松吸吮乳头，不要哄骗宝宝。对于大多数宝宝而言，生后3~4周后就能够很好地衔接和吸吮（有的可能需要更长的时间），如果此时换成奶瓶，宝宝就很容易适应，然后，定期用奶瓶刺激，每周3~5次，这样宝宝就不会忘记如何用奶瓶吃奶，能在妈妈的乳头和奶嘴之间自由切换了。

让哺乳妈妈以外的人给宝宝用奶瓶喂奶效果更好，因为如果是哺乳妈妈这么做，宝宝会出现恋乳的现象。很多人建议在宝宝非常饥饿的时候使用奶瓶，然而这并不总是有效。宝宝饥饿时会非常烦躁，会更需要妈妈的乳头，也不愿意把吸吮方式调整成奶瓶吃奶。相反，当宝宝不饥饿、保持清醒和满足时，提供奶瓶才是明智之举。把奶瓶的奶嘴轻轻地来回蹭宝宝的嘴唇，让他"玩"，然后放到嘴巴里。出于好奇，宝宝可能会嘬住一点，这样做几次，他就会顺理成章地用奶瓶吃奶了。如果哺乳的妈妈有事离开几天，要预留出一段时间让宝宝适应奶瓶，不要等到母亲离开的前两天才开始。

只要坚持下来，宝宝最终会学会使用奶瓶，即使一时不会也不要紧，可以先用滴管把奶递到宝宝嘴里，或者用杯子给宝宝喂奶。

母乳喂养的乐趣

产后3~6周，大多数的宝宝和他们的父母会发现母乳喂养是一种愉快且快速简便的喂养方式。此时，你们就像一个高效的团队，在完成哺乳这项充满乐趣的工作。虽然未来还有可能面临更多的挑战和障碍，但母乳喂养带来的彼此之间的亲密和快乐是令人满足的。

最后寄语

随着宝宝呱呱落地来到人间，你们从夫妻二人变成了三口之家。你和新妈妈都在适应新的角色。作为分娩陪伴者的你，任务结束，开始履行人生新的责任。宝宝出生带来的喜悦过后，你有时会感到迷茫，因为以前从来没有过养育孩子的经历。

现在该怎么办呢？你将需要一段时间来接受和适应生活的变化，宝宝的出生会使你的家庭关系和朋友关系更加和谐。这段经历是珍贵的，你将终生难忘。

真心地祝福你们！

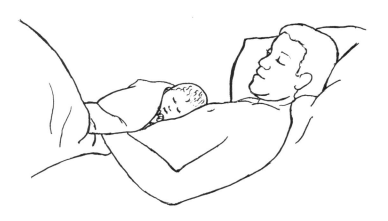

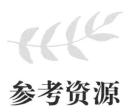

参考资源

下面这些内容包括英文的图书、网站信息、视频资源等，帮助读者在阅读本书时进行补充学习。

佩妮·西姆金联系方式：

www.pennysimkin.com

info@pennysimkin.com

佩妮·西姆金的社交媒体：

YouTube Channel: www.youtube.com/psfrompenny

Facebook: www.facebook.com/PennySimkinChildbirth

Instagram: @penny.simkin

凯蒂·罗斯联系方式：

www.birthtastic.com

katie@birthtastic.com

怀孕分娩放松技巧

Schardt, Dana. 2000. Pregnancy Relaxation: A Guide to Peaceful Beginnings. CD.

Simkin, Penny. 2008. Comfort Measures for Childbirth. DVD. www.pennysimkin.com.

Simkin, Penny. Relaxation, Rhythm, Ritual: The 3 Rs of Childbirth. Downloadable video. www.pennysimkin.com/shop.

芳香疗法

Aromatherapy for Childbirth: www.aromatherapyforchildbirth.org.

Clark, Demetria. 2015. Aromatherapy and Herbal Remedies for Pregnancy, Birth, and Breastfeeding.

卧床休息

Sidelines: www.sidelines.org.

妊娠期糖尿病

Diabetic Mommy: www.diabeticmommy.com.

Geil, Patti Bazel, Patricia Geil, and Laura Hieronymus. 2003. 101 Tips for a Healthy Pregnancy with Diabetes.

胎儿臀围及胎方位

Breech Version: How a Doula or Partner May Help. www.pennysimkin.com/download.

Evidence Based Birth: www.evidencebasedbirth.com.

Simkin, Penny, and Ruth Ancheta. 2011. The Labor Progress Handbook: Early Interventions to Prevent and Treat Dystocia, 3rd ed.

Spinning Babies: www.spinningbabies.com.

What Your Baby's Position in the Womb Means: www.healthline.com/ health/pregnancy/baby-positions-in-womb.

盆底自我评测手册

Dr. April Bolding: www.aprilbolding.com.

为产妇分娩提供安慰和帮助

Pregnancy and Labor Ice Pack: www.pennysimkin.com/shop/pregnancy-and-labor-ice-pack.

Simkin, Penny. 2007. "Comfort in Labor." Available at no cost from www.childbirthconnection.org/pdfs/comfort-in-labor-simkin.pdf.

Simkin, Penny. 2008. Comfort Measures for Childbirth. DVD. www.pennysimkin.com.

给胎儿（或婴儿）唱歌的好处

Chamberlain, David. 2013. Windows to the Womb: Revealing the Conscious Baby from Conception to Birth.

Fink, Cathy, and Marcy Marxer. 2011. Sing to Your Baby. (CD/playbook).

Simkin, Penny. 2013. Singing to the Baby. www.youtube.com/watch?v=gsdEK6OxucA.

剖宫产

Childbirth Connection. 2016. What Every Woman Needs to Know About Cesarean Birth. National Partnership for Women & Families.

Childbirth Connection. 2016. What Every Woman Needs to Know About Cesarean Birth. National Partnership for Women & Families.

Childbirth Connection. 2016. Why is the C-Section Rate so High? National Partnership for Women & Families.

www.nationalpartnership.org/research-library/maternal-health/

why-is-the-c-section-rate-so-high.pdf.

Haelle, Tara. 2018. "Your Biggest C-Section Risk May Be Your Hospital." Consumer Reports. www.consumerreports.org/c-section/biggest-c-section-risk-may-be-your-hospital.

剖宫产术后阴道分娩（VBAC）

Churchill, Helen. 2010. Vaginal Birth After Caesarean.

International Cesarean Awareness Network: www.ican-online.org.

American College of Obstetricians and Gynecologists. 2017. Practice Bulletin No. 184: Vaginal Birth After Cesarean Delivery. Obstetrics & Gynecology 130 (5): 1167–1169. https://journals.lww.com/greenjournal/Fulltext2017/11000/ Practice_Bulletin_No_184_Vaginal_Birth_After.51.aspx.

创伤性分娩

Church, Lisa, and Ann H. Prescott. 2004. Hope Is Like the Sun: Finding Hope and Healing After Miscarriage, Stillbirth, or Infant Death.

Douglas, Ann, John R. Sussman, and Deborah Davis. 2000. Trying Again: A Guide to Pregnancy AfterMiscarriage, Stillbirth, and Infant Loss.

Faces of Loss: A place for mothers to share their story of miscarriage, stillbirth, and infant loss. www.facesofloss.com.

HopeXchange Publishing: www.hopexchange.com (on miscarriage, stillbirth, and infant death).

Kitzinger, Sheila. 2006. Birth Crisis.

Madsen, Lynn. 1994. Rebounding from Childbirth: Toward Emotional Recovery.

Now I Lay Me Down To Sleep: free remembrance photography services for stillbirth: www.nowilaymedowntosleep.org.

P.A.T.T.C.h (Prevention and Treatment of Traumatic Childbirth). The Traumatic Birth Prevention and Resource Guide, a collection of reflections written by many of the PATTCh Board members, explains the components of traumatic birth, increases awareness, and promotes prevention. www.pattch.org/resource-guide.

Schweibert, Pat, and Paul Kirk. 2012. When Hello Means Goodbye, 3rd revision.

Simkin, Penny, and Phyllis Klaus. 2004. When Survivors Give Birth: Understanding and Healing the Effects of Early Sexual Abuse on Childbearing Women.

催眠分娩

Mongan, Marie. 2015. HypnoBirthing: The Mongan Method: A Natural Approach to a Safe, Easier, More Comfortable Birthing, 4th ed.

O'Neill, Michelle Leclaire. 2000. Hypnobirthing: The Original Method: Mindful Pregnancy and Easy Labor Using the Leclaire Childbirth Method.

Tuschhoff, Kerry. "Hypnobabies Home Study Course." www. hypnobabies.com.

分娩辅助工具推荐

Apollo Massage Roller: www.amazon.com.

TENS unit rentals/sales in Europe (also ships to U.S.): www.baby-caretens.com.

TENS unit rentals in the U.S. and Canada: www.midwifery-supplies.

ca/products/elle-tens-machine.

TENS unit sales in the U.S.: www.sharonmuza.com.

水中分娩、分娩池

AquaDoula: www.aquadoula.com.

Waterbirth International: www.waterbirth.org.

Waterbirth Solutions: www.waterbirthsolutions.com.

Your Water Birth: www.yourwaterbirth.com.

分娩导乐

DONA International: www.dona.org.

DoulaMatch.net: www.doulamatch.net.

Klaus, Marshall H., John H. Kennell, and Phyllis H. Klaus. 2012. The Doula Book: How a Trained Labor Companion Can Help You Have a Shorter, Easier, and Healthier Birth.

新生儿筛查

March of Dimes. "Newborn Screening Tests for Your Baby." www.marchofdimes.org/newborn-screening-tests-for-your-baby.aspx.

Screening tests by state: www.babysfirsttest.org/newborn-screening/states.

婴儿护理、婴儿用品和婴儿睡眠

American Academy of Pediatrics website for parents: www.kids-health.org.

BabyCenter: Clothing, supplies, equipment for baby www.baby-center.com/baby-products-and-gear.

Klaus, Marshall H., and Phyllis H. Klaus. 2000. The Amazing

Talents of the Newborn. DVD. www.pennysimkin.com.

Klaus, Marshall H., and Phyllis H. Klaus. 2000. Your Amazing Newborn.

Leach, Penelope. 2010. Your Baby & Child: From Birth to Age Five.

McKenna, James J. 2007. Sleeping with Your Baby: A Parent's Guide to Cosleeping.

Nugent, Kevin. 2011. Your Baby Is Speaking to You: A Visual Guide to the Amazing Behaviors of Your Newborn and Growing Baby.

Pantley, Elizabeth. 2003. Gentle Baby Care: No-Cry, No-Fuss, No-Worry— Essential Tips for Raising Your Baby.

Sears, William, Martha Sears, Robert Sears, and James Sears. 2013. The Baby Book: Everything You Need to Know About Your Baby from Birth to Age Two, revised ed.

母乳喂养

Birth International. Biological Nurturing—Laid-Back Breastfeeding. DVD. www.birthinternational.com/product/biological-nurturing-dvd.

Breastfeeding USA: www.breastfeedingusa.org.

Getting Started with Breastfeeding from Stanford Medicine has lots of outstanding videos about early breastfeeding: med.stanford.edu/newborns/professional-education/breastfeeding.html.

Huggins, Kathleen. 2017. The Nursing Mother's Companion, 7th ed.

KellyMom: www.kellymom.com.

La Leche League International: www.llli.org.

Mohrbacher, Nancy, and Kathleen Kendall-Tackett. 2010. Breastfeeding Made Simple: Seven Natural Laws for Nursing Mothers, 2nd ed.

Newman, Jack. Dr. Jack Newman's Visual Guide to Breastfeeding. DVD. www.breastfeedinginc.ca.

Newman, Jack, and Teresa Pitman. 2006. The Ultimate Breastfeeding Book of Answers, revised ed.

Special Supplemental Nutrition Program for Women, Infants, and Children (WIC): www.fns.usda.gov/wic/about-wic.

新生儿断脐

Bakalar, Nicholas. 2011. New Cochrane Review. "Childbirth: Benefits Seen in Clamping the Cord Later." The New York Times. www.nytimes.com/2011/11/29/health/research/delay-in-clamping-umbilical-cord-has-benefits-months-later.html.

Science & Sensibility. 2017. New Cochrane Review. "Delayed Cord Clamping Likely Beneficial for Healthy Term Newborns." www.scienceandsensibility.org/blog/new-cochrane-review-delayed-cord-clamping-likely-beneficial-for-healthy-term-newborns.

Simkin, Penny. 2012. Penny Simkin on Delayed Cord Clamping. www.youtube.com/watch?v=W3RywNup2CM.

脐带血储存

American Academy of Pediatrics. 2007. Policy Statement. "Cord Blood Banking for Potential Future Transplantation."

pediatrics.aappublications.org/content/pediatrics/119/1/165.full.

pdf.

KidsHealth. 2015. The Nemours Foundation. "Cord-Blood Banking." kidshealth.org/en/parents/cord-blood.html.

胎盘储存

Dekker, Rebecca. 2017. "The Evidence on Placenta Encapsulation." www.evidencebasedbirth.com/evidence-on-placenta-encapsulation.

Find placenta specialists and other questions to ask: www.findplacentaencapsulation.com.

应对挑剔、哭泣的婴儿

Brazelton, T. Berry, and Joshua D. Sparrow. 2003. Calming Your Fussy Baby: The Brazelton Way.

Karp, Harvey. 2003. The Happiest Baby on the Block. (Also available on DVD.)

Nugent, Kevin. 2011. Your Baby Is Speaking to You: A Visual Guide to the Amazing Behaviors of Your Newborn and Growing Baby.

Pantley, Elizabeth. 2002. The No-Cry Sleep Solution: Gentle Ways to Help Your Baby Sleep Through the Night.

Sears, William, and Martha Sears. 1996. The Fussy Baby Book: Parenting Your High-Need Child from Birth to Age Five.

Plooij, Frans X. 2017. The Wonder Weeks: How to Stimulate Your Baby's Mental Development and Help Him Turn His 10 Predictable, Great, Fussy Phases into Magical Leaps Forward. Also has an outstanding app for baby milestones: www.thewonderweeks.com.

新生儿维生素K注射

American Academy of Pediatrics. Policy Statement. "Controversies Concerning Vitamin K and the Newborn." http://pediatrics.aappublications.org/content/112/1/191.full.

Canadian Paediatric Society. Position Statement. "Routine administration of vitamin K to newborns." www.cps.ca/en/ documents/position/administration-vitamin-K-newborns.

产后抑郁症在线支持

Postpartum Support International (PSI) online support: www.postpartum.net/learn-more/help-for-moms.

Solace for Mothers: www.solaceformothers.org.

产后导乐

Kelleher, Jacqueline. 2002. Nurturing the Family: The Guide for Postpartum Doulas.

PascaliBonaro, Debra. 2014. Nurturing Beginnings: Guide to Postpartum Care for Doulas and Community Outreach Workers.

Webber, Salle. 2012. The Gentle Art of Newborn Family Care: A Guide for Postpartum Doulas and Caregivers.

产妇情绪和产后抑郁

Postpartum Support International (PSI). Dedicated to helping women suffering from perinatal mood and anxiety disorders, including postpartum depression. www.postpartum.net.

早产和袋鼠式护理

Bergman, Nils M.D., Ph.D, and Jill Bergman. www.kangaroomothercare.com.

Bradford, Nikki, Jonathan Hellman, Sharyn Gibbins, and Sandra Lousada. 2003. Your Premature Baby: The First Five Years.

March of Dimes: www.marchofdimes.org.

Sears, William, Robert Sears, James Sears, and Martha Sears. 2004. The Premature Baby Book: Everything You Need to Know About Your Premature Baby from Birth to Age One.

帮助家里大孩子迎接弟弟（或妹妹）出生

Overend, Jenni, and Julie Vivas. 1999. Welcome with Love.

Simkin, Penny, Janet Whalley, Ann Keppler, Janelle Durham, and April Bolding. 2016. Pregnancy, Childbirth, and the Newborn: The Complete Guide, 5th ed. (chapter 16).

Simkin, Penny (producer and writer), and Walter Zamojski (videographer and film editor). 2013. There's a Baby: A Children's Film About a New Baby. DVD for children (shows a birth). www.pennysimkin.com.